「伝える」ことと「伝わる」こと

中井久夫コレクション

中井久夫

筑摩書房

目次

II

III

Ⅳ

「伝える」ことと「伝わる」こと

I

統合失調症患者の回復過程と社会復帰について

1　はじめに——治療者適性について二、三

この主題で教育講演を行うということは大変困難な課題である。われわれは、まだこの課題について「高いところからものをいう」段階に達しているとは到底言えないからである。私の述べようとするものは、きわめて平凡なことであるが、その積み重ねによって、普通の精神科医ができるであろう最低限度というものを考えてみたい。臨床眼というものは神秘的なものでなく、細部の積み重ねの上に発現するもので、それ自身を求めて祈っても甲斐ないものである。

私は、治療者が自分の仕事を大事にする職業人であってほしいと思うことが多い。そういうものとして、ある種の感受性（アンテナ）を要求されているということである。また私は、治療者は患者の弁護者であってよいと考えている。一般社会の側からの要請と患者への治療者的誠実との間に引き裂かれると、治療者は実りのない苦悩に追い込まれる。治

療関係とは、まず、弁護士と依頼者の間に成立しているような相互信頼関係を目指すものであるから、他に逃れようがないと思う。また一般に患者の弁護者は多くなく、無理解な批判者のほうが多いであろう。家族が精神科医を過度に患者の擁護者であると非難することも少なくないが、「他に何人《なんにん》、彼の側の代弁者がいますか?」と問い返せばわれわれの役割を了解してくれることが多い。無論、良い弁護士は依頼者に対して「ひいきの引き倒し」をする者ではない。それは依頼者を破滅に追い込むだろうからだ。治療者の自然な態度は、おだやかなオプティミズムで修正されたリアリズムであろう。オプティミズムの必要は精神科医としての月日を重ねるとどうしても悲観論に偏りがちだからであり、予想外の好転の可能性に目を開きつづけている必要があるからである。

2　若干の原則的な提言

(一)「まず害するなかれ」とは医学の鉄則である。不確実な有益性のために確実な有害性を忘れた治療行為をしないということだ。医師には、何かをしなければ申しわけないという強迫が存在するが、なさざるの善もありうる。効力の強い治療は傷害性も高い。有効性ははっきりしなくとも無害な方法を選ぶほうがよいことが少なくない。

身体的破壊性とならんで心理的破壊性を秤量し、さらに社会的・個人的ディグニティの非破壊を心掛ける必要がある。これは困難だが放棄されてはならない目標である。自尊心を失った人は患者であろうとなかろうと相互的な対人関係を結べず、当然治療もその他の対人関係も荒れる。急性の尊厳破壊は急性期に（たとえば収容において）起こりやすく、慢性の破壊は慢性病棟で起こりやすい。

（二）「自分のできないことを患者に求めないほうがよい」。特に生活再建に当ってわが身にひきくらべてできるかどうか考えてみる。自分が登れない急な崖を登るように患者に強要していることが少なくなくて、しかもそのことに気づかないことさえある。治療者は偏った労働の従事者だから一般の職業の現実を想像しにくいということを念頭に置きたい。もっとも、逆は真ではなく、自分ができることを患者に求めてよいのではない。

（三）治療において「信頼性の溝」credibility gap を最小限にするようにもってゆく。これは治療における合意形成のための努力を続けることである。困難な時でも、少なくとも、治療者が今何をしつつあるか、たとえば「医師の判断と責任で君を鎮静させるための注射をしようとしていて、それはかくかくの時間眠って後日覚める時にはいくぶん頭の中の騒がしさは減っているかもしれないのであって、そうなる望みがある。一方、いつまでも残る副作用はないはずだ」ということを注射の寸前にでも告げるようにする。たとえ一方的でも「やむなくする」という遺憾の気持と「医師が医師の責任でする」という責任の所在の明言は、しないに勝り、長期的には治療者患者関係の成立と維持とに役立つ。患者から見ればSF的な状況を私たちが作り出して気づかないことがありうる。

治療的対話において、患者に「いいたくないことをいわない権利」と「(治療者側を怒らせるかも知れないと患者の推定するような)いいにくいことをいう権利」を明言するほうがよい。患者が「秘密をもてず」(土居健郎)、また「秘密をもつことを許されない雰囲気の中で育った」ことは多くの場合に事実だろう。とすれば、秘密の容認は自我強化への第一歩である。逆に秘密を奪うことには自我弱体化の作用がある。いいにくいことを告げることが治療への最大の協力であり、それが「信頼性の溝」を減少させることを実例を挙げて話しておく。たとえば薬をのんでいないことを治療者が知らなければ、効いていないと思って処方量を更にふやし、ますます患者がのめなくなり、治療がますます間違った方向に迷い入るであろうことを話す。薬の受け渡しが治療関係の最初であることが少なくないので、患者との間でこれを治療関係のモデルとして話し合うことはおおむね妥当だろう。

患者の拒否権を認める必要は、特に精神療法的な諸方法の際に大きい。一般に治療者が「善をなそうとしている」と考えている場合に相手の立場を無視しやすい。何ごとも絶対に善ではない。

(四)これは向井巧が強調することであるが、治療の方向性を患者と家族と関係治療者のすべてとが了解していて、方向を揃えるように行動する合意が常に存在することが重要である。処方が鎮静的に方向づけられているならば、看護も外泊や面会における家族の対応もそのように方向づけられていなければならない。鎮静量の処方をしながら病院の運動会でがんばるようにすすめたり外泊の際家族に早起きやジョギングを求めることは患者に無益な苦痛をもたらし治癒過程を混乱させる。例外は、一つの積極的アプローチの貫徹のために他を抑制して混乱を避ける場合である。一般に積極的アプローチの発動は一時一種類にするべきである。同時に方向性の異なる二つの新しいことを患者に求めていながら気づかないことがありうる。

（五）患者の治ろうとする意向と自然回復力を妨げないように考える。一般に治療的介入は、適度の鎮静を主体にして賦活はできるだけ自然賦活に期待するのがよい（向井）。また、患者の先に立つ指導をなるべく控え、患者の半歩後について援助するのがよいだろう。危機においては断固とした介入を避けるべきではないが、一般には先まわりの指導は患者がほんとうはどういう意向をもっているのかという情報を消去する。おそらく治療者は回復的過程の触媒であるのが理想ではなかろうか。

「君のためを思ってしているのだ」というようなことは患者がこれまでにさんざん聞かされてきたことだ。一般に患者はこれまでの「善意の」忠告、助言、誘導、時には矯正を受けて無効だったから精神科の治療を受ける羽目になったのであるから同じことを同じ調子で告げても患者の失望を深めるだけだろう。患者にとって新鮮な語り口とは何かを個別例に即して考えると治療的想像力が磨かれる。患者の役に立つと心底から思った時も患者に反論や保留の余地を残した表現のほうが有効である。

（六）治療においても、目標を呈示することは有用である。おそらく「自己決定を余裕をもってできる自由を実感できるところまで」が治療の包括的目標で、これを相手に通じることばで表現すればよく、それ以上の具体的なことは治療過程のふくらみをなくし、治療像をやせたものにしがちであり、道徳的・修身的表現は一般に治癒妨害的である。「立派な」ことを患者が進んで述べる時は、むしろ喜び過ぎないほうがよい。「よい子」をしてこわれやすい安全保障感を維持してきた患者が多いはずである。

一方、再発への恐怖は、すべての患者とその家族にあると仮定してよく、今度は逆にきわめて具体的に、再発から少しでも遠ざかる生き方を患者とともに発見しなければならない。患者と共にそれを探ってみる。一般に患者は発病直前の睡眠障害その他の「非常事態を告知するもの」を容易に想起する。昇進試験やその他の「一念発起」が「危ない」ことを合点する。妄想気分に先駆する名状しがたい雰囲気変化を知っていることもある。「睡眠さえ十分であればあなたはまず大丈夫だ」などの保証的な発言は患者の不安を軽減し再発を遠ざけうる。漠然と「再発しないように気をつけましょう」というだけでは本人と家族の不安と緊張とを高め、いたずらに再発の確率の増加に貢献するだけだろう。

再発の度に重症化する人もあるが再発ごとに軽症になる場合もある。再発にあたっては治療者も落胆するが、そのままでは本人と家族の落胆をさらに深めるから、勇気をもって治療に再び挑むように自他をはげまさなければならない。「七転び八起き」というより他はないではないか。特に「忘れた頃の再発」は「現実の一部分」とみなし自他を責めないほうがよい。

（七）薬物の戦略的使用を心掛ける必要があろう。急性期においては症状の重さでなく症状発現の勾配を見て処方し病気の出鼻を挫くのがよかろう。また、精神科の薬物療法は対症療法といわれるが、症状の後を追い掛けるならば、後手後手にまわる治療となり、また薬の種類をいたずらに増加させる。ただ症状をおさえこもうとするのでなく、症状の軽減を一つの尺度とし、全体的な行動を見据えて安定の方向を目指すのがよいであろう。特に、賦活はするが不安定性をも増大させる処方は避けるべきである。一見実に目覚ましい効果を生むように見えても、たとえば睡眠が障害されるならば永続的改善につながらない。

鎮静は、過剰でないほうがよいが、原田憲一の注意を喚起している「パラドックス反応」を起こす中途半端な量は患者に非常な苦痛である。減量が望ましくなければ一時増量してでもこの反応を回避したほうがよいと思う。

精神科の薬物が生む独特の恐怖を理解する必要がある。それは、「不明の方向に向かって自分を変えられる恐怖」である。抗精神病薬が「自分を変える薬」でないこと、かくかくの変化が予想されること、それ以上は予想されないこと、リスクよりも利益のほうが大きいと見込まれることを告げ、また最初の服薬には治療者が側にいるか、呼べばすぐ来ることを告げてするならば、不必要な不安は軽減され、時に驚くべき少量で効果がえられて、以後「共同作業としての服薬」を円滑にする。外来のベッドを利用すれば外来でも最初の服薬に付き添うことができる。効果やリスクをみておきたい場合は是非こうしたいものである。

陽性症状消失後においては、患者に負荷がかかれば眠気が生じる程度の量で維持し、眠気に従って休息するというフィードバックの輪が形成されることを願う。薬の量は、減り、また心身の警告的な現象をいちはやくキャッチして対応する能力に応じて常時服薬から応時服薬に移行してよいだろう。病気になる人の場合は心身の警報が弱いか無視する習性が身についた人だということができるかもしれない。このマイナスを本人や周囲が「がんばれる人」とプラスと評価してしまうことも問題だ。こういう理解の仕方をできれば患者に話すとよい。実際、少量の抗精神病薬の長期服用の後に突然眠気などを自覚した場合は、直前一、二週間に新しい生活上の負荷がかかったとか何か一念発起したことが実に多くある。

（八）以上から見て心身の感覚、特に一般感覚あるいは共通感覚を重視する理由は正当づけられる。サリヴァンは、患者の協力を期待できることの第一に「辺縁的身体感覚の意識化」を挙げている。この意識化に対する抵抗は比較的微弱である。これは患者が経験から学べるものである。ここで一般感覚の言語化を治療者が援助することが有効である。発病当初において「頭の中が騒がしい」（星野弘）「頭の中が忙しい」（神田橋條治）か？と尋ねることは事態についての共通認識の端緒となりうる。すでに述べたごとく、心身の余裕感、その欠如感、焦慮感は多くの場合患者の自尊心を傷つけずに意識化できる。一般感覚、たとえば季節感、味覚、熟睡感、疲労感、疲労回復感などの再生は信頼できる回復の標識であり、特に快不快の色調を帯びて意識される場合は回復過程の進むしるしである。

この病いの持つアポリア（論理的に正解のありえないこと）の突破口の一つは身体性にあるのかもしれない。身体病が飛躍的治癒の契機でありうることは古くから知られている。私は一〇年間に受持患者八例の虫垂炎を経験したが七例がそうであった。回復しなかった一例は私が手術室に入らなかった唯一例であった。また急性期において身体診察はしばしば患者との交通の最初のいとぐちである。周知のシュヴィングのように自己の身体を患者の側に置くことが患者への最初の有効な接近であることが多い。

（九）患者との間に通用し、患者との対話において重要な役割を演ずる「ごく普通のことば」を見出してゆくことは治療者の仕事の重要な一部である。この際、比喩の発見的使用が有効である。事態というものはしばしば本性上比喩でしか語れないものである。患者は比喩を理解しないとはおおむね伝説にすぎず、そういう場合は、患者にとって切実でないか、患者がコミュニケーションを拒絶しているかのいずれかであろう。私が諺テスト開発に協力した際に「溺れる者は藁をもつかむ」「ミイラ取りがミイラになる」「出る杭は打たれる」「雨降って地固まる」などが患者によって切実なものであることに気づいた。また、患者が自分の絵に「まだ羽の揃わぬうちに飛び立って早くもクモの巣にかかったチョウ」「流れが早く橋がなくて渡れぬ河岸、両岸に草は萌え出ているのだが」「暗夜に提灯を掲げてゆく子どもの（渋面を作った）天使」と題する時、これらがきわめて深刻だが繊細で的確な比喩でなくて何であろう。

（一〇）サリヴァンの「第二に患者の協力を期待できるもの」は「辺縁に位置する思考の意識（言語）化」である。これは社会との再接触の初期以後の活用性が高い。外泊にせよ就職にせよ結婚にせよ、意識的には歓迎しているのにかすかにいやな感じが漂い、当日が迫るとその気持が強まるならば、この感じに聴従するほうがよい。このような辺縁的感覚の意識化はかなりの患者が可能である。これは、辺縁的身体感覚の意識に続いて、生活してゆく上で信頼できる第二のヘッドライトである。

彼の第三の協力期待は「こころに浮かぶあらゆることをすぐ言語化すること」であるが、その前提は「パラタクシス的過程を一つでも洞察すること」であって、これは「対人関係における辺縁的なものの（中心的なものと同時的な）意識化」と言い直せるだろう。それは彼によれば治療関係が安定するための大きな関門である。母親についてよりも父親についてのほうが難しいのが一般で、父親についての辺縁的な感覚の認知の達成は稀である。

辺縁的なものの意識化が可能であり、また重要なのは、統合失調症患者の高い感覚性と

「知覚と認識（思考）の近さ」（安永浩）によるところが大きい。特に徴候的なものの認知は彼等の得手である。これが巨大な不安に衝き動かされて大きな不利に転化し、ホワイト・ノイズまで拾って発病に至るということができるのだが、回復過程においてこれを頼りにしうることもあるわけだ。

（一一）サリヴァンのいう患者側からの協力期待は順序を追ってなされる必要がある。病気の再生過程には論理的といってよいほどの順序がある。稀に飛躍的回復があるとしても、それは治療者のはからいを越えたものであり、永続的回復かもしれないが、（一種のカタストローフであるからには）不安定化の最初の徴候かもしれない。段階論はすでに多くの発表が（私自身のものを含めて）存在するので、ここでは繰り返さない。治療者がそれぞれ自分の得手の方法で回復の尺度を見てゆくことは安定した治癒をもたらす。一般に非言語的な標徴のほうが信頼しうる。同様に信頼しうるのは先に述べた辺縁的感覚の意識の再生である。

回復過程は一様ではなく、比較的変化に乏しい「高原状」の時期と急速な変化の時期とが交替する。変化の時期は後退・慢性化の契機でありうるが前進のチャンスでもある。しかし、過渡期には気象や電流と同じく、病気でも予見しがたい事態が多く発生する。患者はほに対して「この事態（現象）は一時的である」ことを繰り返し語る必要がある。患者はほとんどすべて悲観論者であり、一時的現象を永久に続くと考えがちであるからだ。しかも患者は、予測された未来の事態をあたかも現在であるかのごとくに感受し苦悩する特性を持っている。ある青年患者によれば、最初に病棟にはいった瞬間「廃人（彼のことば）」として生涯をここで過ごして老いた自分をまざまざと実感したという。悲観論と結合したこの先取りは、治療者のつねに念頭に置かなければならないものである。段階論が要請されるのはこの点にもある。しばしば「予告」は患者の不安を大幅に減少させる。特に臨界期的な現象の出現が見込まれる場合、「個々には予告不能な現象が起こるがすべて一時的である」と予告しておくことが無事に通過する確率を増大させる。

（一二）以上は回復過程が一つの必然として自己貫徹することを意味しない。多くの偶然と絡みあって現実の軌道が決まるのは、台風の進路と変わらない。実際、回復と生活世界への加入とは大きく偶発事に依存する。治療者は患者の周辺に発生する偶発事に気をつけ、その活用を心掛ける必要がある。患者の本質的改善は、ほとんどすべて、患者の周辺の変化と相応じるといってよい。長期予後はしばしば偶発事の活用（ひらたくいえば〝運〟）に大きく左右される。伝統的精神病院の一つの問題は偶発事の発生が乏しいところにあると私は思う。もうひとつ、発病直前の望みをかたくなに持ちつづける患者の生活世界への定着は困難である。こういう望みは精神病院の「なぜか退院できない」慢性患者の心底に堅持されていることが多く、私はかつて「不死なる意志」と、いささか感嘆の意をこめて呼んだことがある。初恋の相手以外に目もくれず、ありうるよき出会いを初めから拒んで生涯を過ごす場合にたとえられ、それはそれで首尾一貫した生涯といえるかもしれないが――。恐怖や絶望がさせる場合も無論多く、実際は絶望が「不死なる意志」と共存している場合が大多数であろう。

（一三）治療的アプローチを「強い相互作用」と「弱い相互作用」とに分けて考えると便利なことがある。インテンシヴな精神療法は前者である。一般に対人的な「強い相互作用」においては作用・反作用が強烈で、観察と評価が困難であり、治療者も深く巻き込まれ、曲解や困惑が多く、自己統制もしばしば不十分にしかできない。治療者の「逆転移」が「精神病レベル」に近づく可能性もある。しかし、「強い相互作用」抜きでやり通せるかどうかは疑問である。一方「弱い相互作用」にも治療的利点が少なくない。特に患者は対人的距離に依存して安全感を維持しているから、弱い相互作用による至適な距離の設定と維持とは予想以上に強い支持力がある。両者の最適な組み合わせが発見できれば一番よい治療関係が創設されよう。患者は「強い相互作用」を求めている時と「弱い相互作用」を求めている時とを交替に現わすように思われる。

（一四）治療の過程において、患者のイニシアティヴと患者の生活の「ひげ根」と患者の「こころの生ぶ毛」とでもいうべきものとを温存することがきわめて重要である。このことは私が従来から繰り返し述べたとおりである。そのために、特に慢性患者に対して、治療者が患者に自閉的と見られるような行動をとらないことが重要である。非常にアンダースタッフ（職員不足）の病棟に勤務する時には、毎日廊下を歩いてすれちがう患者全員に挨拶しているだけでも何カ月かの内に病棟の雰囲気が好ましい方向に変化するはずである。これを「病棟を耕やす」という。

3　おわりに

実際の講演においては回復と生活世界への定住過程についての具体的な話が主であったが、紙幅の関係もあり私の既刊の論文にもあるので、前提的部分を文字にした。サリヴァンの期待可能な三つのことは『現代精神医学の概念』の邦訳二二七ページ以下にある。その属する「治療概念」の章は教えられるところが多い。また私の多くの師や同僚との対話に負うところが大きいのは引用に一端が見られるとおりだが、文責は無論私にある。

なお私が精神科医としてかなり長い年月を勤務した精神病院の条件が重要であろう。実際上すべてを常勤医で構成する方針をとり、複数大学より採用した。医師は各々同世代の二グループから成っていた。気の合った五、六人の日本人が共同で仕事をする時は思わぬ大きな力が出るという。一〇人前後の医師が三〇〇人弱の入院患者と各々数十人の外来患者を診た。治療方針は一夜の激論のあと「各自がもっとも良いと思いもっとも得手な方法を用いる」こととなった。主治医制と病棟医制の二重制度があり、後者は病棟看護主任の相談役となった。年長組はあらゆる事態の解決を背負わされたが、住居が近いこともあって、協力が容易だった。週一回以上、正式に面接をすることを求められた。いまから見れば伝統的病院に分類されるだろうが、現在でもなかなか実現していない条件もあった。たとえば家族と医師との面接の予約制で、医師は突然の家族の面接申し出に煩わされず、家族は卑屈に頼みこむのでなく権利として医師に会うのでお互いに楽だった。家族は患者とも面会してゆくので、面会の仕方を助言したり逆に面会の感想を家族から聞くことができた。人間心理のつねとして権利となると先まで予約する家族が多く、患者と家族との関係の維持にも役立った。そこは特別裕福な患者のための病院でなかった。都市郊外の中流階級が多かった（勤務医と生活条件や生活感情が近かった）が、生活保護患者も少数ではなかった。私にはこの環境は仕事がしやすく、臨床体験の核を作ることができた。振り返れば、すべて常識的なことの積み重ねともいえるが、細部に手を抜かずに治療の場を作り、治療を行うということが結局精神科臨床においても外科と同じく重要なのであろう。

（「精神神経学雑誌」八六巻一一号　日本精神神経学会　一九八四年）

＊一九八三年の日本精神神経学会（福岡）における〝教育講演〟の要約である。文体がやや断定的にすぎると思うがそのままとする。

精神科の病いと身体——主として統合失調症について

1　はじめに

　このテーマについて考えている時に、はしなくも私は二つの体験をした。一つは、大貫恵美子の『日本人の病気観』（一九八五）の読書である。[1]彼女は、文化人類学者としての訓練と長期の米国文化における滞在から、欧米人の身体、とくに身体違和感についての意識が、わが国現代の漢方医が患者に書かせる質問紙にほとんど全く記入できないほど粗雑なものであることを知って愕然とした。これは、わが国において、たとえば私などが統合失調症の身体的愁訴について初歩的な整理を比較的容易になしえた根拠の一つであろう。

　わが国の統合失調症患者の身体的愁訴もきめ細かいのである。また、わが国医師が多剤投与に陥りがちであるという問題にも関連が深いように思われた。実際、単剤投与を行うには、日本の臨床実践では、特に透徹した臨床眼を必要とする。愁訴の数が多いからである。対症的に処方を行う場合に身体的な訴えが細やかな文化では、よほど医師がしっかりしていないと多剤投与になってしまう。

第二の体験は、土居健郎との対話(2)である。土居の見解は、西欧人分析者が「身体化」を低級な防衛機制と見ることは偏見であって、それは、精神を神に、肉体を悪魔に近いものとしたキリスト教文化の文脈の中で理解されるべきものであり、臨床的にはいわれのないことである。それどころか「身体化」こそ重要な再健康化への機制でありうるというものであった。

実際、私の経験によれば、すでに若干記載したごとく(3)、少なくとも多くの日本人患者においては、統合失調症における確実な回復の指標は、身体的徴候や愁訴あるいは質問によって容易に意識される身体感覚に見られる。それなくしては、私の統合失調症臨床は、暗夜を灯火なくして行くようなものであっただろうし、私の患者の多くにとってもそうであったのではないかと思う。患者と私とは、大貫の指摘する日本人の特質をうまく利用したのであろう。

大貫は、わが文化における「物態化」physiomorphism（レヴィ＝ストロースの用語）をも指摘しているが、わが国の精神科臨床においては、「余裕感」のごとき、身体感覚、存在感覚、行動の自由感(3)などの多次元的な感覚を含む広義の「一般感覚」が重要であって、逆に〝理性的〟西欧における、医師側の「病識」の追求は、あるいは文化的に馴染まないかもしれないと私は思う。安永浩が繰り返し指摘するように、スキゾ気質者、統合失調症患者においては認識と知覚とが非常に近い（たとえば新鮮な幻聴と妄想とはきわめて近い）のであってみれば、健康化への方向の身体感覚に裏打ちされない病識はむしろ危ういものである。私はこれに第三の「社会慣習体系の受肉したものとしての身体」と第四の「表現する身体」（熟練運動から「言語としての身体」までを含む）を加えたいと思う。さらに生命感覚の源泉としての第五の身体、徴候の明滅する深淵としての第六の身体、そして「他者」としての第七の身体を[4]。これらを言っておきたいのは、古典的な心身（Leib/Seele）論を一歩精密化したいからである。実際、統合失調症において危機に瀕するものは、第三以下の身体であり、また、したがって、いずれもリハビリテーション（生活再建）に関与するものだからである。たとえば「第五の身体」は気力の源泉としての身体ということができる。統合失調症のリハビリテーション論が困難な理由の一つは、精神医学（あるいはひろく「いのち」〔bios〕の学としての生物学）においてはいささかのいかがわしさをまぬがれ難い「エネルギー論」を避けて通れないからである。しかし、少なくとも第三の身体（対人関係的身体という側面を含むだろう）概念に焦点を当てるだけでもよいと思う。なお、第六の「徴候の明滅する深淵」は、たとえば病いのはじまりの際に、あるいは気象の急変の際の身体変化によく感じられるものだろう。「肩こり」や「冷え」が表象される場である。第七の「他者としての身体」は、たとえば老いによる身体の不如意化とともに姿を現わすものである。

やや逆説的であるかもしれないが、「精神科の治療とは不可視的なさまざまの身体の治療である」といってよいかもしれない。しかし、これは包括的に論じるにはあまりに広大な領域であり、いったんは書きはじめたが序論だけで予定の枚数の過半に達したので、いつの日か出直しを図ることとして、ここでは、主として統合失調症にまつわる身体問題を、それもリハビリテーション論を除いて述べることにしぼることとした次第である。

2　統合失調症における身体——心身症との関連において

私見によれば、統合失調症といわれる一群の病態ほど多面的に身体と関係しているものは少なくない。

第一の関連の仕方は、主に心身症的な症状についてのものである。ギゼラ・グロースらは、統合失調症の発病と回復の一時期に多くの小身体病あるいは神経症水準の精神科的障害を観察報告した(5・6)。彼女は、統合失調症の前駆をなすもの(prodrome)と、それ単独のもの「前哨症候群」(Vorpostensyndrom)とを区別しているが、発病前駆症からの転導が可能であり(7)、また前駆症のみに終わる不全型がありうることから見ると(8)、さしあたり全く別個のものと考える必要はないと私は思う。ほぼ同時に独立に、私は、本質的に同じものを「臨界期」として報告した(3)。

私がこの名を選んだ理由は三つある。

一つは、統合失調症の発病を身体が全力を挙げて阻止しようとしている印象が強かったからである。それは、多くの危機、たとえば飢餓において脳の重量減少が最後であることと似ているだろうと当時の私は考えた。つまり、身体には、いくつかの動物において端的には「自己切断」（トカゲのシッポ切り）として現われているような、部分を犠牲にして個体保存を図る生の戦略と、それにしたがう一種の〝優先順位〟とがあって、その中で、「意味の世界」において「精神」と呼ばれ、「物質の世界」において「中枢神経系」と呼ばれるものは、非常に高い位置を占めているだろうと考えた。そのための装備は、何も〝血液脳関門〟に限るまい。ストレスが脳＝精神に及ぶことを防止しようとして発現する身体症状発現期である臨界期を構成する物質的基底は、統合失調症が発生するような系統発生的新事態に対応して発生した一つのショック吸収システムかも知れない。そして、そういうシステムは、系統発生の後期になって必要とされて発生したシステムが多く持つ傾向と軌を一にして、他システムの転用と寄せ集めから成り立っており、解剖学的まとまりに欠け、したがってそれ自体としては認識されにくいであろうというのが、当時の私の仮説であるが、この仮説あるいは予想は私の思考の中で今も変わっていない。付言すれば、個々の臨界期症状に対応する身体機構と、臨界期全体を発動させる身体機構とは別個の水準に属し、後者が内分泌における間脳下垂体系と同じような統合性、中枢性を持っているはずだという仮説を私は考えている。そうでなければ、一つのまとまった緩衝装置として機能しえないだろう。そのもとに身体は巨大なショック吸収装置として働くと考えられる。身体的不調を生じる箇所が多種多様なことは、グロースの枚挙するとおりであって、私のいうシステムの「寄せ集め性」の傍証でもある。これらの不調が「意味の世界」においても（おそらく「物質の世界」においても）警告的機能を果たすであろうことは推定に難くなく、実際、患者が医師に救援を求める契機の多くがこれである。

第二の理由は、これを境として精神症状が非常に大きくかつ質的に変化すること、特に超覚醒と関連した症状、たとえば警戒的聴覚過敏や徴候的認知の優位が前景に突出すること、逆に身体症状が覚知性にのぼらなくなること、および、それまでの病感の消失である。それは、健康の回復と認識されることもあり、健康―不健康が問題となる次元よりの超出と観念されることもある。いずれにせよ、私はかなり詳細にこれを記載して「いつわりの静穏期」の名を与えた(3・9)。

第三の理由は、この時期が精神薬理的に特殊な時期で、処方に著しい困難があるからであり、また、それ以前と以後とにおいて処方するべき薬物が大きく異なるからである。「グロース症候群(10)」あるいは臨界期においては、抗不安薬の大多数は無効あるいは不充分であり、抗精神病薬は逆に統合失調症の発病に向かって秤の皿を傾ける。後者については安永浩が直接私に指摘した（一九六八年頃）のが私の知る限り最初である。抗精神病薬、特にフェノチアジン系薬剤は、自律神経系の交感・副交感の両系を同時に阻止して冬眠麻酔を成功させる「遮断カクテル」のためにフランスの外科医たちが開発したものである。グロースあるいは私の挙げた症状の多くが自律神経症状であることを思い合わせるならば、これは当然の話であって、「身体による抵抗の壁」を低くして発病をしやすくするという予想は確率の高い予想である。ただし「グロース症候群」の患者を集めて二重盲検法を実施することが現実的プログラムにほとんど上りえず、かりに上りえても非人道的とさえ言いうる行為となるおそれがあることは、多くの研究者の承認されることと思う。このように統合失調症においてさし当り経験の集積で試行錯誤的に前進するより他ない問題が多く存在するのは、外科手術学などと変わらない。

3 発病時臨界期における逆説的効果とそれへの対処

この逆説的効果は患者も認知するところであって、「このクスリを飲むと気がくるいそうになる」「何か暗い深淵が覗き見えた」「自分が保てなくなった（統合困難の意）」と訴える。断薬の原因の大きな一つと私は推定する。これに対処するものとして、安永はすでに当時フルフェナジンが比較的安全であることを私に示唆した。私は、フルフェナジン、クロキサゾラム and/or ブロマゼパムを使用してきたが、まだ決定版とは思っていない。

〔症例〕十年間、離人症を訴えつつビジネスマンをしている三十二歳の独身男子。家族歴、学歴、現在の地位は不記載とする。同胞男性二人、女性三人のうち、男性（すべて若年同胞）は、みな統合失調症として現在治療を受け、他方女性（すべて年長かつ既婚）は非病者である（私が会った一人の姉は、私に対して木村のいうante festum的な、ひどく先走った心配を私に繰り返し語る、きらきらしい魅力ある女性である）。母が現在まで長期にわたって原因不詳の半病人生活を送ってきたことと、求めて得られる感情的反響が乏しかったことは、姉と本人の、幼年期よりの感情的苦痛として述べるところであった。父は強力性のある人で、会社経営一本に生きている（間接情報による）。同胞の発病は、少なくとも私の会った二人の、慢性的にかなりの心理的重荷となっているように見えた（二人が家族の調整・統合役を引き受けていると推定された）。

患者は、同性の友人と同居し、両者の感情的交流は濃やかに見えた。このことと、苦痛ではあるがすべての徴候性を消去する離人症とが、患者の十年にわたる社会的活動を可能にしてきたという仮説を私は立てた。友人に伴われて来診した彼に対して、私は充分安心できるまで離人症状を性急に治療しないことを前提にして治療契約を結び、心理的に苦痛減少を図った。重要なのは、彼の孤独感であるという仮説を立てた。

三カ月後、長年の婚約が解消され、その一週間以内に、徴候性優位の認知と索漠感・エネルギー涸渇感を伴った抑うつ症状が急速に出現した。長期に準安定状態にある患者においては、治療開始（実際に治療者変更であって前の治療者とは薬を時にとりにゆくという関係になっていた）が準安定状態の破綻予備状態への移行の一環としての症状的行動でありうること、治療がそれを加速するか転導するかは容易に決定しがたいこと、治療の開始に伴う対人的パラメーターの変化が、現実水準の変化たとえば重要人物との離別などの新しい事態を創発することがあるが、それらを如実に示す教訓的事例である。臨界期症状の発現がなかったために、私は従来のクロキサゾラム二ミリグラムに代えてチオリダジン二〇ミリグラムを処方した。おそらく、私は、先に発病している同性同胞の轍を踏ませたくないという、姉および友人の意向に影響されたのであろう。

この処方は過早であった。私自身も危惧を感じたのか、「薬が合わなければいつでも連絡するように」と付言している。翌日から困惑、観念の乱舞、前幻聴が始まり、ほとんど転がりこむようにして私の外来にきた。当然生じうる患者の薬物一般への不信に対処すべく、私は「これは、私の誤った処方によるものであると判断する」と明言し、陳謝の意を表するとともに「処方をただちに変更するが、第一回の服薬を私の前で行い、外来ベッドにおいて、症状（苦痛）が改善するまで、私あるいは私のチームの医師、あるいはナースが付き添うこと」を提案した。私はクロキサゾラム二ミリグラムおよびブロマゼパム二ミリグラムを処方した。これは、どちらが有効であるかが予想しえない場合に限り、緊急時には合理的と私は考える重複処方である。

一時間後より改善が自覚され、四時間後には症状の全てが消失し、患者は表情明るく自力で帰宅した。私のまったく予想外であったのは十年にわたる離人症が数時間以内に完全に消失したことであって、当面患者および家族の喜びとなったが、治療者にとっては、これが全般的改善の一環であるか、あるいは「徴候性消去フィルター機能」とでもいうべき離人症の有用な側面の喪失によるのか、判断に苦しんだ。

治療関係は、これを機会ににわかに深まったが、同時に友人との同居が解消され、親戚の家に寄居して休養するという変化が起こった。三カ月後の時点において、私は回復度と安定性を「空間分割法」によって本人とともに測深しつつ慎重に前進を試みているが、「どう分割線を引くか」という決断に著しく疲労し「とうてい彩色を行う余力がない」と述べ、ある時「かねがね〝ものを決める〟ことで非常に疲れてきたのです」と付言した。一般に回復期初期の著しい疲労感は、決断に関係する疲労であって、その決断は通常周囲の目に認知されない些細と見えるものでもありうる。それが身体的あるいは通常の頭脳的疲労でないことは、遠方からの複数の交通機関を用いる単独通院および諸種の診療手続きの遂行から明らかであり、さらに彼の絵のパターンの独創性は高く、生活史より推定される知的水準の高さ、その豊富性、分化性を裏書していた。また、分割の型は「集中型」であって、改善あるいは悪化の両面に開けている、回復初期に見られる不安定状態を一般的に示唆するパターンであった。

ベンゾジアゼピン系薬物には徴候性優位を基底とする事態を解消する力のあるものがある。機を失せず用いるならば回復期[11]および慢性破瓜型[12]における挿間的移行状態を分の単位で解消しうる。なお、患者との対話において、徴候性優位を基底とする状態は「アンテナの病い」という名で呼ぶと患者の大多数にしっくり収まる。関係念慮があっても、「今日はどうもアンテナが妙なもの（ふしぎな）まで拾ってしまいます」「風にもふるえるという感じです」「アンテナが無数に立っています」「アンテナにふりまわされています」「安心してアンテナをひっこめられません」「安心してしまってもいいみたいです」。この「アンテナ問答」は、本論文の冒頭にいう日本人の物態化傾向 physiomorphism によってであろうが、しばしば呆れるほど円滑に進行する。

関係念慮をめぐるふつうの対話が幻の「相手」すなわち「送信者」中心であるのと対照的に「アンテナ問答」は「受信者」中心的であり、患者自らの状態に焦点を当てる。このベクトルと位置との変換は精神療法的価値をもつと私は思う。

4 発病時臨界期以後の身体感覚消失

もし、臨界期において転導あるいは自然回復への転回が起こらなければ、私のいう「いつわりの静穏期」に入るが、この一般には短い時期において、身体は透明化、空無化し、本人はすでに身体を超脱したと考えるが、実際、消耗感は強まるものの、自律系の乱れは収まり、しばしば超人的努力、超限的不眠を行い、一見それに耐えうるごとくであり、耐えていることに価値を置くごとくである。このように内外の刺激あるいは苦悩が身体によって受けとめられず、直接「精神／中枢神経系」によって受けとめられ、かつ、その影響が身体他部に反映しないという事態も一つの「機能的離断」かも知れない。患者の意識においては、しばしば「直接びんびん頭に来る」「〝ヘッディング〟によって何でも頭で受けとめているんだからたまらん」「身体がつまってやがる」という表現になる。この意味で、回復過程の開始時の臨界期的諸現象までの急性精神病状態は「マイナスの心身症」ともいうべく、通常身体化して当然の苦痛が身体に反映しない。実際、表情にすら現われないので、昔は「深刻味がない」とさえいわれた（同じく「夢作業」が遂行されないか、少なくとも実らないことも重要なポイントである）。この状態が慢性化しうることは、慢性化自体の私なりの理解に関連して繰り返し述べた(3)。

5　患者にとって統合失調症状態はなぜ恐怖なのだろうか

一般に統合失調症患者にとって統合失調症がどうして恐怖を生むか、あるいは統合失調症のどの点が、という形の設問は、精神科医の意識にあまり上らないように見える。例外はサリヴァンであろうか。ここで問題としているのは、社会からの疎外あるいは将来「廃人」（患者自身のことば）として生きることを先取りしての恐怖をいうのではなく、直接の恐怖のことである。一般には漠然と妄想あるいは幻覚の内容が恐怖の源であると考えられているのではあるまいか。別の場所で詳述する予定であるが、多くの統合失調症関連現象は、超覚醒という背景の前で出現しなければ、恐怖の度をぐっと減じるのではないかと思われる。ここで、超覚醒とは決して程度の問題のみでなく、質の問題（変容）である。

具体的には意識の木目が見え、時空の地平が手に取る範囲にあるかに感じられる。聴覚過敏は単に「大きな音」になることでなく、徴候化することだけでさえなく、現実の空間的接近でもある。ある知的な患者は「近くの御陵の森のスズメの鳴き声が次第に接近し、ついには室内で自分を取り囲んでかしましく鳴いた」と語った。これは空間的接近であるが、遠過去あるいは遠未来という時間の地平もぐっと近間《ちかま》に接近する。これは幼年時代の記憶が〝今包装を解いたばかりのように再出現する〟という事態となって、今さらのごとく親を責めるなどの副次的事態を生じ、また、一またぎすれば死の向うに出られるごとき錯覚をも生んで謎めかしい死の原因となりうる。(9) 木目を露わにした意識は、その木目が次第に「意味の自由基」のごとくなり、次第に離合集散して、「一つの観念が同時に二つの意味ぐらい持ってくれる程度であればいいなあ」(あきらかにブロイラーの両義性概念を意識したサリヴァンのことば(13))という事態となる。一九一三年にバーナード・ラッセルにあてたルートヴィヒ・ウィトゲンシュタインの書簡に見られる(14)「亡霊たちのざわめき」はこれであろうと思われる。私はさしあたり「ウィトゲンシュタインの亡霊たち」(Wittgensteins Gespenster) あるいは「原幻聴」(Ur-Halluzination) と呼んでいる。

さらに、粗い意識の木目には裂隙が生じ、この裂隙は絶対の無であって、そこから垣間見られるように思えるものは、単に何かの徴候ではなく、非常に包括的・宇宙的なものを徴候しているか、あるいは何も徴候していないところの「超徴候」である。

ここで、すでに三次元の外的世界は、その地平が自分を取り囲む丸い小さな輪に過ぎなくなっている。その向うは考えの外である。内面はどうであろうか。そもそも内面といわれる仮説的存在が三次元のものかどうかは議論があろうが、とにかくここでは内面と外面の区別はあいまい、あるいはどうでもよいものとなりがちである。患者は次元数のはっきりしない、浮動する空間の中にいる。統合失調症を意識の病いとして捉えるならば、こういう精神病理的事態（非常に近似的表現でサリヴァンは「ついに言詮を絶する」[15]としている事態）であって、妄想や幻聴は、むしろ、その反復性――したがって予知可能性が救いである。しかし、またそこにサリヴァンのいう妄想などの性《たち》の悪さ（malignancy）がある。脱けにくいのである。なお、抗精神病薬、少なくともフェノチアジンは、ここで意識の木目をぬりつぶすように感じられるごとくであって、これがこの種類の薬物独自の不快感の一部を構成しているらしい。

かりに「身体化」すれば、これらの状態の苦痛は大きく軽減するであろう。もっとも身体が耐えうるものかどうか。

6　再び「グロース症候群」について

グロースは、発病時の身体症候群と回復期初期の身体症候群とは個々の患者に関して概ね同一種であり、いわば「入口と出口は同一である」としているが、それに対して私は

「精神療法的に接近しえた症例ほど非対称的となる傾向があるのではないか」という留保を置きたい。また、そもそも、前者と後者とでは、薬物という因子の存否の相違があり、回復時臨界期現象は、そういうものの多くを抑制する薬物の存在下で発動するのであるから、実際には前者よりもはるかに強力なものと推定される。これが、臨界期にまで到達せずに慢性化する患者がいることの理由であろう。また、発病時臨界期諸現象の弱いもの、あるいはその生体的警告を無視した者のみが臨床的に発病するのであって、その警告によって無事不発病に終わった場合は非常にありふれているほど多いのかもしれない[16]。

7 「グロース症候群」はカタストロフィー現象であるかもしれない

なお、一般に臨界期の諸現象あるいは「グロース症候群」が、特別のシステムを有せず、単に結果的に警告的意味を持っている現象である可能性も否定できない。発病準備状態から発病への移行が多少とも破局的移行であるならば、すべての破局的（カタストロフィー的）移行がそうであるように経過あるいは内容さえも予測不能な乱れを発生させると想定してよい。これは電圧をゼロから一定値に上げる際のスイッチにおける過渡的（カタストロフィー的）波形が予測できないのと同じである[17]。

回復時臨界期の身体的諸現象は、機能的離断が再結合した際の移行期的現象であるとも解釈されうる。実際、以後は、心身症的事態あるいは端的な身体病が出現し、夢作業が再開され、自己身体像が空無から回復へと向かう。これに対応して全身の筋緊張も「身体部位により区々な状態」から「統合された状態」に向かう。こういうことはすでに私が述べたところで特に付け加えるものはない。ただ、回復時臨界期が二回あるいはそれ以上ありうることは、永田俊彦や向井巧の言うとおりである。別に、緊張型においては多く激烈だが短時間の一回的なものであり、妄想型が遷延した形を取り、実例で示したごとく休止期のあること、破瓜型が臨界期前後の落差が少ないことを述べた。(3) また、慢性例の長期観察において「ベース・チェンジ」なる概念を提唱した。(18) これは、晴天優位から雨天優位へ(またはその逆方向)の大局的気象変化と同じく、統合失調症的事態が消失してもすぐに再現する「統合失調症ベース」から、統合失調症的事態が出現しても一過性である「回復(寛解)ベース」(あるいはその逆方向)への変化である。同一ベース内部での変化の際にいちいち身体的な乱れがあるか否かは、現在までのところ私にはよく分からない。

8 自己身体像についての一言

自己身体は、図式性とともに徴候性をも持つ。その文学的表現は、ヴァレリー『テスト氏との一夜』において寝床についたテスト氏の身体の明滅する感覚についての独白にある。このほうの障害と身体の乱れとが覚知性に上らないこととの関係のほうが、身体図式の障害に劣らず重要であると考えるが、いまだ問題としてさえ上っていないのではないかと思われる。

9　統合失調症治療者の身体

ここで、精神病治療者における身体症状について一言する。神田橋條治が言語化したごとく、[19]精神病治療者はその患者に対する「波長合わせ」を行う際に意識的・無意識的に患者の姿勢を模するが、これによって、多少とも筋緊張の不調和的分布などの身体症状が発生する。この水準の治療者の治療は指圧師、マッサージ師などによって行われることが多いが、困難な治療遂行直後に、指圧師が私の奇妙な身体緊張分布を指摘することがある。精神病の治療的相互作用が精神病水準の諸変化を治療者にもたらしうることはサールズの指摘[20]する精神面だけでなく、身体面にも及ぶものである。治療者は、何らかの身体化による排水（discharge）機構を持ち合わせているほうがよいと私は思う。

10　薬物副作用と身体症状の相似性

なお、うつ病において、うつ病自体の身体症状、たとえば便秘に至る身体的分泌の抑止が、抗うつ剤の作用と方向をともにしていることは、しばしば経験者が口頭で指摘するところである。統合失調症ではどうであろうか。抗精神病薬は、身体症状としていわゆる錐体外路症状と自律神経症状と遅発性ディスキネジアをもつが、統合失調症における自律神経の状態についての厄介な議論は避けるとしても、錐体外路症状と遅発性ディスキネジアとは、これときわめて類似した症状が抗精神病薬がなかった時代の患者に存在したことは、うつ病の場合と同じく経験者の語るところである。これについての思弁はここでは控えて、ただ、記憶者の減少しつつある現在に鑑み、とりあえず述べておくこととする。

11 他の病についての短い覚書

器官言語を始め、神経症水準の身体症状は多くを省く。ただサリヴァンが、横隔膜より上の症状はヒステリーに多く、それより下の症状は強迫症に多いと述べていることは、あまり知られていないが、経験的に首肯しうる症例が多いので、付記する。

また、重症のジル・ドゥ・ラ・トゥレット症候群の十数年にわたる治療体験を別に記す予定[21]であるが、その患者が、まったく歩行が困難なほどの全身性チックの常時存在する時期を含めて、一貫して水泳に巧みであり、その際身体は実に調和的に動き、三キロの遠泳をも、症状発現にまつわる恐怖を（地上とは正反対に）一笑に付して実行したことは印象に残る観察であった。一気圧のもとでは平衡を保てないという、あるSFの異星人を連想した。他の、より軽症な患者も、自経験例四例においては水泳に巧みであった。先の第一例は、私が独立にたまたまハロペリドールの有効性を発見して使用していたが、母の指圧師がたまたま治療を申し出、私が水泳にたくみなこととの関連性を考慮して認めたところ、六カ月の治療によってハロペリドールの必要は二五ミリグラム／日から次第に減少してついにゼロとなり、終了時にはクロキサゾラム六ミリグラムのみであった。実際、両親に対する一過性の反抗を経て社会的活動に入った。水泳と近縁の事態であるが、水泳にはなかった永続的効果があった。指圧師は独学者であり、治療終了直後故人となり、他方、私のその方面への無知のためにいかなる点が重要であったかは不明のまま残された。ただ、私自身の身体に一度試行してもらったが、それは passe（二、三ミリをへだてた手かざし）であった。雲の影が丘を通るような感覚が私の背中を通って行った。

12　短い結語

以上、統合失調症についての記述と考察を主にして、精神科の病いと身体という陥穽の多い問題について私なりの見解を尽したつもりである。

（「季刊精神療法」十一巻三号　一九八五年）

注と参考文献

（1）大貫恵美子『日本人の病気観』岩波書店、一九八五年。
（2）文責は筆者にある。一九八五年三月三一日、国際文化会館（東京）における私的会話。
（3）中井久夫『中井久夫著作集第1、2巻』岩崎学術出版社、一九八四、一九八五年、にお

さめられた諸論文。雑誌、年刊（『分裂病の精神病理』東京大学出版会）所載のものに比して多少の増訂（とくに図版）と若干の削除（とくにすべての患者絵画）がある。なお『精神科治療の覚書』、日本評論社、一九八二年も参照していただくと便利である。

（4） Paul Valéry : *Réflexions simples sur le corps.* (*Œuvres*, 1, 1923, Gallimard, 1975. 邦訳あり――哲学論集、邦訳ヴァレリー全集9、筑摩書房、一九六七年。「第一の身体」はそれなくしては私が存在しえない「私＝身体」、「第二の身体」は「見、見られるものとしての身体」（表面としての身体）、「第三の身体」は医学的身体、「第四の身体」が「言詮を絶した身体」である。彼が「第四の身体」によって何を言わんとしていたかはにわかに判じがたい。おそらくヴァレリーの思索に触発された思索に哲学者市川浩の『精神としての身体』勁草書房、一九七五年、『〈身〉の構造――身体論を超えて――』青土社、一九八四年がある。

（5） Gross, G., Huber, G. u. Schüttler, R.: Peristatische Faktoren im Beginn und Verlauf schizophrener Erkrankungen. *Arch. Psychia.* Nervenkr., 215 ; 1-7, 1971.

（6） Gross, G.: Prodromie und Vorpostensyndrome schizophrener Erkrankungen. In: (hrg. G. Huber) *Schizophrenie und Zyklozhymie : Ergebnissie und Probleme*, Georg Thieme, 1969. 邦訳「精神病と前駆症と前哨症候群」『精神分裂病と躁うつ病――臨床経験と問題点――』（保崎秀夫・武正建一他訳）所収、医学書院、一九七四年。

（7） 中井久夫「分裂病の発病過程とその転導」、木村敏編『分裂病の精神病理3』東京大学出版会、一九七四年（(3)に収録）、および本論文症例。

（8）「すべての段階は遷延化しうる。逆に慢性化とは、順調な経過の各段階の遷延化（〝足踏み〟）したもので、その像はその繰り返し過程におこる単純化、平板化、常同化である」という中井の見解に関連して。具体例としては（9）をも参照のこと。

（9）中井久夫「奇妙な静けさとざわめきとひしめき――臨床的発病に直接先駆する時期について――」、中井久夫編『分裂病の精神病理8』東京大学出版会、一九七九年。本書に収録。

（10）グロースの「前哨症候群」と「前駆期」とをまとめて仮にこう呼ぶこととする。

（11）中井久夫「分裂病と人類」、安永浩編『分裂病の精神病理6』東京大学出版会、一九七七年の冒頭近くにある症例。

（12）山口直彦・中井久夫「分裂病における『知覚潰乱発作』について」、内沼幸雄編『分裂病の精神病理14』東京大学出版会、一九八六年。山口直彦編『中井久夫共著論文集』岩崎学術出版社、一九九一年所収。

（13）Sullivan, H. S.: *Conceptions of Modern Psychiatry*. Norton, New York, 1947.（中井久夫・山口隆訳『現代精神医学の概念』みすず書房、一九七六年）。

（14）Wittgenstein, L.: *Letters to Russell, Keynes and Moore*. Basil Blackwell, Oxford, 1974. p. 46の書簡。

（15）Sullivan, H. S.: *Clinical Studies in Psychiatry*. Norton, New York, 1956.（中井久夫・山口直彦・松川周二訳『精神医学の臨床研究』みすず書房、一九八三年）。

（16）向井巧は、回復時臨界期の諸現象に対して、短期間のリチウム次いでテグレトールを使用することによって回復の側に乗り越えることを容易にしている（私信）が、これが当っているとすれば薬理学的にも区別するべきであるという可能性がある。

（17）上田宣子・中井久夫「分裂病発病前後の『不連続的移行現象』」、内沼幸雄編『分裂病の精神病理14』東京大学出版会、一九八六年。

（18）中井久夫「分裂病の慢性化問題と慢性分裂病からの離脱可能性」、笠原嘉編『分裂病の精神病理5』東京大学出版会、一九七七年、(3)に収録。

（19）神田橋條治『精神科診断面接のコツ』岩崎学術出版社、一九八四年。

（20）サールズ論文の随所にある。邦訳されたものは、岩波講座『精神の科学』別巻「諸外国の研究状況と展望」、一九八四年にある「相手を狂気に追いやる努力」である。

（21）「臨床心理事例研究」、『京都大学教育学部心理教育相談室紀要』第一二号、京都大学教育学部心理教育相談室、一九八五年。

解体か分裂か――「精神＝身体と〝バベルの塔〟」という課題に答えて

1

精神といい、身体といっても、いずれもきわめて保守的なものである。「保守的」という意味は、同一性、恒常性保持のために全力を尽すという意味である。変化が生じるたびに、変化を打ち消す方向に全体が動く。

つまり「バベルの塔」化を大変嫌うのである。とくに身体が「バベルの塔」化すると、すみやかに身体の解体つまり死に行き着く。

身体のシナリオである、例のＤＮＡは、結晶ほども堅固であるばかりか、損傷が起こると修復酵素を作り出す。実にみごとなものである。修復酵素がなければどうなるか。色素性乾皮症という稀な病気がそれである。ＤＮＡの敵の一つは紫外線であるから、外光を避けとおさねばならない。それでも全く紫外線に当らないで済むわけにはいかないから、次第に皮膚のＤＮＡは切断されて外見の変化も進む。癌に至る場合もある。私が医学生の時に最初に接した皮膚科患者がこれであった。ずい分むかしだが、以後あれほど悲惨な姿の患者をみたことがない。眼も鼻も口も耳介も、癌組織が破壊してしまったのだった。しかも悲惨さは外光にさらされない部分は全く健康だったことで極限に達する。彼女——うら若い女性だった——の脳に至っては全く健康だった。一寸見には分らないが、どこかで空気が通じていて、そこから呼吸していた。その呼吸音のかすかな変化が、彼女の通信手段だった。これが亡くなる一カ月前の姿である。亡くなった患者の顔が時々浮かんでくるが、この人だけは私にとって顔の無い患者なのである。

もっとも局所的な「バベルの塔」化——ランダム化——はＤＮＡに起こる変異、つまり、細胞レベルの突然変異である。ところが、われわれの身体にはさまざまな清掃機構（スウィーピング・メカニズムズ）があって、突然変異細胞をキャンセルしてしまう。有名なのは免疫であるが、そればかりではない。たとえば、小腸にはほとんど癌がない。小腸の内面は無数の細長い突起が一面に生えていて、柔かい人工芝生のようであるが、この突起の一本一本をみると、その表面の細胞は一カ所にとどまっていないで、全体が羊の群のように動いている。その方向は根元から先端へ、である。根元で細胞が湧いて次第に移動し、先端で千切れて捨てられる。先端に近いほど、細胞は「年を取って」いて、それだけ変異細胞も多いわけだが、少し待てば先端から千切れてゆく。

結局、われわれの身体には推定一日に百万個くらいの突然変異細胞が発生しているのに、臨床的な癌が生じるのは人生の後半で、それも全員ではない。これは清掃機構の威力を示すものである。むろん、突然変異細胞が全部癌になる能力を秘めているわけではない。また、そういう能力の細胞でも、能力を発揮せずにじっとしておればよいので、実際、肺癌では二十年くらいそういう状態にあるそうだし、前立腺は年配になると皆といってよい程、〝癌〟細胞が中に埋れているということである。そして、癌になった人の血液をとると癌細胞がみつかることがけっこう多いが、転移となるのはそのごく一部である。あとは（多分）免疫機構が清掃してしまうのであるから、非常に徹底した清掃である。

もっとも、生体はどうでもいいことには手を抜いているらしく、生後、（特殊な場合を除くと）分裂しない脳神経細胞は、染色体数まで乱れているのがけっこうあるそうである。こういう話を書いているときりがない。いかに生体が「バベルの塔」化を防ぐようになっているかは驚くほかはない。誰かが設計したとしか思えないという人が出てきてもふしぎではないが、何億年の自然淘汰にきたえぬかれるとこうなるのであろう、というのが今の説明である。そうでなかったものは、単純にいって、生き残れなかったのだ。

2

もっとも、DNAよりも「上」のレベルへいくと生体は規則的に動く機械ではない。完全な規則性と完全な不規則性との中間が、生体の生体たるありようらしい。たえずゆらぎながらもとの形に戻るローソクの焔のようなゆらぎが、心臓の鼓動をはじめ、生体のいたるところに認められる。脳波も創造的な人ほど規則性から遠ざかる。しかし全くの不規則でもない。この辺は、応用数学でもこれから面白くなる分野らしい。生体は、いわば、カチカチに固くなって身構えているのではない。たえずしなやかに動きながら、周囲からそれこそデタラメにふり注ぐ偶発事の中を通り抜けていくもののようである。

3

中枢神経系――というと脳と脊髄だが――は上のほうにいくほど、不確定性が増す。これは百年くらい前にジャクソンというイギリスの神経学者が言ったことだ。つまり、膝をハンマーで叩くとポンと足があがる。この辺りの部分は、ボタンを押せばベルが鳴る、というほどの確定性を持っている。しかし、大脳皮質になると、ハンマーで叩いても(あまり強く叩くと壊れるが)、叩かれた相手がどう判断しどう反応するかは、百人百様で、同一の人間でもその都度違う。

しかし不確定性と「バベルの塔」性とは(意味が)全然違う。「不確定性」は予測できないのであって、デタラメではないのである。天候も必ずしも予測できないが、デタラメではない。

面白いことに脳――というか精神というか――はデタラメを積極的に発生させることが

できて——できるだけならコンピューターでも可能だが——できる時ほど精神的に健康らしいのである。戦後日本で発展した、乱数発生テストというものがある。要するに乱数を百個唱えさせて解析するのだが、統合失調症の急性期などは解析するまでもなく、一二三四五六七八九、一二三四五六七八九、と唱えたりするのだそうで、治るとともに数字のデタラメさが増してゆく。

これは別に病気に限らない。この面白いテストを精神医学の中で発展させたのは日大医学部だが、実はその中の有力な一人に探険家がいる。その川久保芳彦先生の話を伺ったことがあるが、ヒマラヤで(たしか、登頂するか否かで)隊が分裂しかかった時は、立派な山男が一二三四五六七八九、一二三……としか言えなくなったそうである。グリーンランドで食糧を持ってくる飛行機が雲のために基地を発見できなくて爆音がついに遠ざかった失望の時も同様だったそうである。デタラメを発生できることは、まさに「余裕」の客観的指標といえるだろう。ちなみに、この時、総責任者の隊長だけは乱数を発生できたそうである。こういう時にも余裕を失わない人間が隊長に選ばれやすいということだけでなくて、責任感が人間をどれだけ強くひきしめるかということがこの話でも分るように私は感じる。

4

では、人間の頭の中が「バベルの塔」化、つまり解体を起こすことはないのか。それはある。ひとつは老年期認知症で、外からはよく分るし、CTスキャンという脳の断層撮影など客観的検査でも分るが、進むと本人はあまり解体を意識しないといわれているが、頭の中がぐちゃぐちゃになる感覚、そしてそういう夢をみる時期がある（未報告）。脳炎などでも初期には自他ともに分る。いずれもその程度はまちまちである。アルコール酩酊と大変似ている。

急性精神病（とくに統合失調症）ではどうか。すくなくとも初期においては、観念の乱舞がある。観念といっても、観念の形をはっきりとるまでに至っていない。化学でいうフリーラディカルのようなものがひしめいている一方では、観念の意味が、「せめて相対立する二つであってくれたら助かるのに」というくらい相矛盾する意味が、積みすぎた箱舟のように一つの観念の上に乗っかっている。観念か言葉か。観念と言う時も言葉と言う時もあるが、この場合、観念と言葉とは区別できないくらい近いらしい。そして、むろん、意識は明晰だが、自分で観念を呼び出したという能動感は全然なく、全く受動的に圧倒され、ふりまわされる。本人は、病気と思ってはいなくとも、事態の特異性を意識している。時には解体を意識する場合さえある。「バベルの塔」化にもっとも近い状態であろう。他人からみてもただごとでないと分るが、脳の変化を医学的に調べても今のところ（仮説はあるが）何も出てこない。

これは非常に恐ろしい体験であって、落ち着いている病者に思い出させ、話させてはいけない、再発しかねないから、といわれている。もっとも、この解体は、脳波やCTスキャンでは分らない微妙な——あるいはソフトな——解体であって、可逆性がある。急性期の直後のこともあるが、慢性状態になって何十年もしてからでも、大病や臨終の時にポンと戻ることがあって、皆を驚かせる。

5

この解体を途中で食い止めるものに妄想がある。実際、患者は妄想を持つと急に楽になるのが目に見える。これが妄想の困ったところで、妄想を手放させるのは、溺れる者にそのすがっている板を離させるのにひとしい。妄想はかさぶたのように自然に要らなくなって落ちるのでなければならない。さもなくば妄想は精神の寄生体のように、いつまでも持主から離れない。

なぜ妄想に解体防止力があるかについては、急性統合失調症状態に一見合理的な説明を与え、自分でない誰かのせいにすることができるからだという説があるが、果してどうであろうか。ただし、楽になるのは経験的に事実である。

私はこのことから、精神が一般に解体か分裂かの危機にさらされた時に、比較的ましなほうを選ぶために分裂の方向をとる、という精神の戦略がありはしないか、と思っている。

妄想を分裂という人はいないが、こういう系列を考えてみたらどうだろう。二重人格—

憑依―分裂（狭義の）―妄想―固定観念。

二重人格では、双方ともに〝頭の先から足の先まで揃った〟人格がある。交代したり共存したり、人格AとBとがお互いに相手を知らなかったり、一方だけ知っていたり、色々だが、それはともかく、新しく現われた人格のほうが一般に派手で〝言いたいことを言う〟。

憑依となると、二重人格と違うところは、まず、もとの人間から離れないこと。離れたら憑依でなくなる。憑依している者は一般に〝頭の先から足の先まで揃って〟はいなくて、どこかぼやけたところがあり、一方、もとの人格との異質性が高い（悪魔、狐、サムライ、カエルなど）。一般に、ふだんは到底ゆるされないようなことを言う。たとえば「われは天理主命《てんりおうのみこと》なるぞ」と宣言して一家に自分を拝むことを要求した中農の嫁中山ミキ。このように、しっかり者の嫁が苦労を重ねたあげく絶体絶命に至って憑依を起こし価値転倒が起こるというパターンは、踊る宗教の北村サヨで終ったようにみえるが、今日でも精神科医は多くの憑依を知っている。治療には憑依したもの、たとえば狐との駆け引きや取り引き《バーゲニング》が必要で、憑依された人の要求がある程度生かされる。

少しはしょると、狭義の分裂は人格に裂け目が入るが、別人格にはならない。さらに妄想、固定観念となると、人格の断片、あるいはそれ以下になり、内容も小さくなる。頻度は逆で、固定観念がもっとも多く、二重人格は実に少ない。解体を伴わずに分裂することは、成功しにくい難しいことか、幸運な偶然なのであろう。

この点で参考になるのは、日本語人格とある外国語人格とに二重化した例である。この人は交換学生として外国に一年留学し、そこで一個の人格として扱われたのに強烈な感銘を受けたらしい。日本語人格は人形のように従順な中学生のままであるが、外国語人格は成人であり、読書家で議論好き、自分のしたいことがはっきりしていた。外国語は(失礼ながらNHKの日本人講師にもみられる)和臭が全くなく、さらに各地の訛りをみごとに使い分けた。しかし危機はその時にはなかった。危機はある事情の下で緊張がつづいた後、日本語と外国語とが混ざった時であった。それは意味の混乱したジャーゴンであり、この人をパニックに陥れ、すぐ私のつとめ先へ救援を求める電話をかけさせた。解体の危険があったが幸い(短期間、強力な薬物のたすけをかりて)回避され、人格の相互認知と統合とがなされた。

この一例は私にバベルの塔の故事を思い出させる。神は「解体」を狙ったらしいのだが、人間のことばは解体に至らず「分裂」して多くの言語になった。人格の「分裂」は必ずしも健康な現象ではないが、緊急避難的な意味がある。社会における「分裂」も、また、その意味合いはないだろうか。たとえば、全体主義国家はうまく分裂できず、一挙に解体しやすいのではあるまいか(その後もその例は少なくない)。

(「21世紀フォーラム」一七号　一九八三年)

神経症概念から出発して精神科疾病概念を吟味する

神経症概念の現状は無定義概念に近いと思います。ここで歴史は抜きにします。ただ急性神経症という概念がないことには合意があるでしょう。しかし、現実には急に発症したものをすべて反応ということができません。いささかのあいまいさが残ります。しかし、この点はまだよいほうです。

性格障害との境界はもっとあいまいです。サリヴァンは、密接な対人関係にある人のみを悩ます人を性格障害、誰でもかまわず悩ます人を神経症と操作的に定義しています。一方、用いる主な防衛機制（彼の用語ではダイナミズム）によって双方を定義しています。また、単一の防衛機制に頼る者ほど精神健康が悪くなりやすい（対人関係での失敗の確率が高いから）としています（これは常識的に理解できることと思います）。これならば、明確な失調を起こしている者を神経症、何とか代償している者を性格障害と定義してもほとんど同じだと私は思います。親密になると接点の種類も数も多くなり、こうなると一般に失調の確率が格段に高まるからです（たとえば職場の同僚男女と、同じ二人が職場結婚して夫婦となった後との差です）。

性格障害には、神経症（たとえば強迫性格、制縛性格）や精神病（たとえば統合失調症質）などの疾病分類の用語を応用しているので自ずとそうなるはずです。〝境界例〟は、病気の枠でながめていたものをついにまるごと性格障害に移してしまった例です。逆に「衝動神経症」（シャピロ）という概念を導入するとずいぶん性格障害が少なくなります。またクルト・シュナイダーの、鑑定のための「異常人格」は実際にはおおむね神経症に対応がつきます。観察していると、医師と階級の近い、感情移入しやすい人を神経症、そうでない人を性格異常とラベリングする傾向、すなわち診断の階級性とでもいうべきバイアスがあり、これには注意する必要があります。

精神病との境界も重要な点でしょうが、一般に「まだ神経症レベルだ」「いやもう精神病レベルだ」という議論がよくあるので、水準の問題、重症度の問題という認識法が一般であると思います。形式の相違による定義は合意に達する文言に達しにくく、実際上は判断に個人の恣意が入りやすいのです。データとしての客観性は「内容」に及びません。

私は、精神病の診断についてはさほど悩みません。統合失調症にせよ、うつ病にせよ、一定の経過をたどる病態であって、他との差異によって定義されるものではないと私は思っているからです。神経症一般でなく、強迫神経症や単純恐怖症など個別的な特徴で定義できる神経症についても同じ理由であまり悩みません。

実践上は、輪郭のはっきりしない病態についてはじめて神経症か精神病かが問題になるのだと思います。そして、そういう病態について神経症か精神病かを議論することは、あまり実りがないことが多いのです。

臨床教育では、まず、症状から短絡的に神経症を診断することをいましめています。たとえば強迫症状は、正常人から統合失調症、器質性精神病（ところで器質性のものはどうして精神病ばかりなのですか――ジョナス夫妻の「発作親近性神経症」概念をのぞき(1)）までありうるということです。強迫神経症という診断は、睡眠のよさをはじめとする、ここには書ききれない多数の因子をみてはじめて一応安心して下せるのだということです。第二に、神経症は、なおせるころにようやく構造がみえてくるような、アルプスの地層のように複雑なものであり、一見して神経症とみえるものは、よくみると他の疾患、特に脳腫瘍、脳炎、あるいはウイルス性の現在または過去の不顕性感染あるいは持続感染でないかどうかを考える必要があると思っています。皮質的抑制の低下によって触発される症状が多いからです。たとえば落涙するのは感情失禁であるかも知れません。ここでわざわざ強調するのは誤診が生命に関する予後にかかわるからです。また、私のところに、心因性と判断するから精神療法をと依頼されてくる患者に限って、とくに脳萎縮、ウイルス感染の発見例が多いという臨床実践上の事実にもよります。また、神経症症状が消失したら、統合失調症、てんかんなどが出現したという例があって、安永浩先生は「マスキング・ニューロシス」という言葉を十数年前に教えて下さいました。こういう例が少なくないので、神経症症状と普通いわれているものが消失したときに患者の精神健康のいろいろなパラメーターの改善がないならば、むしろ、もっと重い病に対する守りがやぶれた可能性を考えよとも教えています。

では、私はなぜ神経症概念を廃棄しないのか。これは、教育医として、他で教育を受けた医師と議論ができなければ困るという便宜的問題が第一。第二には、どうも人格発達・成熟の程度に関係するいくつかのパラメーターによって安心して何何神経症と診断してよい群があるということ。第三には、これは断言できませんが、絵画療法上、伝統的診断で精神病といわれている症例では、うつ病、統合失調症ともに、いや器質性精神病でも、画の言語的説明が乏しく、伝統的に神経症といわれている症例では、画そのものの水準は低くても言語的説明が明確で均衡がとれ、適切で豊富です。一言でいうと「言語と図あるいは表象との風通しのよしあしの程度」が格段に違うと判断しています。しかし、ロールシャッハでの（ポピュラーおよびモーダル反応に対する意味での）パーソナルな反応の出方が状況いかんによって違うように、これも状況依存的である事態でありましょう。

さて、一般論的な付言をすれば、中枢神経系といっても精神（マインド）といってもよいが、そういう高度にインテグレートされたシステムの失調の分類は、きちんと線の引けるものでありえないと私は思います。共通分母による分類に対してウィトゲンシュタインは「家族類似性」という共通分母のない分類のありうることを示しましたが、ＤＳＭⅢは偶然それに近くなっています。私の頭の中にある分類図はエッシャーの絵のような、中間はどこから魚でどこから鳥かわからないようなものです。第二に、精神科で扱う病態およびその基盤の多くは、系統発生上おそく現れたもので、その証拠に疾病の重さに比して生命的予後が非常によいけれども、そういうシステムの常として、既存システムの転用や寄せ集めからなりたっている場合が多いであろうこと、それで当然一筋縄の分類ではゆかないであろうと思います。分類だけでなく、失語症がその端的な例であるように治療もしにくいということ（よくいわれるように言語には「脳全体が関与して」いますし人類がごく最近発展させたものです）。それから系統発生上先行しているシステムが安全な場所を先に取っているので、人類特有の機能が前頭葉という感染や衝撃に最もさらされやすい場所、側頭葉という出産障害を受けやすい場所——いずれも危険な場所に造成されなければならなかっただろうということを考えます。たとえば前頭部です。犬や猫で前頭部が発達していないのは、それ自体が尊いことではなくて、ガンと何かに頭をぶつけやすいからでありましょう。人間尊しの概念の陰に忘れられている点ではないでしょうか。私の頭の中の中枢神経系（あるいはマインド）の図は、進化の重荷をふりきれないひどくいびつな像で、これは多くの方と少し違う像かもしれません。その中での神経症（と今いわれているもの）の位置もきれいに一つところに決まらなくてもふしぎではないだろうと私は想像しています。

（アンケートへの回答「臨床精神医学」十五巻四号　一九八六年）

文献

（1）Jonas & Jonas : *Ictal and subictal neurosis.* C. Thomas, 1965.

発達神経症と退行神経症

私は一九六四年前後に東京教育大の非常勤講師を以て私の講義人生を始めたかと思う。その時以来苦しんできたのは神経症の講義であった。

当時は主にシークムント・フロイトの末娘でそのプロパガンディストであるアンナ・フロイトの十分類が神経症講義の下地となっていることが多かったと思う。

その後有為転変を経て、神経症概念は一九八〇年米国のＤＳＭⅢによって廃棄宣言がなされたかにみえる。Ｊ・Ｚ・ヤングが調査したように、ＤＳＭⅢＲまでは「神経症」neurosis の語がかなり散見されていた。ＤＳＭⅣは、ヤングの指摘にしたがってそれらを抹消したので自然に要らなくなっていったわけではない。ＤＳＭⅣは、実施してその結果を取り入れることなく国際分類である国連の一機関ＷＨＯの分類ＩＣＤを併呑する目的のために急拠つくられたが間に合わなかったものであって、ＤＳＭ５は、このため、アメリカ人研究者が任務勢力（タスク・フォース）の一員たるべく大勢手を挙げて参加し、ＩＣＤ併呑による世界の精神病分類という一元化をめざしていることを公言している。

医療人類学者としてのエランベルジェはアメリカ文化には一元化を求める傾向が強いことを挙げ、その象徴として貨幣の刻印 E PLURIBUS UNUM（複数を一に）を挙げているが、その勢いの赴くところ、科学雑誌の重みづけを始め、学者の引用指数から世界企業、銀行、国家の番付けが世界を蔽っていて、世界の政府はこの番付け表に一喜一憂している。聞くところによると、アメリカのある社会学者が学者社会の研究のために学者の重み付けを行いはじめ、途中でこれはお金になると気付いたのが始めであるという。私はその真偽を知らず、面白おかしくできたハナシであるかもしれないが、そうであっても、アメリカがザ・ベスト・イン・ザ・ワールドを誇り出したのは（共に不景気の）一九三〇年代と冷戦以後であり、今や「番付け帝国主義」は文字通り地球を掩いつつある。

わが国も江戸時代は相撲の番付表になぞらえた横綱、大関、関脇等を作製し、明治以後は最初から東洋一を呼号するようになったので対岸の火事ではない。

第一次大戦直後の一九一九年に、ヨーロッパを代表する知性ポール・ヴァレリーが「ヨーロッパはその本来の姿であるアジアの一つの岬に戻るのであろうか」と発言して知識人をふるえ上らせたが、この流儀でいえば日本はアジアの東端を縁どる韓半島を地震と津波から守っているような防壁である。韓半島は地震と津波がない。二〇一一年は、はからずもそのことを端的に証明したのではなかろうか。

そこで私は疾病は分類できるかという大問題はさて置いて、神経症を保存し、これを発達神経症と退行神経症とに二大分し、現実神経症と外傷神経症とをつけ加えることにした。その分類は講義の際に軽やかに行うことができた。一人で世界を向うにがんばっても仕方ないようなものだが、児童精神医学は発達（と退行）の学であるから、いつか誰かがわかってくれるのではないかと思っている。

発達神経症とは、発達にしたがって表面化する能力である。症状に似たところがあっても葛藤があれば強迫神経症を病むが、それ以前で顔面筋などの表出筋が自由を獲得したばかりであればチックである。これはコンラートが「妄想能力」Wahnfähigkeit が出てくるとしている十八歳まで続く。

退行神経症は要するに各種各様の「赤ちゃん返り」である。なお性格障害は〝通年神経症〟としてもよいかも知れない。

なお、思春期は、神経症というより移行状態である。身体はそれまで現在を続け現在に応えるものであったが、これが、さし当り用がなく漠然と未来を予告するように変化することである。この変化をどう生きとおすかが試される。老年期は思秋期ともいうようだがジェンダーのシキイが低くなる状態であって、双方の交流がぎこちなさやわざとらしさがなくなり、自然さを増す時期である。生活臨床のことばを使えば「カネ、イロ、名誉」から自由となる第二の時期であるが、これをどう生きとおすかという課題にどのような答えを出すかということでもある。具体的には『看護のための精神医学』一七四―二三四ページに不十分ながら具体的に記述しておいた。

ここで強調しておく必要がありそうなのは『看護のための精神医学』はあくまでも「看護のための」であって、医士用の精神医学を薄めたものではない。

医士は患者の心理中心の経過にかんして横断的であり、ナースは縦断的である。私が面接を終えて医局（医師の溜り場——ダグアウト。これはアメリカにない日本精神医学のすぐれた場所である。太平洋の向うでは医士は秘書とともにオフィスに閉じこもるそうである）に上がってくるとき、とにかく、ナースは私とは紅茶とケーキをいただきつつ、「さっきの方、ずいぶん、肌につやが出てきましたよ」、「髪の毛を短くされました」（男性がザンギリの青頭になる時は大体わかるが、女性が髪形を変える時はどういう時かわからない）。「や、キミ、髪形変えたね」と、一目でわかったことを口にできる者は私の周囲には残念ながらいない。

九割九分の男性にとって女性の髪は顔の額縁にすぎないのである。しかし、髪を切るのがどうも重大事件であるらしいことだけはわかる。「ご主人と腕を組んで帰られましたよ」「あの子のセンセを見る目、小犬が親犬をみる目そっくりになりましたよ」。すなわち、ナースは縦断的に経過を追っており、医士は横断的に診ている。ナースはそのことの大きな意味を理解していないかもしれない。なお受付も本来専門職であって、来た時と去る時との違いをモニターしてくれている。

私の「寛解過程論」はよみづらく、〝邦訳〟も、みたことはないが、あるそうである（ガセであろう。多分一万ページぐらいになるであろうから）。しかし、私の働いていた青木病院では看護師（今からみれば無資格の看護師が多かった――アメリカの病棟では今や無資格が主流、学士ナースの多くなった日本と逆である）が、あっという間にマスターし、この身体症状が出たら、回復が近いなと語っていた。つまり経過が手にとるように把えられていた。おそらく、「診察は医士、経過はナース」となるであろう。

もちろん、協力には、本人におのれの専門のマステリーと相手の仕事の理解とが前提であり、重なる部分がなければならない。私は調布市の青木病院には心理士の紹介で入った。医師の紹介だと医局長の許可が要るからである。医局長は後から何かぶつくさ言ったが、きき流した。面接者は初代院長のおじょうさんの遠藤美智子先生で、出された条件は（一）週に一回は入院内患者と外来患者面接をすること、（二）週に一回、予約した家族に最小限一家族十五分面接すること、（三）当直医は就寝前回診を行うこと（〝御用聞き〟と通称されたが、眠れそうにない人、便秘の人、身体問題などをチェックする）、（四）医士に差額（当時、一日三〇〇円）減免権があること（事務室に申し出てことわられたことがなかった。医士も家族面接をつうじて家庭の事情がわかっていた）。後には院長と往診マニュアルをつくり（これが一般向き医学辞典の精神医学の一章になった）、それにもとづいて往診を積極的に行い、パトカーを呼ぶことを恥とした。私は七年くらい在籍したと思うが、病院がパトカーを呼んだことはいちどもなかった。一九六二年にこのような病院が存在したことは記しておく価値があると思う。給与が安いといわれていたけれども、かせぐ時期でなく学ぶ時期ではないか。それでも、高沢事務長はえらい人で、医局の「安い」の声が大きくなった時、私を呼んで全帳簿を公開してくれた。むさぼれる時にむさぼらなかったために、病院の建て直しがおくれたのはきのどくであったが、「原始蓄積」をして世論がかしましくなったころに立派な病院を建てるよりはるかに尊敬してしかるべきと私は今も思っている。

ここでは、私は水の中を魚が泳ぐように働いている自分に気づいた。脳波かロールシャッハかいずれかを選んで勉強することになっていて、脳波は遠藤四郎（後の東京都精神医学研究所部長）、ロールシャッハは細木照敏（後の日大教授）で、いずれもすでに名声があがっていた人だが教育は実にていねいだった。遠藤先生は公式のレポートもさることながら、脳波からその人の性格を読みとることが実に細かくて正確だった。臨界期における脳波のパターンの変化は遠藤先生の早すぎる死のために中断したままで、誠実な臨床技師が当っている。それは木村敏先生のシーソー現象に似ているが、女性だけでなく、男性にもあり、また問題の関与が大きかったように記憶する。

細木先生はロールシャッハ・カードの力を一枚一枚教えて下さり、他の私のロールシャッハ研究の種をまいてくださった他に、アートセラピーの手段を私が思いつくたびに「面白い、面白い、何がわかるかね」とサポートして下さり、時には「(患者が)よくなったなあ」と絵をみて感心して下さった。飯田真先生を加えて三人で新宿の安田ビルのティールームでケーススタディを週に二、三日しており、しばしば、話は文学、哲学に脱線したから、ほとんど申し分のない修業時代であり、それに東大分院の(約一名を除き)中心指向性のない先生方(二人とも当時助手)であった。

今も、私が診ていた患者が三名入院しつづけて、もう一人が外来に来ている。三人の患者は私の話で盛り上がっているそうで、何で盛り上がっているのか、想像がつかない。院長(当時は副院長)は本名が典太なのであだな「テンダー」で、たしかにやさしい人であった。ほだされて難しい患者を引き受け、文句が出ると「オレにつけとけ」(自分が主治医になること)であった。

私は「カメ」だったらしい。これはドアを開ける時、音を立てずにカギを開け、ドアの隙間からそうっと首を出して、誰か当らないかを確かめる習性からだそうである。もちろん「カメ」と呼ばれたことはなく、退職の時にそっと漏らしてくれた患者がいたのである。

心理士の仕事であるが、卒論をつくりに来ている学生さんたち(すべて女性)は医師のシュライバー(面接記録記入係)をして心理テストの教育を細木先生に受けた。私の面接の見学はその後の役に立ったろうか。絵画を使っているので、これが仲立ちになったかもしれない。

箱庭を導入した時は、皆大さわぎで木など剪定された枝がそこいらに散らばっているのを使った。私が「キミは近く結婚できるけど、障害が二つあるね」と言って、ある学生を真っ赤にしたが、楽隊を先頭ににぎやかに行進している列があって行進を邪魔されているところが二ケ所あったから誰でもわかったろう。

（未発表　二〇一一年）

統合失調症者における「焦慮」と「余裕」

1 序論

一般に精神医学以外の分野では、病理学者は発病の病理と回復の病理を明確に区別している。そして回復過程に関与する諸因子が新たな病的発展の契機となりうることも、十分考慮に入れられている。

精神医学においても、たとえばヴァルター・シュルテ[10]は、「発病の道と病気からの回復の道は明らかに異なっている」ことを指摘し、神経症[10]や妄想[11]からの離脱について論じている。しかし、一般に発病病理、より正確には「発病論の立場」が前景に出ている印象があって、統合失調症についてもこのことは変わらない[5]。

ここで「発病論の立場」がもっぱら発病過程を対象とし、「回復（寛解）論の立場」がもっぱら寛解過程に属するものである、というのでは全然ない。「発病論の立場」から寛解過程を観察、考察することも十分可能であり、その逆もまた真である。「発病論の立場」とは「正常からの離隔性」によって「疾患」を定義し画定する。この離隔性の「質的側面」が――しばしば容易には具体的合意に達しないけれども――「疾患特異性」であって、この追求と確認が重要である。この立場が基礎を明らかにされれば、（狭義の）診断、分類、鑑別に適合したものとなるが、一般的定式化を指向するため、それに対応して、「正常性」をいわば人工的に立てるという無理を冒さざるを得ない。また、一般に寛解過程を特異的病的事象の消失過程としてみなす消極的把握に傾くであろう。

「寛解論の立場」をもっとも端的に解説するものは、ある病者によってみられた一連の夢の報告(5)であろう。彼は寛解期のかなり初期に「一面の枯野の中でどこかに草の芽がないかと探している」夢を回想する。それから約一年間、彼は反復のない夢の一系列を報告しつづけ、最後にかなりはげしい自律神経症状ののち「泉というか澄んだ清水が湧いていて、それを（自分が）村の各戸に引いている」夢をみるが、その直後、にわかに醒めた人のごとくなった、と周囲の人からの知らせがあった。

「寛解論の立場」は、この夢のごとく「どこかによい芽がないか」と探す立場であり、その芽の「成熟」を関与しつつ見守る立場である。すなわち、再生という多少とも弁証法的な過程とその固有のテンポを関与的・実践的に把握しようとする立場である。この過程は、その把握が治療の弁証法を通して行なわれるために具体的個別論に親近性をもつ。再生するところのものは、「発病論の立場」からすれば当然「非特異的」なものであって、むしろ積極的にもっとも非特異的な事象、非特異的変化を重視する。これは身体病理において回復の病理が体重の増加や体温の平常化、睡眠の健康化、あるいは動員された間葉細胞の活動など、非特異的な因子を重視することと同じである。といって、自然科学的接近ができないようなものではない。それは、著者のすでに記載した寛解過程における諸現象とくに「臨界期」の概念の相当部分が精神生理学的な検証や概念の洗練を見込めることからも明らかである。(5・6)

医学の自然科学的側面の最大の課題の一つが、生体の〝自然〟治癒力の科学的解明にあるとは、大方の合意を得られる主張であろう。そして、統合失調症の「原因」が何であろうと、その治療にあたって治療者がもっとも信頼しうる最大の協力者は病者の身体性である(もっとも、それは薬理学的標的としての物理化学的身体に限らない)。

おそらく、統合失調症過程が解体(破壊)的過程と自然治癒力の活動する過程との複合過程であることをもっとも強く主張したのは初期のサリヴァンであろう。しかし、統合失調症をかりに一つの心身症として眺めるならば、すくなくとも発病時と寛解時の二つの「臨界期」にはさまれた期間は、心的事象がその身体的対偶 das somatische Entgegenkommen を持たないという点で特異な、いわばマイナスの心身症である。病者の陳述する苦悩が、表情表出をはじめとする身体的表出を阻まれているため、「深刻味を欠く」などと早合点される場合もあるが、この身体的対偶の停止は、それ自体が病者の苦悩を深める大きな因子である。ただし、言語による把握や表現が困難であり、そのことも多少は手伝ってであろうが、そもそも覚知性（〝意識 awareness〟）に上りにくく、漠然とした「窮屈さ」、ある「困難」の感覚、あるいは身体像の空無性として描画や粘土細工など主に非言語的手段で表現されるものに留まっているだけである。ある病者はくり返し「（身体が）つまっていやがる！」と語り、記した。

「寛解論の立場」から、統合失調症者の苦痛あるいは苦悩に焦点をあてつづけるならば、予想外に多くの表現が、言語面に限ってさえも、得られるものである。しかし、そのすべてが治療的に実りあるものとは決して言えない。再びサリヴァン[16]のことばをかりれば、統合失調症者の脆い「安全保障感」を掘り崩さずに受容しうるものは必ずしも多くない。たとえば「不安」である。統合失調症者であろうとなかろうと、およそ人は不安と妄想には決して馴れることがない。統合失調症者の不安に対しては、治療における、病者の身体性に次ぐ第二の「協力者」、すなわち治療者の身体性を以てすることが、次善の方法かも知れない。たとえばゲルトルート・シュヴィングの患者のそばにじっといる方法[12]。

2　二つのことば

ここで、筆者の経験によれば、統合失調症者をおとしめず辱しめず、その他要するに病者の安全保障感を掘り崩さずに病者からも語られ、治療者も口にしうる少なくとも二つのことばが存在する。それは「あせり」（焦慮）と「ゆとり」（余裕）[7]である。「ゆとり」には、その欠如態において、すなわち「ゆとりがない」と語られることも含めよう。これらのことばは、発病過程の初期から寛解過程の晩期までを通じて語られうる点においてきわめて他をぬきんでたものである。

これらのことばは初診時にも聞かれて、治療への合意の契機となる。高度の精神運動性興奮を示している病者への語りかけのいとぐちともなりうる。再発の反復に疲れている病者の気持を汲む時の鍵言葉の一つでもある。長く病棟生活を送っている病者への接近のために活用性の高いことばでもある。そして一般に、治療目標の設定を可能にするものである。

大多数の統合失調症者がこれらのことばを正確に捉える。諺テストの際に報告されるような言葉だけの一人遊び現象、たとえば「湯を取るのですか」とか「汗を出すことですか」といった受けとりそこないは一度も経験しなかった。対話がこれらのことばを中心に据えておこなわれる時、病者は例外的な真剣さを示す。たとえば、退院要求をたえまなく行なう病者も、「それはあせりからだろうか、それともゆとりが生まれてきたからだろうか」と問う時、一瞬内省の表情を示すのがむしろ通例である。かなり慢性化した妄想患者でさえ、妄想を語る時の平板な語調ではなく、時には思いがけない自然な抑揚、ゆらぎ、ためらい、はずみなどのある語調に変わる。

慢性破瓜病者や年余の緘黙患者がこれらのことばでみずからを語るのはありえないことのように思われるかも知れない。しかし、ある。一般に冷たい対人距離を固守しつづけて、よもや焦慮感と縁がそもそもあるとは思えない病者に、約八年目にはじめてたずねたところ、彼は、一寸ためらってから沈痛な表情で「自分はあせりの塊であることに甘んじているのです」と答えて私を驚かせた。

精神科医としての最初の数年、私は、これらのことばを全くといってよいほど何気なく病者と交わしていたように思う。たとえば病者が困惑しつつ次のことばを探している時にこれらのことばをそこに補うとぴったりあてはまり、病者は困惑から出て正にこれらを主題として語りはじめる、といった体験を重ねて、いわば臨床の場でこれらのことばの活用性を学び認識したのである。

これらのことばは、病者の意識（覚知性）のほんの一枚の皮膜下にある事態を指すことばであるらしい。病者は、自分が「あせっているかどうか」、「ゆとりがあるかどうか」分らなかったり、答えに時間をとることはあまりない。これは知能や教育程度と関係のないことであった。この抵抗の少なさも意外な一特徴である。治療者にむかって主張する行動の無謀性を衝けば烈しく反論する病者も、その行動が「あせり」によるものであることを認めるのには全然やぶさかでなかった。むろん、治療者が「そんなにあせっては駄目じゃないか」、「あせる人間は駄目なんだ」、「あせると治らないぞ」などとわざわざおとしめ、辱しめ、脅しの意味を含めれば事態は変わるかもしれない（しかし「あせれば治るものも治らないかも知れないね」といえば全然別である）。私の経験では、焦慮の中にあるとみられる病者が「余裕がある」と強弁したことはなかった。

ただ、こういうことはある。いく人かの破瓜病者は「自分はふり返ってみると、生まれた時からゆとりがなかったような気がします」と語っている。しかし、この人たちも、「ゆとり」をその欠如態において認知していることがわかる。それも、痛ましいほどするどく認識しているといってよいであろう。ただある一人の破瓜病者だけが、「先生、ゆとりって何でしょう。私はそれを感じたことがないのです」と言ったが、この問いは感情のこもったもので、私には到底、辞書的解説を求められているとも、それを与えて満足させられるとも思えなかった。私はこの場合、「それが君の中に生まれた時、きっと、ああこれだな、と判るでしょう」と答えたが、他に答え方はなかっただろうと今も思う。

これらのことばは、ただし、治療の場でその流れに即して行なったので、たとえば、アンケートのような形で病者にたずねればどうなるかは予想がつかず、また、そういうアプローチはおのずと別種の事柄に属するように思われる。すくなくとも、病者は、これらのことばをアンケートに盛り込んだりすれば、何かしらおとしめられたように感じるかも知れない。病者が何よりもまず自分が陥って抜け出せず、言動を左右させられているのは「あせり」によるものであり、灼けつくほどに求めて得られないものが「ゆとり」である、とすれば、これらのことばは病者も治療者も、珠玉のごときものとして扱うのが当然だからである（むろん、統合失調症者であろうとなかろうと、「自分には生まれてからゆとりがなかった」という大秘密はアンケートに記さないであろう）。

ところで、この秘密は、治療者に洩らすことによって不思議に不安を起こさない。また、一般に他者に見透されてしまう秘密とは病者は感じていないようである。少なくとも患者から耳にしたことがない。しかし、治療者は、これらのことばを常套句として磨耗させてしまわないように留意する必要があるだろう。重大な秘密というか、自己についての内実をたずねる、という、ためらいを交えた慎みを以て問うことが望ましいであろう。そして普段は間接的方法、たとえば朝食の味を問い、季節感をたずねることによって病者の「余裕」を測り、「待てない」点をみることによって「焦慮」をみる方がよいであろう。

ここで考え合わされるのは、諺テストにおいて周知のさまざまな誤答を行なう病者も、面接の場面で、病者の話す内容を要約したり、それに返答するためにその場で治療者が「たとえ話」をつくりだして使う時、受け取りそこなうことはむしろ稀であるという経験である（もっとも、「溺れる者は藁をもつかむ」という諺などは、テストにおいても、切実感を以て答えられることが多いのが私の経験である）。

3 「焦慮」「余裕」認知の文化社会的背景

病者のいうこれらのことばが何を含意するのかを考察するより前に、これらのことばが従来あまりとりあげられなかった印象があるが、それは何故かを考えてみたい。

あるいは、あまりに周知の常識であって、私がことごとしくとりあげているだけかもしれない。しかし、やはり周知である「不安」については実に多くの考察があるので、ここでとりあげている二つのことばには、「不安」の場合とちがって、西欧語に対応することばが存在しないためかも知れない、と考えてみてもよかろう。「不安」は、わが国ではしばしばその現象形態、とくに身体的現象によって語られるといわれる。もっとも西欧古典語でも元来は身体感覚を表わすことば（胸部狭窄感）であった。あるいは、「あせり」や「ゆとり」の場合はその逆で、欧米ではその個々の現象形態が日常言語意識に上っているのかも知れない。しかし、統合失調症者の多くの場合のように、何にむかって焦っているかがわからない場合は、病者にも治療者にも不便であろう。ちなみに、コンラートの記載する前駆期（trema）[1]を構成する諸事象は、次第につのりゆく「あせり」と、それに対応して失われてゆく「ゆとり」（すなわち、「のりこえ」の可能性としてコンラートの言語意識に上っているもの）として要約できるように思われる（著者はこの時期を焦慮が一応行動によってその都度解消しうる「無理の時期」と、もはや解消しえない「焦慮の時期」とに区別した[6]。

われわれが輸入した西欧精神医学において重視されないためと並んで、われわれの側にも問題があるかも知れない。すなわち、われわれ自体が、「近代化」しつつある社会――より正確には「近代」に強制加入させられつつある社会かもしれない――に生きていることが、一つの盲点であるのかも知れない。私はすでに「あせっている人間」が病者とみなされる社会のありうることを述べた[6]。一般に近代化しつつある社会、とくに多少おくれて近代化しつつある社会は焦慮を病的とみるどころか、いかに巧みに「あせり」あるいは他を「あせらせる」かを重視さえする傾向がある。わが国の医師も、多少とも「あせりつつ」いくつかの関門を越えて医師となった人が多いであろう。われわれは病者の「あせり」について十分眼を開いていないかも知れないことを念頭に置いた方がよいのではあるまいか。すくなくとも、われわれの生きている社会の現状は、たとえば成人への通過儀礼において端的な余裕と落着きがテストされる多くの社会と対照的である。わが国にも、「茶の湯」に代表されるような「余裕の文化」が存在したが、それは急速に生命更新力を失いつつある文化であるようにみえる。

これは必ずしも西欧的近代化のみを契機としないかもしれない。豊臣秀吉によって強制的に小家族化されて以来、江戸時代の初期すでに、商家の家訓にみるごとく、「勉めざれば三代にして滅ぶ」という、家計の小規模性と浮沈の急速性にもとづく家族的危機感が出現し、江戸時代の後半に至って「努力すればとにかくその家、その村だけは一、二代のうちに立て直しが可能である」という認識が次第に一般化して明治に承け継がれた(8)。貨幣経済の滲透を背景に、勤勉と工夫の通俗倫理は江戸時代を通じて「余裕の文化」を掘りくずして行ったとみられる。

さらに精神医学の歴史についてみれば、ことはわが国に限らないであろう。病者に対するいかなる接近法を治療とみなすかという一般的合意の如何を中心とする下位文化を仮に「治療文化」と呼ぶならば、精神病者に関しては、十七世紀に大きな転換がみられる。この時代のカルヴィニスト支配下のオランダにおいて、魔女狩りが他の西欧諸国よりもほぼ一世紀早く終熄し、これに代って精神病者を労働改造する施設が設立されている。これは治療文化の大きな転換(9)であり、われわれもこの治療文化の系譜の下にある。

このようにみれば、治療者も、家族も、そして病者自身さえ、病者の「あせり」については相当程度の文化的制約の下にあるのが当然かも知れない。しばしば、治療者は、病者の「あせり」をつのらせている家族的その他の要因を変化させることが、大きな治療的転回を生むことを経験する。

4 サリヴァンの urgency

統合失調症の臨床という範囲では、私の知る限り、晩年のサリヴァンが、彼が統合失調症の基本状態とみなす「緊張病（catatonia)」において、病者が強い feeling of urgency（「切迫焦燥感」ともいうべきか）を持つと指摘しているのが、「あせり」にほぼ相当するであろう。[16]

ただし、これは極大の「あせり」である。すなわち、「緊張病においては巨大で永遠につづくかという気がする切迫焦燥感が存在する。それは恐怖を伴った切迫焦燥感であり、逃走、それも世界全体からの遁走を促す。……時には何ものかを発見理解したいという切迫焦燥感であり、……時には、ありふれた行動に近いので当人以外の目に留まらず、念入りに問診して、遅れてはじめてそれと知れる。逆にはなはだ劇的な場合もあって、突然「腕がしびれて動かない！」と叫んで机の上から飛び降り、駈けて行って自動車に飛び乗り、危険なハイウェイを時速七〇マイルで一時間も突っ走る。病院の職員が追いついた時はすでに立木に衝突して緘黙昏迷状態に陥っている、ということもある。このように、切迫焦燥感は、その初めの頃は行動に移されがちである。……この切迫焦燥感は一体何についての促迫であろうか。……私にいわせれば、それはどうも安全保障感への希求が汎化・宇宙化したもののように思われる。……当の統合失調症者からは一体何が脅威なのか知るすべがない。統合失調症者の切迫焦燥感は全面的なもので、明晰な思考の対象になりえないのである。思考よりも現実感覚のほうが強烈だ。恐怖の際に出現する、遁走への促しと酷似してはいるが、それにはない「何かをやりたい」という促しが統合失調症者にはある。

遁走したいという気持のほうはまず意識に上らなくて、車で突っ走ったさきほどの場合でも「どこかへ着いたら何かをやってのけたい」という気持だったろうと思う。……統合失調症者が感じている、漠然とはしているが自分を駆り立ててやまない切迫焦燥感は、結局「何かをしなければ」、「何かを考えなければ」、「しおおせなければ」、に帰着する。この切迫焦燥感に（正面から――訳者補）対処できないのは、普通人の持つ持続の感覚を（正面から）とりあげにくいのと同断である。……しかし緊張病の人には必ず切迫焦燥感があるものと考えてかかるべきである。……仮定の上の話だが、もし、非常に知能の高い統合失調症者を集めて「このあせり（切迫焦燥感）は何にむかってのあせりだろう」とたずねてみるならば、二、三人中一人は「人間である状態に戻りたいとこれでも少しは思っているのです。それは否応なしにぜひともやらなければならないことではないでしょうか」と語るだろう。要するに、この切迫焦燥感は……世界を平和なままにとどめておきたい……ということである」[16]。さらに彼は、緊張病性興奮のみならず昏迷をも切迫焦燥感に満ちたものとして描き出している[16]。

このサリヴァンの叙述は、統合失調症者の焦慮感が局地的・個別的なものにとどまらず、容易に汎化し、対象を知らぬ焦慮となり、同時に超限的な強度に達すること、しかしまた、統合失調症者の焦慮は一般にカフカの小説『城』の主人公の焦慮のごとく究極はこの世界に平和に定着したいのであって、決して、すぐれて恐怖をうたった詩人ボードレールの叫びのごとく"Anywhere out of the world!"（世界の外ならどこでもいい）でないことをよく示していると思う。

しかし、おそらくurgencyなる語の意味の幅の狭さのためであろうか、サリヴァンは、「あせり」が超限的な緊迫性を帯びる急性緊張病状態のみに焦点をあてているけれども、「あせり」は、すでに記述した[5・6・7]とおり決してそこに限られるものではない。発病過程のそもそもの始まりから存在して、次第にその強さを増しつつ急性統合失調症状態に至るが、寛解過程においても（筆者のいう「臨界期」を経てのちは、たしかに焦慮の強度はにわかに減ずるけれども）余裕感と焦慮感の独特の弁証法的関係が認められるのであって、この理解が統合失調症の寛解過程を理解する一つの軸であるといってもよいほどである。慢性化された病者にあっては、この独特の弁証法こそなけれ、さまざまな形の「焦慮」と「余裕」への渇望が存在しうることはすでにみた。

5　他種の病者と「あせり」

一般に病人は焦るものではないか、いわゆる身体病者でもそのことは変わらない、という一種の反論がありうると思う。

統合失調症者の「あせり」が非常に特殊なものでなく、われわれが比較的支障なく汲み取りうることが、疾病特異的であるかどうかよりもむしろ重要なのであるが、しかし、ここで他種の病者との対比は、統合失調症者の「あせり」を理解する上で有益であるかもしれない。

ここでまず念頭に浮ぶのは、うつ病者、あるいは躁うつ病者の「あせり」である。しかし、それは一般に世俗的なものの限界線内で動き、具体的な到達可能なものへの「あせり」であり、この世の階層秩序的価値観の堅固な枠組に守られている。しかも、統合失調症者の「あせり」とは対照的に、事後的な「あせり」、「とりかえしがつかない[4]」という「くやみ[2]」の感情と表裏一体をなした、「何とかしてとりかえしをつけよう」とする「あせり」であることが多いであろう。ここに躁うつ病者、うつ病者の「あせり」の持久性と解消困難性がある。彼らにとっては「あせり」の対語は「ゆとり」でなく自責の念を伴った「あきらめ」であるようにみえる。「ゆとり」は家族などに対して物質的余裕を与える意味に解されがちである。一病者の表現によれば「自分の値打は相場のごとくたえず上下して」おり、「ひなたぼっこをしている時には自分の価値は零」である。一部の病者は持続的な焦慮感からの脱出を希求するが、それは「ゆとり」よりも「さとり」――すくなくとも彼らが「さとり」と感じるもの――を「あせりつつ求める」という逆説的事態に陥って苦しみつづける。「余裕」は、統合失調症者の多くが強く希求するのに対して、躁うつ病者には両義的感情を以て迎えられ、もし、治療者がこれを治療目的として設定するならば、病者はいく分自分がおとしめられ、低く見られているように感じやすく、暫定的合意として不承不承に受け容れるのが関の山である。むしろ彼らは、自分が必要とされている状況やその時点までの「ぎりぎりの」期限を持ち出して治療者をあせらせることのほうが多いかも知れない。

このように治療者をあせらせる点では、神経症者の方がさらに手の込んだ操作をすることが多いといえよう。しかし、一般に神経症者に関しては「余裕」と「焦慮」の線上で考えるのは単純に過ぎて、あまりみのりの多いことではなさそうである。彼らもあせるが、「ゆとり」を珠玉のごときものとして希求しないところは統合失調症者とはっきり違う点である。彼らはさし当り生きてゆくだけの「ゆとり」は持ち合わせていると感じているようである。強迫症者は例外のようにみえるが、彼らがあせって求めるのは、覚知性を痙攣的に高めることによって不確実性を追放することである。サリヴァンの定式を使えば安全保障感の希求という点で統合失調症者と共通であろうが、むき出しの feeling of urgency ではない。つまり、「遅すぎる」、より正確には「予め too late である」「いくら先手を打ってもそれはやはり手遅れである」という超限的切迫感はない。あれば、統合失調症にむかう失調を起こしつつあるとみるべきだろう。

むしろ多くの慢性身体病者とくに結核病者のほうがはげしく露わにあせる。カフカの小説は結核病者の心理としてもかなり読み込めるものである。快癒にも遠く死にもさし当り遠く、積極的努力よりも無期限待機が求められるのが慢性病者である。この点で慢性統合失調症者との共通性がある。しかし、おそらくそれは表面的であって、慢性統合失調症者は、単に身体的基盤が掘りくずされているだけとは感じていず、それ以上の深淵を感じているのは確かだと私は思う。

6 「焦慮」と「余裕」の波及

さきに躁うつ病者が治療者をあせらせるように仕向ける場合を述べたが、それは一般に外的事情を掲げてのことであり、治療者を「とりかえしをつける」協力者の位置に追いこもうとする動きである。

しかし、すくなくとも一部の統合失調症者の焦慮感、とくに発病過程にある病者の焦慮感ははるかに直接的な波及力、伝染力を持っていて、その結果、統合失調症者に比肩する超限的な焦慮感を持つ人間は、統合失調症者以外には、その家族とその治療者ということになりかねない。サールズは、統合失調症者と家族あるいは治療者との間に相手を〝クレージー〟にしようとする相互作用の存在を指摘し、その際のアプローチをおよそ七種挙げているが[13]、それらの多少ともソフィスティケートされたアプローチに加えて、端的な焦慮感を挙げる必要があるのではなかろうか。とくに〝良心的〟な医師、〝気づかう〟親が巻き込まれやすい。

むろん、これは相互作用である。筆者はとくに知的な青年患者が治療者の中に潜む幻想をあばき出す力を持つことについてすでに述べた(6・7)。境界例といわれる病者の場合、治療者が治療者の座をおりてまでわがことのように焦るのは、およそ周知であろう。境界例は治療者を超限的で不毛なあせりに陥れる達人と定義できるかも知れない。いや、少し意地わるく考えれば、治療者は自分の力で、いわば「飛んで火に入る夏の虫」のように、あせりに巻き込まれるのかも知れない。治療者が「わがことのようにあせる」のは逆転移なるもののもっとも単純明快な標徴であるといってよい。思春期患者はこの点で境界例に近い。いや暦年齢が思春期に相当しても「思春期患者」という意識の下に治療者が取り組まない例が少なくない。数でいえば、そちらのほうが多いだろう。つまり、治療者における「思春期性」の意識は、治療者・患者関係についてすでに何ごとかを物語っているものとさえいうことができる。

しかし、他方、緘黙状態にある病者の傍らに半時間しずかに座りつづける場合、名状しがたい焦慮感が治療者に浮び上っていたたまれなくなることも、多くの人の経験的事実ではなかろうか。この焦慮感は、境界例のそれと対照的である。境界例の焦慮感はそれ自体唐突に変動して止まず人を金縛りにし、ふりまわす。変動自体が、呼吸する風が大樹をも揺さぶりついには倒すように人を参らせる。しかも、人を惹きつけてやまない。破瓜型の焦慮感はそれと全く異なり、透明で不動であり、真夏の正午の日光のごとき重圧感が次第に加わってくる。われわれは何かの用事を思いつき、それを口実にしてその場を立ち去りたくなる。破瓜型の人が次第に孤立してゆく機微のうちにこのことがあるであろう。破瓜型には時に一部の人を魅了するほどのものがあるが、それはボードレールの詩句をかりれば「石の夢のごとく美わし」きものであって、境界例の変幻する呪縛力とは大きく異なっている。魅了される治療者の型も明らかに対照的だと思う。

また、こういう場合もある。ある知恵おくれの子の母親がいた。医師たちは、彼女の落着きを讃嘆し、永遠の母子関係がいわば約束されているからだろうかと、多くの統合失調症者の母親たちと内心で対比させつつ語り合っていた。しかし、その子が思春期に達し、ある状況の下で急性緊張病状態に陥った時、母親はほとんど数日のうちにいわゆる「統合失調症者の母親」らしく混乱と焦慮の塊りに変貌してしまい、あの落着きと余裕は痕跡もなくなったのである。これは強烈な記憶となって私に残っているきわめて衝撃的な事態であった。

サリヴァンは母子間を不安が感情移入的に伝染すると指摘しているが、[15]統合失調症者とそれを取り巻く人たちとの間に起こる「あせり」の伝染力と相互拘束力の強さはおそらくそれと等しいであろう。時には治療者が「君と話していると私もあせってしまいそうだ。君があせるのは無理ないとしても、医者まであせっちゃおしまいだからね」と語って面接を中断するほうがよいことさえある。ここで「医者まで……」以下のことばは、ある軽みとユーモアを交えて語ることがよいだろう。そうでないと、病者は自分の攻撃性で医者を破壊したと思いかねないし、これは病者の側に治療上好ましくない悪循環の源となる。

幸いなことに、寛解過程において生まれてきた病者の余裕感も伝染力があり、面接している治療者はもちろん、家族など周囲の人々の緊張をおのずと解く力がある。病者の側に余裕感が兆しはじめた時は治療上非常に重要な時期であって、これからなお長い治療の道のりを通ってゆかなければならず、とくに、挿間的に噴き上げてくる病者の「あせり」や、基底音のようにいつも存在する家族の焦慮に対処してゆかなければならない。この時にあたって治療者が余裕感を持ちつづけ、病者をある微妙な距離を置いたいたわりの気持で注意を向けつづけることが重要である。病者は、たとえ人が幻の仕事といおうとも、実際〝大仕事〟をした後のような気持でいる。徒労感もあり困惑感もあるのが通常である。もっとも多くの患者の意識するところでは、大仕事はむしろ急性精神病状態に先立つ発病過程の期間のほうである。「あれだけ無理をし焦ったのだから病気になっても仕方ありませんね」という表現をよく聞く。

治療者の余裕感も、むろん伝染力があり、治療的な重要性がある。治療者がいかに献身的であっても焦慮に身を任せるならば、治療は実を結びにくいだろう。治療者の焦慮は一般に有害であって、悪性の逆転移状態に陥っているか、あるいは患者を手段として自己の何らかの無意識的欲求を満足させようとしているのではないかどうかを、みずからに問うてみる必要がある事態だろう。

逆に、寛解過程や慢性状態の焦慮は、治療者に見えない一つの盲点となりうる。この時期のあせりは、表出されにくく、たとえされても現実吟味力が低かったり、また社会復帰への意欲と誤解されやすい。しかし、後者の場合、しばらく様子をみれば、社会復帰への提案の方向がバラバラだったり、段階の順序にそういうはずはないというところがあったり、一つの段階に手を着けるか着けないうちに次の段階を急ぐことなどからそれと知れるものである。この段階で治療者が患者の「意欲」を加速する方向に走れば、それがことばによってであろうと、社会復帰への直線コースを引くことであろうと、あるいは端的に薬物によってであろうと、やがて、両者は急性病棟で再会する確率が高いであろう。

7　焦慮と余裕の角逐

もし、焦慮が去れば余裕が交代して出現する、というならば、これは大変有難いことである。しかし、実際はそうではない。

寛解過程においては、ようやく生まれたまだひよわな余裕感を患者は性急に使いつくしてしまおうとしがちである。ある場合にはあまりに長い焦慮感の後に生まれた余裕感の一種の過大評価、おそらく「フワリとした誇大感」と表裏一体をなす過大評価である。ある場合には、治療に対する抵抗として出現するようにみえる。病者が余裕感を非常に貴重なものと感じつつ、しかも、それをいかに些細な事柄に使い果すかは、多くの臨床家のよく知るところであろう。私は、「ゆとりが生まれたらすぐ使いたくなるものである」ことを予め告げておくことが必要であると思っている。長らく渇望しつつ入手できなかったものはあわてて使ってみたくなっても不思議でないであろう。（ある病者の表現をかりれば）「あせりを自覚する程のゆとり」が生まれてから、（これは私の表現だが）「ゆとりを手許においておける程のゆとり」に至るまでの道程はいかに長いことであろう。一般に寛解過程は、「あせり」と「ゆとり」がかなり弁証法的な関係を示しつつ、次第に奥行きの深い「ゆとり」となってゆく過程である。

停滞の可能性をもつ非常に重要な時期の一つは、寛解期のごく初期の焦慮が一応鎮まったが余裕がいまだ自覚されない空白期間にあるように思われる。この時期の自己身体像は一般にきわめて菲薄であり、また変転しやすい。この時期をいかに通過するかは治療上重大な問題である。精神科病棟においてこの時期に適した場をどのようにしつらえればよいかは、私には未解決である。私には、周囲の人の協力が得られ、かつその人を得ている場合に親戚・知人宅でこの時期を無事に通過させた経験が何回かあるが、何が有効な要因かはまだいうことができない。

この空白期間がもしかなり長期にわたる時には、どういうことが起こりうるであろうか。人間的外界を矮小化することによって「余裕の不幸な等価物」を創出することが、起こりうる一つの事態である。それは切実さを伴わない誇大妄想でもありうるが、破瓜型の場合には、より正確な意味での周囲の矮小化であろう。

エーレンツヴァイク[3]の伝える分裂病画家の描画はこの余裕等価物を端的に物語るものである。「……私はありありと現れている病の影を見落してしまった。大きな画面には、幾何学的なガラスの破片のようなかたちが激しい色彩で描かれていた。その破れた面の上にはいく人かの人間が蟻のように小さく描き込まれていて、絵をすごく巨大に見せていた。わたしは試みに、その絵は巨大な壁画を諷刺しているように見えること、黙示的な感じがすることを述べた。画家は同意しなかった。しばらく話しているうちに、わたしはとつぜんまったく違う感じの写実的な画が壁にたてかけてあることに気がついた。それには、顔をしかめ、からだをひどくねじった人物が何人か描かれていた。わたしがその絵についてかれに尋ねると、「ああ、これはただの下絵ですよ」となに気なく答えるのだった。」（邦訳より引用）

しかし、多くの病者が多年にわたる統合失調症という事態の中で、余裕と焦慮ということばを生き生きとした具体的な感覚性を以て保持しつづけていることは、少なくともわれわれに希望を与える一つの快い驚きである。

8　若干の考察

わが国の日常のことばとして、「あせり」、「ゆとり」はほとんど自明であるが、この自明性はかえってその意味内包を十分明らかにすることを妨げかねない。

私は石川義博氏から、症例を挙げるならば、さらに論旨が明確となるだろう、というすすめを受けた。しかし、その作業を試みるうちに、意外にむずかしいことが判った。すなわち、一つの単純なエピソードとして受け取られるような短い物語はいくらでもあるが、そういう提出はむしろ誤解を生むであろう。長い経過のうねりを示さなければならないということである。「あせり」の自覚、あるいは「ゆとりの欠如」の自覚を、もっとも初歩的な洞察と単純に考えるのは、誤りでないにしても、狭きにすぎる把握である。これらは治療の「基底音」を構成するもので、いつも前景を占めるということは、あっても例外である。たしかに、一つの劇的な洞察となりうる場合もある。たとえば、「(ある重要な対人場面で)相手の気持を思いやるゆとりがなかった」という場合。しかし、一般には、このような精神的視野、あるいは「のりこえの可能性」の尺度でもありうるが、また同時にほとんど端的な全身感覚をも含意する。より正確には「共通感覚」といおうか。しばしばそれは洞察が起こりうる前提であり、安心して洞察を受容する、洞察の容器である。〝病識〟は、「自分がかつてクレージーであったことを受け容れうるほどの余裕感」に支えられなければ、しばしば不毛どころか破壊的でありうる。

安永は、その「ファントム理論」(17・18)において、「心的距離を保つ基本」としてファントム機能を仮定している。統合失調症においてはファントム機能の急激な衰弱が起こり、しかも主体はそれを知覚しえないので、対象の異様な距離的二重像、距離的複視像や自我二重化体験を与えることになる。

ここで「焦点を合わせ」ようとしつづける限り、はげしい焦慮感が生じるであろう。この複視感は「そのままにしておける」性質のものではないのに、どうしても「焦点が合わない」からである。それは安永がその説明原理として適用した、比較的輪郭の明瞭な統合失調症の諸症状として現われるだけでなく、より一般的、非特異的な共通感覚を生むであろう。また、ファントム破綻に先立つ時期においては、「ファントム肢」が過大に伸長してなお至適距離を探りあてえないという事態がありうると思うが、このような事態の生む共通感覚は、もしあるとすれば正に発病過程における熾烈きわまる焦慮感ではあるまいか。逆に「余裕感」はファントム機能の再生の徴候でありうるかもしれない。

これは全く試論的なものであるが、統合失調症者における焦慮と余裕の少なくとも一部は、ファントム機能のいわば「積分値」が共通感覚として意識される可能性を予想させるものである。それを間接的に支持するものは、統合失調症者の焦慮の無名性ということ、焦慮感、余裕感が統合失調症の全過程を通じて常に問題となること、逆に有効な指標として治療者にも病者にも用いられうること、そして一般にあまりにも抵抗なく且つ直ちに誤たず意識しうること、等である。すなわち抑圧をはじめとする「防衛機制」のことばで理解される枠の外にあるであろう。われわれのみた焦慮感と余裕感の弁証法は、この機能の再生が力動的柔軟性を——生の機能の再生が一般にそうであるごとく——持つ可能性を示唆する。

しかし、病者が「生まれてから余裕がなかった」という場合は、むしろエリクソンのいう「基本的信頼」に関するものであろう。

臨床家としては、病者にとって重要なこれらの鍵言葉を、あるいはそのままにしておくべきかもしれない（荘子にいう「渾沌」は竅《あな》を穿たれすぎると死ぬ）。実際、私もこの論文を書いて以後は、これらのことばを以前ほど自然に使えなくなりそうである。この論文の執筆をためらわせたのはこれである。(補注)最後に述べておくべきことは、これらの共通感覚が、統合失調症者のもつ一般に高い感覚性に支えられて、きわめて微妙に洗練されたものとなりうることであり、その覚知性を保持しつづけることによって、寛解のテンポと共人間的世界への復帰とは歩調が揃うようになり、また再発への可能性を遠ざけることができる。さらに、職業など人生の重大な選択にあたっては、事情のゆるすかぎり、十分な余裕の再生を待つことによって、病者自身に多くを委ねることが可能となる。人はあるいはいうかもしれない、社会の現状はそのような悠長さを許さないだろう、と。しかし、朝永振一郎のいうごとく「いかに緊急であっても、木のレールを敷いて汽車を走らすことはできない」。余裕感の到来に先立って社会復帰のコースを焦らせるならば、時には、治療者は無際限に具体的指示を発しつづけねばならない事態となるのではなかろうか。

スキゾ気質者や統合失調症を経過した人の味わいうる生の喜びの一つは「余裕感の中で憩う」ことであって、その味わいの深さは、あるいは他の気質の人の知りえない種類のものであるかも知れない。私は患者に治療目標の設定を、「あなたが何かをしてもよいが何かをしなければならないとは感じないだけのゆとりをもてるところ、何かになってもよいがならなくてもよいだけのゆとりのあるところまでお互いに努力するということと思うがいかがでしょうか」という意味を話して行なう。「それからはあなたの自由である」とも。実際それ以上は個人としての患者の人生への過度の介入であり、それは患者に一つの脅威あるいは陥穽と感じられうると私は思う。

（「精神神経学雑誌」七八巻一号　日本精神神経学会　一九七六年）

謝辞

土居健郎、木村敏、安永浩、大橋一恵、山中康裕、高頭忠明、星野弘をはじめとする諸氏との討論に啓発されたことを記して感謝します。

文献（初出当時のままとする）

（1）Conrad, K.: *Die beginnende Schizophrenie*, G. Thieme, Stuttgart, 1958. 邦訳『精神分裂病——その発動過程』（吉永五郎訳）医学書院、一九七三年。

（2）土居健郎『甘えの構造』弘文堂、一九七一年。
（3）Ehrenzweig, A.: *The Hidden Order of Art, ——a Study in the Psychology of Artistic Imagination*, 1967. 邦訳『芸術の隠された秩序』（岩井・中野・高見訳）同文書院、一九七四年。
（4）木村敏「うつ病と罪責体験」、「精神医学」一〇巻、三七五―三八〇頁、一九六八年。
（5）中井久夫「精神分裂病状態からの寛解過程――描画を併用せる精神療法をとおしてみた縦断的観察」、宮本忠雄編『分裂病の精神病理2』一五七―二一七頁、東京大学出版会、一九七四年。
（6）中井久夫「分裂病の発病過程とその転導」、木村敏編『分裂病の精神病理3』一―六〇頁、東京大学出版会、一九七四年。
（7）中井久夫「分裂病者への精神療法的接近」、「臨床精神医学」三巻、一〇二五―一〇三四頁、一九七四年。
（8）中井久夫「執着性格問題の歴史的背景」、笠原嘉編『うつ病の精神病理』弘文堂、一九七五年。
（9）中井久夫「西欧精神医学背景史」、『現代精神医学大系I―A』中山書店、一九七九年（当時未刊）。
（10）Schulte, W.: *Studien zur heutigen Psychotherapie*. Quelle und Meyer, Heidelberg, 1964. 邦訳『精神療法研究』（飯田真・中井久夫訳）医学書院、一九六九年。

(11) Schulte, W.: Auswirkungen des Wahns auf die Umwelt——Rückzug aus dem Wahn, in hrg. von W. Schulte und R. Tölle: *Wahn*, G. Thieme, Stuttgart, 1972.
(12) Schwing, G.: *Ein Weg zur Seele des Geisteskranken*, Rascher Verlag, Zürich, 1940. 邦訳『精神病者の魂への道』(小川信男・船渡川佐知子訳) みすず書房、一九六六年。
(13) Searles, H. F.: The effort to drive the other person crazy——an event in the aetiology and psychotherapy of schizophrenia, Brit. J. Med. *Psychol.* 32; 1-18, 1959.
(14) Sullivan, H. S.: *Schizophrenia as a Human Process*, Norton, New York, 1962.
(15) Sullivan, H. S.: *Conceptions of Modern Psychiatry*, The William Alanson White Psychiatric Foundation, 1940, 1953.
(16) Sullivan, H. S.: *Clinical Studies in Psychiatry*. Norton, New York, 1956.
(17) 安永浩「分裂病の基本障害について」、「精神神経学雑誌」六二巻、一―三〇頁、一九六〇年。
(18) 安永浩「分裂病症状機構に関する一仮説(その三)――慢性様態のファントム論」、木村敏編『分裂病の精神病理3』六二―九五頁、東京大学出版会、一九七四年。

＊原論文は熾烈な討論が予想される学会に提出される予定であった(学会自体が流会したけれども)。

II

精神病水準の患者治療の際にこうむること——ありうる反作用とその馴致

1　反作用

1　精神病水準の転移・逆転移

治療における作用・反作用については、古典的に、それは「転移」と「逆転移」であるという答えがかえってくるであろう。それについてはすでに十分論じつくされているではないかとさえいわれるであろう。

しかし、ここで指摘しておかねばならぬことは、精神病水準の転移・逆転移がこれまた精神病水準でありうるということである。この事実を冷静に考えるならば、必ずしも従来の転移・逆転移論ではすまないものがあると思う。

ここで、転移とは「過去の対人関係、特に重要人物との対人関係を、当時認知した様式を多少とも残しながら、現在の対人関係の上に重ねて認知し、実感し、そしてその認知と実感とにみちびかれた行動様式と行動内容とが現在の対人関係としての行動様式と行動内容とに多少とも重なり合い、それにともなう歪曲と混乱とが生じるという事態である」と定義しておく。必ずしも治療関係においてでなくてはならないわけではなくて、配偶者との間に母子転移が、職場のボス、いや職場事業体自体との間に父子転移関係が生じることは日常観察されることだが、ここでは治療場面で起こるものを主として、これを狭義の「転移」とする。主体と転移対象との間に「同一視」「投射」の防衛機制をはじめ、種々の防衛機制が働きあうのが、神経症水準の防衛機制であると定義しておく。神経症の転移論は、それに焦点をあてて考察して八割は可である。

しかし、精神病者との治療関係における転移となるとそれだけでは終わらないと私は考える。まず、精神病者との転移関係が「逆転移精神病（countertransference psychosis）を惹起しうることを私は指摘したい。これを感受した治療者はもとより多い。フロイトが「精神病者には転移が生じない」といった時、彼は技法的に精神病水準の転移を予防するようなセッティングに立脚していた。あるいはフロイトの治療者特性が、精神病水準の転移を抑止するような型のものであった可能性もある。

サリヴァンは、転移の用語をもちいず「パラタクシス的歪曲」の語をあてた。おそらく、彼は、観察から関与へ関与から観察へと目まぐるしく往復しながら、彼のいう、辺縁的なものを警戒意識的にするどく感受する「アンテナ感覚」（alertness）でもって、患者の変転する対人的パフォーマンスのうちに、多数の相互に不整合で統合しえない人格断片を認知していたようである。彼の方法が、精神病水準の逆転移の有害な作用に対する防護になっている点については後に述べる。

この点について最も大胆であったのがサールズ（Searles, H. F.）なのは周知のごとくであって、彼によれば、一時は治療者がクレージーにならなければ患者（症例をみれば主として妄想の顕在度の高い患者のようである）は治癒しないとまでいっている。サールズが、一部同僚からややエキセントリックな治療者とみなされているらしいことを書評を読んで感じたことがあったが、彼自身、四十代の半ばで統合失調症の入院患者に対する積極的精神療法をやめ、開業して外来統合失調症者を主とするようになったのについては、彼自身の疲労も多少は手伝っているのではあるまいか。彼は数度自殺を考えたとまでいっているようである。

そういえば、サリヴァンも三十八歳以後は直接入院統合失調症者の主治医になってはいない。私も、四十六歳以後は外来統合失調症者に限っている。サールズにいちばん近い治療者は、私見では、イタリア生まれのスイスの精神科医ガエターノ・ベネデッティ（Gaetano Benedetti）である。彼の治療はサールズよりも健康破壊的ではないようであるが、脳腫瘍を経過し、大学教授になり、高齢に近づきつつある彼の現状はどうであろう。

それでは、神経症水準の逆転移現象と精神病水準の逆転移現象との間にはどういう差異があるのであろうか。私によれば精神病水準の逆転移現象とは次の各点である。
(一) プリミティヴな防衛機制が治療者の中から引き出されること。
(二) 精神病的対人関係の包括的「感染」。
(三) 意識水準にいわゆる「超覚醒」にむけての変化が生じること。
(四) 辺縁的な意味、予感、徴候に敏感になること。
(五) コミュニケーションの水準のいずれにおいても進退きわまってしまったり、水準の突然の変化に追随できないために、一種の「ホワイト・アウト」(〝頭の中がまっ白〟) 現象が生じること。
(六) 身体的違和あるいはねじれが生じること。
(七) 家族その他周囲との関係の歪曲が生じること。
である。まだまだあるであろうが、さしあたり直接の効果として私の体験した代表的なものを以上にまとめる。狭義の転移・逆転移がこの舞台装置の上で演じられるので「精神病的転移・逆転移」となってしまうのだというのが、私の考えである。逆にいえば、以上の点に注意し、必要な対処を行うことをおこたらなければ、精神病水準の患者と比較的安全にほぼ安定した治療関係を結ぶことができるのではないか、というのが私の考えである。

2 原始的機制の表面化

これは最も頻繁に起こる。力動精神医学から距離を大きく取っている治療者によくみられるのはいささか皮肉なことであるが、むろん力動精神科医も教育分析くらいではこれの免疫にならない。免疫になったと思うことが新しい危険であるといえるくらいである。行動化や投影的同一視などが表面化する。これが日常の対人関係に反映する。突然の怒りを患者に向けている医師は、精神科以外の医師にむしろ多いくらいだが、あれは、精神病水準でないにしても、臨死患者をはじめ、身体病患者という、精神健康に変化を来している人々に日常接することからくる面が多いであろう。

3 〝感染〟

私の知る限り、これをある形で指摘したのはリュムケであって、プレコックス感を論じた短い論文で、病気によって違う医師・患者関係の特性を意識しなければ、精神病を診る医師は精神病的、神経症を診る医師は神経症的、人格異常を診る医師は人格異常的となるなど、二人精神病、二人神経症等々になりはてるのがオチであるという意味のことをいっている。この一節は土居健郎『方法としての面接』にも引かれているところで、土居が精神療法家の精神健康に及ぼす反作用と、そのまた患者へのはねかえりとに留意するようすすめていることは明らかであり、彼は現在の精神科医は「リスター以前」すなわち消毒法をしらないで患者に接していた時代にあるようなものだという意味のことをいっている(私信)。リュムケの一時喧伝された「プレコックス感」に関する論文の主旨の少なくともひとつはそこにあった。

ここで「感染」と私がいうのは、急性の妄想反応などではなく、むしろ慢性に成立する「〝ある型の病気の治療者〟らしさ」である。これは「三井マン」、「三菱マン」というふうに、わが国のような会社との同一視が起こりやすいところでは特によくいわれるが、世界のどこでも成立しているであろう、日々の職業的営みによる永年変化である。徐々にくるものには抵抗しがたい。

4　意識水準の変化

これまでの二つは、焦点をあまくした治療においても成立する、避けがたくはあるがありふれたものである。これに対して、以下は、特に積極的なあるいは積極的でなくとも深い関与において生じ、時に深刻な精神健康あるいは身体健康上の問題を惹起する。それは、患者の語ることに傾聴し、そしてその目的を果たすために、患者の言葉の内容を単に受け取るというだけでなく、患者の語る音程・音調・抑揚に合わせ、患者の表情に、姿勢に合わせる——要するにバリントのいう「波長合わせ」(tuning-in)を行うことによって生じるものである。神田橋條治氏のいう「相手の身になる技法」も具体的にはこれであろう。「波長合わせ」の一部として意識水準を合わせるということが起こる。超覚醒の患者に対しては、われわれの意識の水準も超覚醒に向かう。急性精神病状態、その前段階、境界例患者、強迫症患者、神経性食思不振症患者などにおいては、少なくとも経過の一時期、超覚醒に傾く時期がある。一方、治療者の中にも超覚醒を起こしやすい人とそうでない人とがあるようだ。ある程度超覚醒を起こしやすい人が、統合失調症親近的精神病者の治療適性があると認められやすいということもあり、自分でもそう思うことが多い。「波長合わせ」がしやすいので、そう思うのも無理ないのである。

特に疲労時あるいは長時間の面接さらに特殊な場合として長時間「つるしあげ」を受ける場合に起こりやすい。その結果、些細な音をはじめ、感覚印象が耐えがたいほど強烈にかつ直接的に聞こえる。直接といったが、たとえば患者の声は耳を介さないで直接脳に響くように感じられる。それも、やわらかい脳をブリキの薄板でくり返しくり返し切りきざまれるような非常な苦痛を感じるようにまでなる。外界はとるにたらない、多くの可能性の中の些細な一逆説と化し、おのれが暗い広大な宇宙に独り宙吊りになっているように感じ、多くの日常的なことが注意にのぼらなくなる。生死がふだんよりもはるかにどうでもよいものに思われてくる。relevance（ものごとの重要性）の順位——階層秩序——がかなり根本的に変化する。その結果、極端なこともすらりと口をついて出る。

おそらく、転移が精神病水準に達したという端的な証拠は以上のような状態が実現したことである。サールズのいう、患者とクレージーな世界を共有するという事態も、この意識状態における「同調」抜きには実現させようと思っても実現しないと思われる。

5 辺縁的なものへの敏感性

これは、超覚醒状態にある二つの意識すなわち患者と治療者との間に起こる現象で、そういう超覚醒意識にあるカップルにおいては起こっても当然なものである。患者との超覚醒意識水準における「波長合わせ」が治療的であるのは、こうあってはじめて見えてくるものがあるからであろう。サールズのいうような患者との間のクレージーな問答も、これなくして展開することは不可能である。徴候的なものへの敏感性は、多くのあやうさを代価として創造的・発見的にさせてくれるという報酬があるから、患者に関する意外な真実を発見することもありうるし、しかも後で考え直しても結論がかわらない場合も決して少なくない。実際、治療の飛躍的進展がみられることもしばしば起こる。サールズはそういう場合を主に意識にとどめたのであろう。このアラートネスには波及効果があって、他の、それほどでない患者についての真実を発見したり、あるいは行きづまりにならないアプローチが長い間見つからなかったのにふいとみつかったりする。効果からいえば私の場合、この波及効果のほうが大きかったくらいである。私の意識水準の全体的な向上の結果であろうが、患者のかくれていた身体病を発見することが何度かあった。

6 コミュニケーション水準のホワイト・アウト——スノウ

これがサールズの特に指摘している点であろう。彼がクレージーになるというのは、こういう意味であろう。「クレージー」と「マッド」の語感の差は正確にはわからないが、用例から見ると、「クレージー」とは混乱、錯乱、逸脱が一次的で動的であり、「マッド」は異常なりに整然とした静的な含みを強く感じる。サールズの指摘する「相手をクレージーにする方法」とは、タイミングをはずして相手の意識しない真実をズバリと指摘するとか、性的に接近しながら政治的な話題を話すとか、その逆とか、頻繁かつ唐突に話題の水準を変更することであって、いずれもダブル・バインドの拡大あるいは変形である。これらはすべて相手の精神的な構えを一瞬あるいは徐々に崩壊させるが、その大きいものは目つぶし効果とでもいうべきものである。患者への「波長合わせ」に慣れていない者はあまり被害をこうむらないであろう。「波長合わせ」に習熟するとともに、サールズ型危機の確率も増大する。「波長」をたえず切りかえなければならず、そしてせっかく切りかえた波長もすぐ新たな波長合わせをしないと雑音で一杯になってしまう。患者の中には——特に境界例であっていわゆる境界例の定義の中におのずとこれが含まれていると思うが——治療者に絶えざる波長合わせのやり直しを強いて治療者に混乱——ホワイト・アウト——

を起こさせる者がいる。この場合、治療者の最大の危険は、自分が自分の意志で行動していると思いこみながら、実際は外界の事態に従属して唯々諾々と一方的にこれに従って行動しているという事態が実現してしまうことである。患者に振りまわされるという事態はこの軽いものである。こういう事態は何も治療者・患者関係だけでなくて、よく知られているのは、航空管制官の場合であり、疲れた時に自分の能力をこえた数の飛行機を誘導する羽目になると、飛行機に発する指示が、飛行機に対する自己の判断にもとづかなくなり、飛行機の動きに左右されてその動きを追認したり、さらには先取りしてそれを実現する方向を話したりする場合である。管制の放棄よりなお悪く、衝突事故を起こす危険が高い。これは「スノウ」と俗称されるが、頭脳が一時、能力の限界を超えたことによる「ホワイト・アウト」である。このような事態を私も数度体験した。

7　身体化

反作用は身体化する。精神病者たとえばうつ病者の肩こりや、統合失調症者の身体緊張の全身分布の不均衡——たとえば顔の上半分は緊張しているのに下半分は弛緩しているとか——はよく知られているが、これが「波長合わせ」をしている治療者にそっくり移ることがある。神田橋氏は、患者の言葉によく傾聴する方法として患者の姿勢を模倣すること、たとえば患者が足の先をみつめているなら自分も足の先をみつめてみる、ということを推奨している。確かにそのとおりであって、ふんぞりかえっていては聞こえない多くのことが聞きとれる。しかし、その副作用もあって、治療者の身体がゆがむ。長年もっぱら有熱性緊張病を診てきた医師の姿勢が異様といってもよいほどにゆがんできたのが誰の目にも明らかなくらいに達した実例があった。私自身、ある患者を診た後で非常な身体の違和を感じ、いてもたってもいられなくなったので、ある老練な指圧師のところへ行ったところ、しきりに首をひねっていたが、今日は不思議な身体のゆがみがありますなあといった。そして普段より多くの時間をかけて指圧してくれたが、指圧師はその後三週間休診した。その次に行ってみると、何だか変な今までにない疲労感をおぼえて初めて休診してしまったと語った。それから数年してその指圧師は急逝したが、子息によると「〝ノイローゼ〟の患者は全身の筋肉のやわらかさがたえず予想を裏切るもので、いわば暗闇で石ころだらけの道を歩くように非常に疲労する」とのことであり、「われわれの職業は短命であるが、一般に患者の身体のゆがみを〝もらって〟しまうからだといわれている」ということであった。そして自分は「父のようにいちいち生命をかけてはできない」とも――。

その他、治療者で心身症の持主は多い。神経症の治療者にチックが多く、精神病の治療者に心身症が多いという印象をもつがまちがいであろうか。神経症を主に治療している人たちの学会や研究会におけるチックの多さに一驚したことがあった。皆さん、いっせいになさるのである。同調性集団チック。一九六〇年代のことであるが、あれは主題や時代や会の雰囲気のせいだろうか？

8　孤独と自閉

有名な集団療法家が留学当時、患者二〇名ほどが同居している家に住んだところ、ある期間たつと、職場の会議で自分をさして非難が集まるような感じがしてきて、「これはいかん」と住居を変えたという実話がある。私も、超覚醒を起こしてしまうような面接の際には、面接直後の対人関係は決して余裕のあるものではありえなかった。直後に自分の家族とあった時は、家族からみて私は今までにみたことのない別人にみえて怖いと言われた。私のほうも、自分の家族の問題が皮相な、いわばぜいたくなもので自分の家族が別世界の住人に感じられて共感できなくなった。これは、一つは、両方の対人関係が大きく相違するのに、双方がともに密接な対人関係であるためにその落差がいやがうえにもはっきり見えてしまったのであろう。もう一つ、対人関係のやりとりの繊細さが消耗してしまうということも一般的なことがあるようだ。かつて児童外来を臨時に受け持っていたころ、水曜日には自分の子どもとの関係がうまくいかないことに気づいた。よく考えると、水曜日が児童外来なのであった。子ども一般に対する感受性と対応性の繊毛がすりきれているのを私は自覚した。この場合、私は児童外来の火を落とさざるをえないところまで追いこまれた。

自分の専攻している病気で命を落とすとは医者仲間のジンクスであるが、それでは統合失調症の治療者はどうなるのであろうか。故・湯浅修一氏とそういう談話をかわしたことがある。氏は、そういえば統合失調症の治療者は晩年よく、つまらないことで長年付き合ってきた人と仲たがいし孤立してさびしく死ぬ人が多いですな、といわれた。氏がどういう人を頭においておられたかは聞かなかったが、サリヴァンの死など「湯浅の定式」に該当するであろう。その後も日本の精神医学業界でもそれらしきものがあちこちで起こっている。

これなどは末期症状であろうが、一般に神経症の治療者が——あえていうと——些細な相違で相争う傾向があるとすれば、精神病の治療者はどうも身をひいて孤立しがちであるようだ。会話の話題が次第に少なくなり、人に会わなくなる傾向がある。話題に困るという傾向は後者を相手とする時のほうが多いというのが私の印象である。実際はある領域については大変な造詣を持っていたり、かくれた趣味の持主であったり、意外な地方に旅行したり、職業とは全く別の交際を持ったりしているが、ごく一部の人にしか自分の世界をのぞかせない。一族の中でも中心的位置を占めずに片隅でだまっているようになる人が多いのではないか。私のいう「世に棲む患者」と同じである。

治療者をつとめている期間が長くなるとともに患者への波長合わせに努力がいらなくなるかわり、そのチャンネルを介するコミュニケーションが無内容になってくる。これは、苦痛な状態に対する治療者・患者双方の適応の結果であろう。といって、必ずしも治療者が余裕をもって患者に接するというよりは、出たとこ勝負、それも後手後手にまわり、第三者からみると、患者に振りまわされていることは相変わらずという事態が少なくない。これは患者の慢性化とは一応別個の、治療関係の慢性化である。常同症、反響症状、蠟屈症、強剛症すらも、患者だけでなく治療者にも発生しうるものだ。ただ多くは心理的にである。また一部の患者はあまえるでもなくうらむでもない、両者の混合した感情に生きているが、治療者の一部、あるいは一治療者の心理の一部もそうであるといってよかろう。

一般に、統合失調症者との治療関係は、二、三年間は継続することが望ましく、頻繁な治療者交替はよろしくないとされるけれども、逆に、十年以上経つと治療関係に一般には〝不安定の安定〟とでもいうべきものが出現するのではないか。患者は、治療者が自分に十年付き合ってくれたことをありがたく思う反面、十年間結局は回復させてくれず、かけがえのない十年間、同じ顔ばかり見て過ごしたことをいささかはらだたしく思う。治療者のほうも、この患者のいろいろな難儀にも匙を投げずに付き合った自分にプライドを覚える一方で、それでも結局よくならなかったな、と患者へのすまなさと自尊心の低下、さらには自己の職業への懐疑あるいは不信を覚えがちなものである。

何ごとも永遠なものはなく、一般に対人関係も無限に持続しうるものではない。離婚の増大は平均寿命の延長が最大の原因であるという意見がある。二十年目に離婚の一つの山があるというが、数十年前は、夫婦は一般にそれだけの期間を共に過ごさずにどちらかが死亡していたのが普通だったそうである。治療関係にも十年あたりに一つの節目、二十年あたりにもまた一つの節目がありそうである。別の治療者が診ると全く新しい前向きの治療関係が生じることが結構あるので、これは患者個人の病気とは別個の、治療関係自体の持つ限界というのが正しいと私は思う。

統合失調症の治療者が、あまり協調せず、孤立して治療することを好む傾向も指摘する必要がある。シニアの治療者とジュニアの治療者とのコミュニケーションにも難しい点がある。その一部は、統合失調症の治療者が、その人が独立した時、つまり開業するとか、病院を設立するとか、あるいは勤務医や大学医であっても人から指図を受けなくてよい地位に達した時点の統合失調症観や治療法をもって一生を生きる傾向があるという点にあると私は思う。これは外科などでも、多少はあるだろうがわれわれほど顕著ではないであろう。もしそうなれば落伍するだろうからである。精神科では患者の生死にかかわらないためか、こういうことがありうる。一方、時代とともに精神病観および治療観が変化しているので、より若い世代とのコミュニケーション・ギャップはどうしても生じる。しかし、このギャップが精神病治療において特に顕著なのは、孤立・自閉に陥りやすい精神病治療者特性というものも関与しているかもしれない。

孤立の理由の今一つには、精神病——特に統合失調症の治療法の伝達の困難さがある。

サリヴァン、サールズ、ベネデッティらも大勢の治療者への伝達には成功しているとはいいがたい。サリヴァンも具体的なやり方の伝達は中途で放棄して、言葉では伝えきれないとしている。私も、何か有効なものを伝え得たとしたら、それはごく少数の、診療を共にし、往診やその他の苦労を共にした人が主ではないかという気がしないでもない。

2 その対策と馴致

1 はじめに

これらに対して、どのような態度が患者と治療者双方にこのましい影響をもたらし、有害な作用を除去あるいは軽減するのに有用であろうか。

それについては、

(一) 治療場面内と治療場面外

(二) 短期的と長期的

の二つの座標系で考えるのがよいと思う。

2 治療場面内／短期的

治療場面においては一番重要なことは「自由に注意をただよわせる能力」が維持されて

いることで、その限りでは一応安全である。まず、これを一番大きな目安とする。逆にいえば、これが維持されていないということは、視野狭窄が治療者側において始まっているということであり、軽い面接に切りかえる必要が緊急にあるということである。

患者の問題にするどい注意が向いていると思っている時に、しばしば、この「自由に注意をただよわせる能力」がなくなっていることがある。数秒や数十秒ならよいかもしれないが、持続的に喪失しているのは、いかに我ながらよい切りこみをしていると思っても、いやそう思えば思うほど、長期的には患者に破壊的な、患者のうらみを買う面接をしていることが多い。「いいアイデアを得たぞ」と鼻をうごめかしたくなる時には、この治療者の自由性がいつの間にか消えてなくなっていないかどうか、そっと振り返って吟味してみる必要がある。

これは、神経症水準ではかなり十分に遂行できる内省であるが、精神病水準において超覚醒に引きこまれている場合にはなかなかうまくいかない。実際、超覚醒——いわゆるフェーズⅣといわれているもの——では、注意のむらが発生し、一部では非常にアラートになっている反面、ぽっかりと注意の脱落する部分が発生しているのがほとんどつねだからである。そういう危険な状態にはいらないほうがよいのも、はいらなければ治療関係が生まれにくいのも、それぞれ一面の真実である。波長合わせの過程において、意識状態を合わせないままで他の点を合わせるということは実際上困難である、理論上不可能とまでいわないにしても。
　私の提案は、
（一）面接の最初と最後には現実的な話題になるようにすること。特に、幻想的な、あるいは深層心理についての会話、あるいは情緒を大きく荷電した話で終わらないことである。そういう話で面接を終えることは、包帯をまかずに外科の処置室から患者を帰すことに等しいと思う。これは恋する相手とのランデヴーにもいえることだろう。
（二）面接外では対等の言葉と態度とで挨拶すること。医師・患者関係が顕在的なのは面接室の面接時間内だけであることをいやがうえにも言動で示すことである。この際、音調を変えるのがよい。面接室外に出れば面接室と同じ音調で話さないほうがよい。
（三）いつでも五分以内に面接を終えられるように面接せよとは神田橋氏の意見であるが、これは面接の深度をおのずと制限するものだ。五分以内に海面に浮上できるようにせよと潜水夫に指示することは、おのずと潜水深度の限界を指示していることになるが、それと同じことである。
（四）別の角度から同じことをいっているにすぎないのだろうが、フェーズⅣには三〇分以上とどまらないようにというのが、私の限界づけである。フェーズⅢとはわれわれの言葉に翻訳すれば「自由に注意をただよわせつつほぼ遺漏なく現実的行為が遂行できる状態」である。途中でもしばしばフェーズⅢに戻るようにすればなおよい。三〇分という期限には、もう一つ、大体の事態は三〇分あればつかめるし、話題は三〇分あれば出つくし、以後はその話題の反復あるいは変奏になるという経験的事実にもよる。

（五）超覚醒状態においては、関与的観察にとどめて、その最中に結論を出さないことである。結論だけでなく、断定的なこと、断言的なことをいわないことである。実際、この意識状態においては、サリヴァンが統合失調症者との面接において推奨した「うーん、そうともいえるかもしれないが、それはちょっと不思議な点があるし、あー、うー、しかし、さあて、世の中にはどんなことがあるか、わかったものではないけれども、あー、私はそれは経験していないし……」というような、ちょっとへドモドしたような会話が自然であって、ここで断言的解釈をするのは無謀である。実際は、神田橋氏のいうようにいろいろな音調で「ほう」と相槌を打つのがよいくらいだろう。無言で聞いていてもよいだろうが、そのときの身体はかなり楽な姿勢をとるほうがよい。

（六）波長合わせは治療的チャンネルとして欠かせないものではあるが、合わせることを知って、外すことを知らなければ、相手に振りまわされて、ホワイト・アウトにまで至りかねない。これは、特にチャンネルを頻繁に変更する患者に対しては治療者の死活問題にまでなる。私は自分が守りやすいチャンネルを固守して、患者が変えようとしても、自分の守れないチャンネル、押し問答に終わるようなチャンネル、無理難題から怒鳴り合いに終わるようなチャンネルには切りかえないようにする。これはかなりの意志力を当初は必要とするが、しばらくすると患者のほうで合わせてくるのが普通である。患者がダイヤル式チャンネルをカチャカチャとまわしている音がきこえるような気がする。この「幻聴」は精神にゆとりを生む。その間は全然お互いに無関係な、コミュニケーションにならない話であってもかまわないとする。実際、チャンネルの切りかえの時期は多少とも唐突な移行の時期であって、患者にも治療者にも混乱があって当然であるから、この期間のコミュニケーション中断は意外なほど問題にされないのが普通である。境界例の治療には、これが重要なポイントのひとつであると私は思う。

（七）患者に睡眠障害のある時、特に前夜あまり眠っていないならば、その理由で、なるべく面接を延期するようにする。重要な判断であればあるほど、睡眠障害の際の判断は、悲観に傾き、後悔と後で訂正の必要が起こることが多い旨を告げ、明日（あるいは次の面接）までに決めておく必要のあることだけに限って話そうというのがよい。治療者の不眠の場合も同じである。

（八）それにもかかわらず、ある種の患者には初対面の時から、この患者はとうていこなせないが、しかし、自分は逃れることもできないと圧倒されてしまうことがある。こういう時に限って、誰も自分を助けてくれないという孤立無援感を抱く。それが実際的でないこともあるが、実際に他の治療者が、その患者が自分にまわらなかったのが幸いと治療者にも寄りつかなくなることが多い。また蛇が蛙を射すくめるように治療者を圧倒する患者もいる。一生に数回は出合う確率があるのではないか。

こういう場合は、患者と二人だけであてどなくさまようような治療関係になる危険が大きい。重要なことはまず、どんな患者でも治療できるという治療者の万能感を捨てることである。そういうことを傍からいっただけで楽になったといわれた場合さえある。第二に、同僚の中に聞き役を一人作ることである。同僚も、こういう場合はよい聞き役になるべきである。この場合、助言や指示、解釈は二の次であり、必ずしも有用ではない。治療者の孤立無援感をかえって深める場合さえあるからだ。聞き手であること、それもじっくりと聴く聞き手であることが重要であり、それで十分である。むしろ、それが一番貴重なのである。どうしてかわからないが、数時間聞き役になっただけで、相手の受け持ち患者が一カ月ほどの間に大きく変化したという報告を受けたこともある。おそらく、人間は頭の中で考えていてはいつまでも考えがまとまらないし、壁に向かって独り言をいうのは、それよりもましかもしれないが、やはり堂々めぐりに陥りやすいだろう。これに反して人間の姿形をしているものが相槌を打ちながら聞いていることは、それだけで大きく考えをまとめる力になる。あるいは、非常に越せないと思っていた難関がそれほどのものでなく見えてきたりする。

3　面接外／短期的

重要なのは、平凡なことだが、治療者の精神健康の維持である。まず睡眠の確保が重要である。そのためには眠剤の使用も辞さない。超覚醒の解除にはクロールプロマジンの必要なことさえある。私は少量のクロールプロマジン（二ミリ以下）がもっとも有用であると思っているが、入手に困難なのが難である。転移精神病では保険は出まい。しかし、逆転移精神病になっても、患者の家族などに起こるふつうの転移精神病と同じく、真の精神病よりもずっと少量の薬物と短い期間で回復する。治療を続けられなくなるほどの状態でさえ、三週間程度の休養で仕事に復帰できる。一般には、ユングがそうであったように、家庭と仕事を全くは中絶しないほうがよい。つまり「一本の赤い綱」は手から離さないようにしておいたほうがよい。

散歩やテレビは無論よいが、よい食事も欠かせない。また、何か読んだり書きたくなる時は、一般に外国語のほうがよい。これは情緒的なゆさぶりが少ないからであろう。専門書より非専門書、それもノン・フィクションのほうがよい。一般に、逆転移精神病の際には、個人的危機あるいは限度以上の負荷と重なっていることが多い。特に人目にはつかないが、吸いこみ穴のようにその治療者のエネルギーを吸い取って、しかも報われることもなく、いつ終わるという限界づけもない余分の仕事を背負っていることが多いので、指導的立場の治療者は配下の治療者のこの点に注意する必要がある。

ちょっとふだんしないおしゃれもよい。「プチ変身」である。

逆転移精神病でなく、真の精神病が治療者に発生する場合もありうるので、留意しておく必要がある。この場合は、個人的野心と関係念慮とが結合している。治療者的超脱性がある限りは大体大丈夫である。一般に妄想は権力意志とどこかで結合しているという指摘は当っている。権力者が被害妄想を持ちやすいことはムガール帝国の皇帝からスターリンまで枚挙にいとまがないが、この関連性は（エリアス・カネッティが『群衆と権力』に描くとおり）精神病者の被害妄想においても失われていない。

面接と面接の間にたとえ数十秒でも休止を置くのは日本の現実の中でも必要である。また、前回のカルテの記載をたとえ数秒でも見ることは、シュルテのすすめるとおり、面接の無駄を省くだけでなく、現実の中から患者を迎えいれて面接を始めることにも役立つ。同じことは仕事の終わりと家庭生活への復帰とについてもいえる。私には、電車に揺れて通勤に数十分をついやした東京時代のほうが切りかえが円滑だった。五分で自宅に帰れた名古屋時代初期は最初これに気づかず混乱した。移行の勾配をなだらかにすることが好ましい。

身体化も、あったほうが好ましいくらいであって、治療者側の防衛機制の発動と考えて対処するのがよい。実際、治療者は精神科的治療のめぐみにあずかりにくいもので、helpless helper という言葉もあるくらいである。身体的治療や看護を受けることは、治療者にとっては精神の健康回復の、他では得にくい機会でありうる。多くの治療者が、指圧師などの恩恵をこうむっている。スポーツ、武術などを日々実践している人も多いようだ。

4 治療場面内／長期的

この場合に問題となるのは、ひとつは治療者がマンネリズムとステレオティピーに陥る場合であり、ひとつは長期にわたって安定しない患者を相手とする場合である。

有意味な面接は無限回にわたって実施できるものではないらしい。古い統計では、meaningful な面接は、特定の治療者と特定の患者という組み合わせでは、大体四〇回前後であるそうだ。前にも書いたことがあるが、われわれは四〇枚くらいの回数券をわたされているようなものである。週一回であると大体一年、二週に一回では二年であるから、そういうものであろう。毎回意味深い面接であるということはむしろありにくいことであろうし、また毎回意味深い面接であることがよいかどうかわからない。浅い面接も患者・治療者関係の永続のためには必要であると思うことさえある。したがって、実際には、一組の患者・治療者について四〇回もの有意味な面接をやりとおす工夫のほうが必要かもしれない。

精神病の治療のひとつのコツは、病勢は一般に停滞している時はなかなか動かず、動く時はあれよあれよという感じで動くものであるから、今「現状維持力」が優勢であるか、「変化力」が優勢であるかを頭に置くこと、前者から後者、後者から前者への変化の徴候を見落とさないことである。

停滞の際は、無理に変化を強いるよりも、一般にはその状態における苦痛や悩みや身体的失調を軽減し、その状態での精神的内実を充実する方向性が望ましいことが多い。無理にゆさぶりをかけることは、私はできるだけしない。停滞しているには、それだけの必然性があるからではないかと考えてみる。自然治癒力のなせるわざではないかと一応考える。これが習慣であり、ついで、この時期、この状態を善用できないかと考えるのが私の順序である。

停滞を破る動きをする場合とは、せいぜい、積極的な方向と消極的な方向とが可能な時、思いきって積極的な方向をすすめることがあるくらいのものである。そういう時にも私は「安全パイ」とでもいうべきものを置き、さらに安全保障証を発行する。たとえば、思いきって外国旅行する時は、途中で引きかえしてもよいよう保障する。そしてそのほうが患者の自分の精神健康への感覚が向上した証拠であることを家族に話して、胸をはって帰れるようにしておく。安全保障証とは、たとえば英文の手紙であって、対・税関用（薬物が麻薬とまちがえられないために処方を記し、しめくくりに they have been daily needs an medical reasons。通常、病名は書かない。〔相手がわかる〕）と対・医師用（help and advice if required or necessary をお願いする）を手渡す。実際に使用されたことはまだないが、お守り的効果は十分果たしていると思う。しかし、こういうことができる場合の多くは、患者の中ですでに停滞を破る動きが水面下に胎動している場合である。

精神病院に長く勤務すると停滞は悪であり変化は善であるという固定観念が生まれやすい。それは、停滞している患者の数が多いからであるが、しかし、人間は日々そう進歩するものではない。非病者は「停滞」しているほうが普通である。日々変化しているのは、回復期にある病人か、発育期の要所要所にある短期間か、ごく一部のいささか変わった人である。精神病院で長く入院している患者は、よく見ると不安定な患者で、日々変化してやまないのだが、その範囲が、慢性化と病院という幅の狭い環境という二つの因子のせいでごくわずかな範囲の中に収まるので、遠くから見ると停滞とみえるだけであることが多い。こういう場合を含めて、変化力が優勢の場合には変化を実りあるものにすることが目標になる。その場合には、変化を加速するよりも減速すること、一つのことだけを始めること（二つ以上を同時にやり始めないこと）、成功か失敗かでなく実践的精神でことを行い、ことの成否にかかわらず、とにかく一つの経験を積んだとしてそれをさらに検討すればよい。

移行期が最も重要で微妙である。五分五分の確率で悪化の契機でもあるからだが、急性悪化が治癒コースにはいる契機でもあるとは、古くからサリヴァン、ベネデッティの指摘するとおりである。鉄は熱いうちに打てという諺が思いだされる。

これ以上は本論の主題を離れすぎると思うが、実際、こういう緩急をながめつつ治療することが一番患者への関心を長く維持できる方法だと思う。「変化力」「維持力」は気象学から借りた用語であるが、そういう目で見れば、患者は日々変動してやまない存在である。マンネリズムから救われることは、治療者の精神健康にもよい。

芸術療法が日本では精神病院で統合失調症者に対して行われるのも、半分は治療者が患者に生き生きとした関心を維持し続ける一助になるからだという説明を何度も実践者から聞いた。一見変化しない患者の場合でもその絵がいかに日々変転することか。さらに、絵画療法は、転移をやわらかなものにし、行動化を絵画の中で済ませる機会を作り、解釈を大幅に不必要にする。さらに絵を前にしての面接は、絵を描く行動の関与的観察によって治療者が多くを教えられるだけでなく、絵をはさんでの対話は三者関係に近いものなので、先鋭な二者関係の対立性を緩和し、患者と治療者をいわば同じ方向を向いて会話できるようになる。

絵画に限らない。絵画に親和性をおぼえない人は、音楽でも、心理劇でも、グループ療法でもよい。面接にたけた人は面接で十分であろう。とにかく、こういう工夫は、患者だけでなく治療者の慢性化をも防ぐことによって、精神医療の反作用を大いに軽減する。

患者のほうでも、どうやら、治療者にやる気をださせるキューをそっと面接の場で出す人のほうが回復しやすいようだ。それは、タイミングを（意識的でないのであろうが）うまく選んで、治療者の今まで知らなかった面をちらりと、しかし鮮やかにみせたりすることであったり、時にはもっと微妙なものであったりする。

最後に、不安定かつ停滞的であって、病院でも外来でも家庭でも折り合い点が発見できないか、たえず変転して安定した接点を得られない患者の中には、器質性要素が基底にある者があって、そのような場合、精神療法プラス身体療法が新しい局面を開くことが少なくない。ここは器質的患者への精神療法を述べる場ではないが、統合失調症の精神療法よりも一般には（こじれていなければ）容易であることを付言する。

5　面接外／長期的

これは要するに精神保健関係者の精神健康ということになる。仕事の場を離れたら、患者のことを考えないようにすることが重要である。昔、日大の山口隆氏から、アメリカでは職場を出てから患者のことが頭を離れないようだと、その患者に特別の感情をいだいている証拠で、視野狭窄などが起こり、ちゃんとした治療ができないから直ちに治療者交替を行うべきだと教えられていることを聞いて目から鱗の落ちる思いがした。

すでに述べたように、職場からの距離がある程度あるほうが、職場から家庭への移行期をゆるやかに過ごすために重要だと思う。また、helpless helper を論じた本の中にある、治療者は一人で仕事をしているのでなく、周囲の重要人物、配偶者があるなら配偶者と一セットで仕事をしているのだという指摘、さらに、フロム・ライヒマンの、仕事の成否に自尊心を置くな、趣味のない人は神経学でも眼科学でもよいから、もう一つの医学分科に習熟しなさいといっていることを記しておきたい。後者は、神経学者として出発した彼女自身の体験であったろう。（日大精神神経科研究会編『臨床精神医学講義』星和書店　一九八七年）

＊一九八二年の日大精神科における講演に補足したものである。

参考文献

（1）Searles, H. F.: *Collected Papers on Schizophrenia and Related Subjects.* International Universities Press, N. Y., 1965.
（2）Searles, H. F.: *Countertransference and Related Subjects.* International Universities Press, N. Y., 1979.
（3）Sullivan, H. S.: *Psychiatric Interview.* Norton, New York, 1954.（中井ほか訳『精神医学的面接』、みすず書房、一九八六年）
（4）Schulte, W.: *Studien zur heutigen Psychotherapie.* Quelle und Meyer, Heidelberg, 1964.（飯田真、中井久夫共訳『精神療法研究』医学書院、一九六九年　改訳、岩崎学術出版社、一九九四年）
（5）土居健郎『方法としての面接』医学書院、一九七七年。
（6）神田橋條治『精神科診断面接のコツ』岩崎学術出版社、一九八四年。

統合失調症者の言語——岐阜精神病院での講演

今日は、統合失調症の人の言語について少しお話ししてみたいと思う。みなさんも、毎日の臨床でお感じのこととは思うが、統合失調症の人とのコミュニケーションは、必ずしも楽とはいえない。このことを、統合失調症者の言語を考えてみることで、少しでも明らかにしてみたい。

それから、妄想の問題もある。妄想と言語との間には、非常に密接な関係があって、ある種の言語的な営みのうちに妄想というものが作られて行くのではないか。絵画表現を考えてみると、そもそも、妄想絵画と非妄想絵画というような二元的対立が成立し得ないのは明らかである。このあたりから、言語の問題を考えてみたいと思う。

また、統合失調症と言語を一緒にテーマにすることによって、その両方に新しい光をあてることがひょっとしたらできるようにも思う。言語活動というものは、人間の精神の最も微妙で基本的な活動だし、人間の精神の隅々にまで浸透している。だから、言語というものは、統合失調症によって非常に傷つきやすいのではないか。そこで統合失調症に対して言語の傷つきやすさというものを手がかりにして、接近することができるのではないか。逆に、統合失調症というものを、かなり根本的な事態であるとしても、統合失調症を経ても変らないような、言語の内在的ルール・根本的な法則性を見出すことができないだろうか。また、何が、統合失調症の圧力によって保存されなくなるのか、という問題の立て方もある。

しかし、統合失調症者の言語に取り組むのにはそういう重要性があるけれども、困難性も同じくらいある。

まず、言語というもの自体が、非常に議論の分れているものである。言語とは何かとか、言語活動とは何かとか言うことについては、非常に議論が分れている。その上統合失調症というのも非常に議論が分れるものである。そういう厄介なものを二つ並べて、その関係を論ずるというのは、非常にあやふやな、いわば式の右辺も左辺もつかみ所のないもの同士の関係を論ずるということになる。これでは、あやふやが自乗にならねばもっけの幸いというべきで、どうもうまく行かんのではないか。賢明な人間のやることではないのじゃないかという気もする。

次に、私は統合失調症の絵画について二、三の文章を書いているが、これは言語を問題にするよりもやさしかった。というのは、〝正常人〟の絵画活動は、ふつう貧しく、ほとんどないにひとしいから、〝正常人〟の絵画活動についての一般理論を作らなくても良かった。しかし、言語活動をしない人はほとんどいないから、言語活動を問題にすると、どうしても言語活動の一般理論が必要になってくる。これが第二の困難で、いくら何でも精神科医が言語学の一般理論を作るなどということは、大それた無益な野心と情熱でしかないと思う。

そこでとりあえず、今述べたところを踏まえて、今まで統合失調症の言語についてどういうことが言われているのかを考えてみよう。

赤ちゃん／〝未開人〟／統合失調症者と三つを並べるのが普通になっているようである。アリエティ（Arieti）は、古型（archaic）の思考ということを言っているし、フォン・ドマールス（von Domarus）は前論理、レヴィ＝ブリュール（Lévy-Bruhl）は、述語的思考を持ち出して、赤ちゃん／〝未開人〟／統合失調症者を結びつけている。しかし、われわれは、子どもの絵と統合失調症者の絵を識別できないかというと、そんなことは全然ない。言語活動でも私は同じだと思う。またわれわれは、〝未開人〟の中に、統合失調症の人とそうでない人とを、一応は区別することができる。〝未開人〟が、フォン・ドマールスの原理に従っているのなら、未開人には統合失調症はないということになりかねない。あるいは認識し得ないというべきか。

〝未開人〟という概念こそふしぎで粗雑な考えだと思う。われわれ〝文明人〟も、フォン・ドマールスの言う前論理を、頻繁に使っているのではないか。「東大生はみんなアカである」とか何とか。毎日の新聞の主張を見るだけでも、十分沢山の前論理を見つけられるのではないか。だから、そんなところで線を引く訳にはゆかないんじゃないかと思う。

私も、統合失調症の人の書いたものをかなりもっていたが、形式文法的に間違っているというようなことはほとんどない。ある種のルーズな点はあるが、ルーズな言語活動は、統合失調症特有とは言えない。一般の会話記録を忠実に再現するとおどろく程ルーズである。逆に緊張病患者でも、文法的には正確な言葉を喋る。時には正確すぎる言葉を喋るので、「逆説的正常化」みたいな感じがしないでもない。つまり、あまりに正確すぎて、健康者の持つ文法のルーズさというものがないために、〝ぎこちない〟とか〝奇矯〟とか形式ばったというような印象を与える場合さえある。つまり、統合失調症者の言語というものが、健常者のルーズネスをもたないために目立つ場合もあると思う。

その他、言語新作や文字新作を問題にする人もあるが、それは非常に稀な現象であって、入院患者の一～二％もあればいい方ではないかと思う。五〇〇床の病院で数人もいれば、むしろめずらしく多い場合ではないか。勿論新作言語からでも統合失調症を覗くのはできるわけだが、それはやはり針の穴から天井を覗くたぐいのものではないだろうか。

つまり、統合失調症者の言語というものには、文法とか論理の特有のゆがみはないのではないかと考える（重症認知症でもテニヲハつまり格助詞は正確であって、こちらがまちがうと突っ込みが入る)。

しかし、統合失調症の人とのコミュニケーションの困難さは、確かに存在する。それを、言語をはなれて非言語的なものも含めたコミュニケーション一般の問題に解消してしまってもいいのかもしれないが、そう言ってしまえばもう終りになって、ふくらみはするがいろいろとは使いこなせない概念になるんじゃないかと思う。

文法だとか論理だとかに特有のゆがみがないとすれば、何に注目すればよいのだろうか。私は言語の機能を問題にした。統合失調症の言語は、構造からではなく、その機能、つまり使い方から考えて行く方がよいのではないか。

ここでは、言語の機能として主なもの八つを取り上げたい。まずそれを箇条書きにしよう。

(一) 伝達の手段としての機能
(二) 伝達拒否の手段としての機能
(三) 強い情動などつかみ所のないものを定着する機能
(四) 情動などによる緊張解消の機能——「叫び」から「からかい」まで
(五) 発見的 heuristic な機能
(六) 交換手段としての機能
(七) 退屈を埋める機能

（八）記憶定着強化あるいは忘却促進としての機能

この八つである。

まず「伝達の手段」から考えてみよう。どの本を見ても、「言語はコミュニケーションの手段である」と書いてある。確かにそうだが、まず言語以前の伝達手段に比べて、何が有利になり、何が不利になったのかを考えてみると面白いと思う。

どういう点で有利になったか。これは言語以前はどうだったかを考えると分る。例えば、絵で話をする場合、絵というものは否定を意味することができない（ウィトゲンシュタイン）。絵に描かれたものは、漠然と、「存在するもの」と受け取られやすい。言語では〝non〟ということができるが、絵で否定の意味を伝えようとすれば、音声言語で「これは否定の記号だよ」と予め伝えておいた記号を使う他はない。つまり、否定ができるというのが言語第一の有利性である。

次に論弁性（discussiveness）という概念をあげたいと思う（キャサリーン・S・ランガー）。つまり、言語は、議論に適しているということである。例えば、絵を描いて人と交渉することを考えると、非常にまどろっこしい事態となるだろう。また〝正義〟などという抽象概念を論じることができるのも、言語ならではである。エジプト人が秤を描いて正義を表わしたとしても、秤と正義を結ぶものは言語である。第二の有利な点は論弁性だろうと思う。

不利な点としては、複雑な関係が表現できないということがあげられる。ランガーの挙げるところだ。これは、いささか意外かもしれない。しかし非常に込み入った関係を表現するには言語よりも〝相関図〟〝フロー・チャート〟などの方がよい。私は昔、「統合失調症の寛解過程」という長い論文を書いたが、あれに載っている見開き二ページの図を文章化すれば五〇〜六〇ページのものになるだろう。言語は直線性（一次元性）から逃れられない。複合文章、接続法などといろいろ表現に工夫や小細工をしてはいるが、こういうものに無理のあることは、近代語が、次第に接続法や仮定法を失いつつあることからも分る。また一般に何語の修辞学でも、複雑な文章ははやらなくなっている。要するに、副文章に副文章を重ねるような、例えばマックス・ウェーバーのような文章は読めなくなってきた。むろん、いくら長い文章が流行した時代でも、人間の時間感覚で「同時」と感じられる範囲が限界である。つまり、言語は、複雑な関係を提示する機能においては欠陥がある。言語の伝達手段としての特性は否定が可能で、論弁性に優れているが、反面、複雑な提示性に欠けるところがあるということになる。

第二の機能として、言語は、ただ「ノー」といえるだけでなくて、伝達そのものを拒否できるということがある。これは、否定の能力あるいは論弁性と同等の価値があると思う。例えば、伝達拒否の最も追いつめられた形として、反響言語がある。反響言語というのは、こちらの言ったことを患者がそのまま反復することだが、これは見事な伝達拒否である。

反響言語に直面した時は、ちょうど油を塗った表面に水をぶっかけているような感じがする。

　伝達拒否手段としての言語という面から考えてみると、統合失調症の言語症状の多くは、独語にせよ支離滅裂にせよ、反響言語ほどみごとにテクニカルに伝達を拒否していなくとも、相手の接近を回避している。一般に、言語症状は、「メッセージ性がとらえられないもの」と解していいと思う。〝症状性〟と〝メッセージ性〟は相反関係にある。

　次に、三番目の言語の機能は、つかみ所のない幻想とか悪夢とかを定着することによって減圧し馴致する機能である。自分の子どもの観察であるが、言語獲得以前には、寝ていてうなされたり何か苦しんでいたり寝返りを打ったりすることが多かった。ところが、言葉を獲得して、怖い夢を見たと両親に伝えられるようになると同時に、悪夢の子どもに及ぼす力が格段に減った。ＲＥＭ期は、生まれたての赤ちゃんが一番多くて、だんだん大人になるに従って減るが、かりに赤ちゃんの頃のＲＥＭ期も夢をみていることとすれば、この夢は言語によって表現されないもので、夢というべきかどうか。「語られない夢を知る方法はない」といえばそれまでであるが、赤ん坊が示す恐怖が成人の悪夢に似たものによるとすれば、それは、言語という共世界への出口がないだけ、実に怖ろしいだろう。言語獲得とともに、夢を言語化することによって単純化し、人に語れるようになる。私の子どもは語れるようになった時からうなされなくなった。悪夢とは、割り切れないもの、素数のようなものであるが、言語化によって非常に単純化される。この過程は覚醒後もつづく。誰にでもいいが朝起きた時夢を聞いて、二、三時間してまた聞いて、それから夕方話を聞く。この三者を比較すると夢がどんどん単純化されてゆくことが分る。また、この単純化に加えて、一般に言語によって人と話して体験を分ち合えることが大いにやさしくなる。幻想は友人と分ち合うだろうし、幼い頃の悪夢なら母親と分ち合うだろう。夢だけでなく、強烈な情動でも、子どもたちが「あー、びっくりした」と言い、親が「びっくりしたね」と相槌を打って体験を分ち合うと、ずいぶん子どもが安心する。つまり単純化し、また体験を分ち合うことによって、言語は、幻想や悪夢を減圧し馴化する。

これが統合失調症とどういう関係があるのか。かりにこういう場合に、体験を分ち合うことがなされず、単純化だけが起こったならばどういうことになるかを想像してみたい。子どもの時に、体験を他者と分ち合うという体験を味わわず、そうすることが身についていない人が、今までにない異様な体験に不意に見舞われたとする。その場合、言語という減圧手段を用いて、体験を単純化すれば、その結果は妄想と呼ばれるものに近くなるのではあるまいか。幼年時代における言語の減圧力が、もし一人で果たされるとすれば、せいぜいそれは独り言になって、将来はある種の妄想の苗床になってしまうかもしれない。

それから、言語は自己省察の手段ともなるが、これは良し悪しで、言語のない時代があったとすれば、われわれは「われわれが存在する」「いや、しない」ということについてあまり悩まないだろう。

言語は自己を確実にしてくれる。いや、そもそも「自己」を定義させるというべきだろう。「私」という言葉を使えるのは大きなことであろうし、他の人とのコミュニケーションの経験をつむことによって、自他の社会的関係が、好ましい意味で単純化される。しかし、他方、自分とは何かという問いになると、答がない問いである。自己確認を言語でやろうとすれば、袋小路に入り込んでしまう。「私は考える、ゆえに私はある」のではなく「私は考える、と考える、と考える……」。これは無限につづく。「あることの意識とはその意識の意識であり、それはさらにそのことの意識であり……」。これも完結しえず、無際限につづく。この間に前言語的な、反省以前の存在感は大いにそこなわれる。言語は、自己を確実にすると同時に不確実にするという奇妙な二面性を持っている。

五番目が、言語の発見的機能である。言葉は、物や関係に名前をつけたり、言葉で物や関係を発見して行く。これにも有利な面と不利な面がある。不利な面は、本当は存在しないものを、言葉があるために、あるかのように錯覚してしまう。私は、妄想というものが、言葉の発見的使い方の誤用であるとまでは単純に考えないが、何らかの関係があると思っている。

六番目は交換の手段としての使用である。われわれは、言葉というものをあまり意味なく使って、対人関係を円滑にしている。例えば、あいづちやあいさつ。あいづちを打つことやうなずくことを一切禁じられて、人と話をするのはとても難しい。ほとんど不可能でさえある。日常の会話をテープレコーダーで聞いてみると、実に無意味な内容のない言語活動が半数近くを占めていることが分る。「あのー」だとか「えーっと」とか、言わんでもいいことを言っている。しかし、こういう一見無駄に見える言葉を抜き去った原稿の棒読みの方が、聴衆に分りやすいかというと、そうではない。

最後に「むつごと」をとりあげたいが野暮になるからやめる。その教えるところは言語とは近距離伝達手段であって、あいまいさは仕草や身体の動きによって補われていたにちがいない。氷河期の洞窟のすばらしい彫刻をみると、これに感投詞が伴わないとは信じにくい。私たちはおおむね氷河期をとおりぬけた者の子孫である。これに対してアフリカのタムタムやカナリア諸島の口笛言語は遠距離伝達言語である。ヒトでは船の手旗や信号機である。クジラはすばらしい遠距離言語を発達させているようだが、リリー博士を中心として始まったその言語研究はアメリカ海軍が秘密としているためにわからない。ベトナム戦争では攻撃中枢を細工し、爆薬をつけたイルカにベトナムの戦闘舟艇を襲わせたそうである。動物虐待のかなりひどいものだと思う。

人間は、むろん会話で情報内容を伝達しているのだが、じつはそれだけでは会話は成立しないのではないか。情報内容の伝達だけで成立しているのは報告でしかない。会話には、情報内容を伝える要素の他にも、何かが必要であり、どうもそれは、内容と内容の間や、話し手と聞き手の間をつないで行くようなものではないか。あいづちなんかは、情報は伝えてはいないが、相手とこちらをつなぐような機能をしている。「あのー」は次の話へと話をつなげる。そこで、私は言語のこういう面に、「話の継ぎ穂」という名をつけたい。言語の一見どうでもよい語末が、こういう働きをしていることに、私は早くから気づいていた。聴き手に対して「のである」を乱発するのは、そのほんの一例である。「のである」をできるだけ使わないでおこうという努力は、日本文をひきしめるが、どうしても使わねばならぬ時がある。それは、ことばの流れを一時そこでゆるくして、前の文章をふり返ってから次へ進んでほしいという時である。いわゆる敬語にもその働きがある。北九州では「あのでございますね」という。「でございます」「です」「だ」が単に語尾でないことは、これでよく分るだろう。これらは文節のあとについて次の文節をよびおこす機能も持っている。「そこでです、実はですね、私はですね、きのうですね……」。こう書けば、しどろもどろになりつつ、必死にことばを継ごうとしているさまが想像されよう。「そこでだ、君はだ、早く行ってだ……」――この場合は苛立ちをおさえて発話しつづけようという努力であろう。突っぱねる域に達すれば、これでもコミュニケーションかとなるだろう。

「継ぎ穂的部分」というものは、会話の時だけしかないのか。われわれは文章を書く時、かなり語尾で苦しむ。「である」で止めるか「だ」とすべきか、それとも「なのだ」にするのか、これが決まらないと次の文章が引き出されて来ない経験が誰しもあるのではないか。これらの語尾は情報内容を変えるわけではない。したがって「継ぎ穂」と言っていいと思う。接続詞でも同じ悩みがある。論理だけで「だから」とか「であるから」という風に文章を続けて行くのは難しい。「ところで」とか「実は」とか対話ふうにやってみて、文章の流れができて来ることが多い。文章というものも一人で書かれていても、実際は会話を内蔵していると考えてもよいと思う。

継ぎ穂は、次の行動なり返事なり文章なりを引き出して行くオペレーター（演算子）と考えるとよい。継ぎ穂的部分は、必ずトーンを伴っている。例えば、反響言語というものは、非常に平板な語調で語られるから反響言語なのであって、もし、内容が相手の発話の反復であっても、共感的トーンをそえたならば、ロジャーズ式の精神療法的対話になり、十分次の話を引き出すという機能を果たすようになる。こう考えると、継ぎ穂的なものは、意味言語以前のゼスチャーに根ざしているサブバーバルなもの（水面下の言語活動）かもしれないとも思える。例えば、うなずくなどのゼスチャーは明らかに継ぎ穂的であり、話の間にタバコを吸うなどもそうなる。

こういう継ぎ穂が言語学に書いてないかと思ったが、ない。西洋の言語学は、センテンスが絶対で、センテンスはフレーズからなり、そしてワーズが出て来る。要するに、意味内容の構成だけが問題にされている。西洋の文法学者は数学にあこがれているのだ。しかし、継ぎ穂の立場から見ると、センテンス以上のものも、センテンス以下のものも、一つの同じ機能を持っているということになる。「かくかくしかじかの単語は継ぎ穂である」というのは意味がない。タバコをふかすのも継ぎ穂、逆に非常に長い発話が、次の話をしたいための継ぎ穂であってもよい。継ぎ穂とは、強いて言うと、「一見無意味とされるものが、継ぎ穂の機能を果たしていることが多い」と言えるぐらいである。

日本語は「継ぎ穂」がよくみえる言語であると思う。「連歌」のように純粋に接続をたのしむ芸術がある。連歌でなくとも、われわれは接続に敏感である。和歌の「腰折れ」とは、上の句と下の句の接続がわるいということである。

さて、統合失調症と継ぎ穂との関係に入るが、そもそも、私が継ぎ穂というものを考えるに至ったのは、統合失調症の人と非常に話しにくかった体験からである。まだ駆け出しの頃、ある破瓜型の人と話すのが、どうにもむつかしい。確かに、彼は話の内容には答えているのだが話しにくく、話をふくらまそうとしても、かえって縮んで行く。あるいは、押し問答のようになる。その時、私は継ぎ穂がやせている、衰弱している、という感じを持った。

それから、これはサリヴァンが既に言っているが、統合失調症の患者同士の会話には特徴がある。例えば、A君が話していると、B君はA君が語り終るまで喋らない。次にB君が話し出すと、A君はB君が終るまで待っている。つまり、正確に一人が語り終るまで、次の人は喋らない。ところが普通の会話では、不思議にそうではない。親しい人同士の会話は、語尾という相手とつなぐ機能を持っている部分が、のみ込まれたようにあいまいに語られる。一方、相手も、そこは分ったということでもう次の言葉がその上に重ねられる。そう、会話とは、二人で一つの文章をつくり上げることをめざすのだ。統合失調症の人相手の場合は、これが起こらない。この相手とつなぐ継ぎ穂が弱まっているように思える。

統合失調症の人や統合失調症気質の人は、そのまま文章になりそうな話をする。実は、病気でない人の話のほうがテープにとってみるとルーズである。録音という手段が生れるまで、人間は自分たちの会話がこれほどルーズであるとは誰も思わなかったフシがある。統合失調症者の言語の不整合性と、そうでない人のルーズさとは多少違うようである。統合失調症者の言語の不整合は、無理に整合統一させようとして、方々に亀裂や辻褄の合わないところが生じてしまったという印象がある（神田橋條治氏は、精神分裂病でなく、精神「統一」病だ、と言っていて、「統合失調症」命名の口火を切ったのではないか）。無理に「統一」しようとして破綻するというのだが、このほうが患者がうなずきそうな話だと思う。これに対して、そうでない人のルーズさは対話を支える弾力性のある土台、マットがあって、このマットの上で「継ぎ穂」をトリックスターとしてことばがやりとりされるのだが、このマットがゴムのように変形するといえばよいだろうか。人は、もちろん単に継ぎ穂だけで話をしているのではなく、何を言わんとするかという「一つの文章を越えた全体」を、頭にボンヤリと描きながら発話をする。これがマットの上にのっかっている。統合失調症の人は、この全体というものを非常に硬くにらみすえながら発話していることがあるようだ。つまり、統合失調症の人の場合、全体優位であり、継ぎ穂的な機能は二の次になっているのではないかと思う。これに対して、うつ病の人の発話は、あまり全体をにらみすえず、継ぎ穂優位のように思える。選択決断にエネルギーを使ってしまうのであろう。

継ぎ穂を選ぶ行為が、似たものから一つを選ぶ（構造主義言語学でいう）パラディグマティックな選択であり、漠然と同時意識される発話全体が、お互いに相手を待ちつつ補い合うものを選んでゆく（同じく構造主義言語学でいう）シンタグマティックな選択であることは、了解できることだろう。バルトの『モードの体系』が示すとおり、私たちは毎朝文法と同じ選択をしている。どの帽子をかぶろうか、スカーフは？　はいくつかの候補の中からもっとも適切な形容詞を選ぶパラディグマティック、この帽子に合わせてスカーフはこれに決める過程はシンタグマティックな過程である。さまざまな語の種類を集めて一つの文なり、物語にするのだから、生涯のパートナーを選ぶにもこのどちらかの過程が混り合って働いている。決断の構造である。

言語の復活はおそらくかなりのパーセントが決断力の復活であろう。「決める」ということが精神エネルギーの大量を必要とすることは部屋を片づける時にしたたか味わうことである。そして、私の臆説によれば、うつ病圏の人はパラディグマ的選択優位であり、統合失調症圏の人はシンタグマ的選択優位である。ほかに、うつ病圏の人の発話には、周辺的事情を並べ立てることから話してゆくという、著しい特徴があって、しばしば聴き手を苛々させる。これは世界をパラディグマティックなものの集合ととらえているところからくるのかも知れない。これに対して、統合失調症圏の人は、しばしば、いきなり核心を短い発話で以て衝く。

継ぎ穂の観点から、統合失調症の人の文章をかなり検討したことがある。統合失調症の人の文章がちょっと奇妙だとすれば、話の継ぎ穂の奇妙さが、内容の奇妙さより目立っているように思えた。二十世紀という、奇妙さにあまり驚かない時代になると、妄想内容よりも、その叙述の継ぎ穂のズレのほうに人間は敏感になるのではないかと私は思う。

ただ、継ぎ穂が衰弱しているような例ばかり出して来たが（例省略――私は患者を笑い者にするのを好まない）、これが統合失調症全体にあてはまる定式だとは単純には言えないと思う。これは、統合失調症とは石化現象（西洋人のいうディラピデーション）であると割り切れないのと同じである。

例えば、急性統合失調症の時の患者は、ありったけの継ぎ穂を繰り出して何とかコミュニケーションをとろうとする。その結果、こちらが受け止めかねるぐらいの〝継ぎ穂の乱舞〟となる。こちらは、応接にいとまなく、ついには継ぎ穂を受け止められなくなる。だから、統合失調症全体について、継ぎ穂が枯れているとは言えない。

これで、話はだいたい終るが、最後に、継ぎ穂と精神療法のことを少し。統合失調症の人との会話において、継ぎ穂的部分を治療者側が話す役に回るということが多いとは言える。たしかに継ぎ穂の補綴（プロテーゼ）が対話を進行させるということはある（治療的対話でなくても、どちらか一方がその役を荷なっているのは日常茶飯事である）。しかし、医者が言葉の継ぎ穂に熟達すれば、万事ＯＫかというと、そうは言えないだろう。やはり、精神療法的な会話の中心が、相手の言いたい内容に焦点をあてて行くことにあるのは変らない。強いていえばリハビリテーション的な意味で、相手の出して来る継ぎ穂を的確にとらえるような話し方を身につけることが、患者に必要なのかも知れない。では、今日はこれぐらいで――継ぎ穂代りに、タバコを一服……（笑）。

（「岐阜精神病院研究誌４」一九八一年）

＊岐阜精神病院医薬局研究会において、昭和五十年から五十五年にかけて、連続講義を行った。

プレオリジナルは、昭和五十二年十月二十六日、十一月九日の講義収録テープをもとに、坂本暢典医師（現・私立診療所長）が文章化し、その原稿へ再三手を加えるという手順を踏んで出来上ったものである。本書への収録に際して、「です」調から「である」調への変更と相当の再加筆を行った。また、その後喫煙を止めた。

統合失調症者の言語と絵画

1

われわれの日常世界は、言語に対して開かれた世界である。むろん、言語を絶したものは到る処に顔を出している。冬の日を寂《しず》かに浴びている路傍の石をみて私の中に起こる感興をことごとく表現するにはプルーストの絶望的努力を以てしても足らないであろう。しかし、流動と変換に充ちたわれわれの日常意識は、通常、一隅の石に長くは留まらない。傍らに友人がいれば、感動を伝えるにしても、微笑して指さすにとどめるであろう。むしろ、日常性の意識は、石を一つの障害としてとらえ、友人につまずかぬよう警告のことばを発することにおわるだろう。いく年も経たある冬の夜、石の追憶は不意にことばを選び取り、一篇の詩に結晶するかも知れない。しかし、石を目撃したその時点で絶体絶命的に表現を迫られることはない。一種の余裕の意識がわれわれの側にある。

絶対的見地——例えば論理性——からみれば言語は不完全きわまりない代物である。しかし、他方、言語はくまなくわれわれの世界をいわば陰伏的《インプリシットリー》（ひそかに）かつ〝構造的に〟涵《ひた》している。われわれは表現可能性を空気のごとく呼吸している。言語は今日なお起源も正体もつかめぬ奇妙なものであるが、人類が長年かかって周到に培養しただけのことはあり、ほとんどつねに事態を、事態の要求する以上の厳密さを必要とせずに表現することができる。言語飢餓は例外的事態である。

轟音とともに大地が震動する時、人びとを捉える恐慌について考えてみよう。石油運搬車の爆発か、近くの市の石油基地の爆発、地震、あるいは熱核戦争の勃発であろうか？このような事態が説明を与えられずに、ほんの数時間を経過しただけでも、人びとがいかにありそうもない説明にも耳を藉《か》すか、そしてそのことによっていかに精神的恐慌から救われるかは、周知の事柄である。

そこには意味づけられた世界から不意に放り出された人間の説明飢餓がある。これは単なる知的飢餓ではない。その装いをとることがあるにしても、そうではなくて包括的な存在意味の剝奪である。しかし異常な世界に突然投げこまれることは天変地異よりもはるかに深刻な事態である。狂気の世界に突然陥ることは、未曾有のものに全く準備なくして曝されることであるが、その際の全面的な被圧倒感と出口のなさは、事態が何よりも彼の言語意識にとって未曾有であることによって、いっそう救いのないものとなる。

多くのものは沈黙の中にそのまま沈む。ある者は、絶望的に日常の言語を用いて彼の陥っている事態を表現し、周囲に伝達しようとする。しかし、それは、聞く者にはただ〝狂気〟というレッテルを用意させるにとどまることが多く、社会的疎外は却って深まるだけであろう。精神科医の中でもとくに良い耳を持った者だけが、わずかに彼の伝達をキャッチすることができる。しかしそれはほんとうに例外的なことだ。

統合失調症者の多くが、異常体験を、ラジオ、テレビ、原爆、テレパシーなど最新の科学で説明しようとすることは、彼らの体験の〝未曾有性〟を端的に証明する。また、たしかに、口ごもりがちの患者に、治療者の側でいま彼の体験している事態を現象的にもっともよく近似的に表現することばを示唆するだけで——たとえば、〝何か操られている感じ、きゅうくつな感じ、逃れられない感じなのですね〟とささやくことは——、患者を急性の錯乱状態から一時的ながら鎮静する力がある。これも一つの傍証である。

ドイツの精神科医クラウス・コンラート（Klaus Conrad）は急性統合失調症患者の言語剝奪状況の根拠を、まず、われわれの言語が健康な人間の世界の日常的使用のためにつくられ、狂気の世界を記述するのに適していないからであるといっている（『分裂病のはじまり』一九五八年）。さらに、コンラートが急性統合失調症の現象学において記述したように、内面外面に生起する事象に、いわゆる〝本質特徴《ヴェーゼンスアイゲンシャフテン》〟の突出がおこり、事象は喚起しあう意味の雲の乱舞に蔽われ、応接にいとまがない状態におちいること、さらには精神テンポの高まり、あるいは夢の世界に似たイメージの濃縮や意味の転置が起ることも、言語剝奪にあずかって力あるであろう。

しかし、いっそう重視すべきは、おそらく、さきに述べたような、われわれの世界をくまなく涵しているところの、言語を支持する透明な網構造《ネットワーク》の破壊であろう。この目に見えない網構造こそ、〝対象の要求する以上の厳密性を必要とせずに〟言表を可能にしているものなのである。そして、それは共世界《ミットヴェルト》への信頼と表裏一体のものであり、信頼が失われるとき、透明な言語支持構造もまた失われる。〝飽くなき厳密〟を追求した詩人ポール・ヴァレリーはその挙句「観念《イデー》というものは交換《エシャンジュ》においてしか存在しない」と語っている。言語も貨幣と同じく、その物質としての価値《ネット・ヴァリュー》によってではなく、信用と交換性の目にみえない体系《システム》の中で動くものである。言語とはすぐれて共世界に属する〝対話的な〟ものである。

文法家は好んで文を一つの完結した系と考える。しかし、われわれが一つの文を言い放ち、それが虚空に漂い去るのを、あたかも煙草の煙の行方を追うように、ただ眺めていることは、ごく稀である。文は、つねに次にくる何ものかを予想している。会話においては相手の文を、命令においては行動を――。ひとりぼっちで長い文章を綴る時ですら、文は先行する文章を承け、次の文を喚起してゆく。いわば対話的構造が潜勢的に存在している。数学の証明ですら対話的構造をもっているといえるのではなかろうか。

このようにみる時、文は完結した一つのものではなく、開かれたもの、次の行動を喚起し、予想するもの、数学のことばを借りれば演算子《オペレーター》（3×……〝3を掛けよ〟$\frac{d}{dx}$……〝微分せよ〟）的なものということができよう。このような演算子機能を捉えそこなう時、われわれははなしの継ぎ穂を失ったという。逆に、完結したものがひとつの意味内容を持つことを全く期待せずに、ただ、文の演算子的側面を高度に芸術化する過程をたのしむ文学が、わが国にはある。それは連歌である。連歌がもっとも濃密な文学的共世界を基盤として成り立つ芸術であることはいうまでもない。

統合失調症の人が俳句をつくることがある。俳句は、エズラ・パウンド（Ezra Pound）など今世紀当初の〝イマジスト〟の運動に衝撃を与えたように、相容れないものの共存によって起る驚きの効果が大きいからであろう。しかし連歌がつくれるとは考えられない。

急性統合失調症の人の話をテープできく時、くり返しくり返し絶望的に、相手にむかって〝継ぎ穂〟が投げかけられているのを感じる。と同時に、相手はそれをつかまえることができない。継ぎ穂は虚空にひるがえるばかりである。

私は、そのようなテープをきく時、いつもリルケの『ドウィノの悲歌』の一節を思い起す（直接話をきく時はそれほどの余裕はない）。

もちろん奇妙なことだ……
薔薇や　その他の特別に未来を約束するものに
人間的な未来の意味を与えようともせず
限りなくものおじしている両手のうちに囲われていた自分で
もはやあろうともせず　自分の名前でさえも
まるで毀れた玩具のように投げすてるのは。
……奇妙なことだ
互に関わりあっていたすべてのものが　かくもばらばらにほぐれて
空間をはためいてゆくのを見るのは。

（富士川英郎訳）

しかもそういう状態では、余裕のある沈黙の中で表現の熟するのを待つことができない。根源的な猶予が撤回され、逃げかくれができず、代理のきかない個人として独りで直面し、自己の内的資産のすべてを投じて対処してゆかねばならないのが、すべての危機の基本的条件である。とくに統合失調症の危機にあっては、世界は意味を失い、逆に意味を押しつけてくる。より正確に言えば、世界はもはや意味されるもの（所記——signifié）でなく、意味するもの（能記——signifiant）と化する。机の上に置かれたマッチの空箱は「お前がちっぽけで空っぽだ」ということを意味している（象徴しているのではない、直ちに意味しているのである)。世界は彼を追いつめる。彼には逃げ場がない。

このような、意味的な負《マイナス》の世界で、そもそも言語が可能であろうか、ということが問われねばならないだろう。少なくとも、もっとも追いつめられているのが言語であることは間違いない。

急性統合失調症者の言語が、〝継ぎ穂〟のむなしい乱舞であるとすれば、負の世界の苦悩を長く経たのちの慢性統合失調症者の言語が、対話的構造をかなり失っていても不思議ではない。真の独語《モノローグ》がすべてそうであるように、それははてしないくり返しに陥《お》ち込んでいる。

ごく少数の者は、その果てに単語や文字を新しくつくり出すに至る。

ジョイスの最晩年の作品『フィニガンズ・ウェイク』が、全《すべ》て新しくつくられたことばで綴られていることは周知のとおりである。ジョイスの場合、謎ときは、古代アイルランドの伝承や七、八世紀を中心とするアイルランド・カトリック文化にはじまり、全ヨーロッパ文明におよぶ広い文脈の中でなされる。統合失調症者の〝言語新作〟や〝文字新作〟は、はるかに狭い文脈ではあるけれども、意味されているものが、個人的で非日常的であるために謎ときは必ずしもやさしくない。ある病者は、治療者との会話の、ある特定のタイプのすれちがいに英語まがいの名をつけていた。「あ、セルピプロンですね」と彼はいい、押しだまってしまうのだった。それ以上、問いかけても、説明をもとめても無駄であった。別のある患者は、「気どる」「気どられる」「気ばる」等の一連のことばを、彼のはかない、しかし真剣そのものの悩みの源泉であるところの、彼の自我の弱さによる特有の対人困難を表現するために巧みにつかい分けていた。たとえば、「気どる」とは、自分を、強い自我をもっている他者になぞらえることによって、自分の自我の弱さを補強することであり、「気どられる」とは、他者に彼の自我が〝占領〟されて自分がわからなくなることと、「気ばる」とは、そうならぬように踏んばることであった。そのころの彼の自我の弱さは、遠くから漂ってくる音楽の一節に彼がすっかり〝気どられて〟しまうほどであった……。

彼は、小さな国語辞典を手にして、それがぼろぼろになるまで読みふけった。しかし、彼は、たとえば「勇気＝いさましい意気」といった解説に果てしなくつまずいた。多くの同義語が、なぜ同義とされるのか、そのときの彼には理解できなかった。あることばから出発した彼の思考は、カフカの小説『城』の主人公が城に到達できないように、どうしても、すぐ近くのことばにさえ到達できなかった。彼は、そのことばのあらゆる用法を吟味したが、それはただ彼をはてしない迷路にみちびくだけであった。

ここに統合失調症性の「思考障害」をよみとることはあまりにもたやすい。しかし、ことばを索《もと》める彼のカフカ的な努力に、統合失調症体験における言語の不可能性と、その中での必死の努力を学ぶべきではないだろうか。

統合失調症者の言語がそこで挫折するところの背理性をさらに完璧にするものは、統合失調症者がある意味では全く内面性を持っていないと考えられることである。彼らが自閉的であるといわれるのは、強固な壁を内面の周囲に廻らしているからではない。彼らは、実は風の吹きすさぶ荒野に裸身で立ちつくしているのである。すべては見透しである。外面と内面の境界がないとき、〝表現〟がいかにして可能であろうか？ それだけではない。フロイトが〝シュレーバー症例〟において具体的に描き出し、フランスの構造主義的精神分析学者ジャック・ラカンが定式化したように、統合失調症者の外界とは、実は、彼らが否認した内面が陰画として立ち現われる舞台である。内面の殺意が否認される時、外界からは殺すぞという声がきこえてくる。共世界から追放され、外界を〝記述〟する余裕と距離を失った言語は、内面を〝表現〟する可能性をもほとんど拒絶される。内面はすでに徹底的に外化され、〝表現〟されてしまっている。統合失調症者の世界には未知はない。すべては周到に知りつくされており、カフカの世界におけるように、「無知は罪」であり、すべては〝手おくれ〟なのである。

精神病理学は、統合失調症者の言語がいかに歪められているかを記述してきた。おそらく、それが真の問題なのではない。真の問題の立て方は、統合失調症の世界において言語がいかにして可能であるか、であろう。そして、いく重もの不可能性に抗して彼らから時としてことばが、深い意味さえ持ったことばが洩れ出てくるとすれば、それはほとんど、何らかの手違いによる奇蹟的な出来事とすら言ってよいのではなかろうか。

2

このような巨大な否定性を前にしては、イメージの世界もまた無傷ではあり得ない。もっとも豊かなイメージの源泉の一つ、夢の世界すら、脅やかされる。ひとはおそらく、統合失調症者は悪夢をみつづけると想像するであろう。そうではない。統合失調症者が悪夢をみるのは、発病の直前と回復過程の一時期なのである。始まりを告げる悪夢と終りの近きを告げる悪夢との中間、統合失調症の正午にあっては、病者はほとんど記憶するに足りる夢をみない。

悪夢とは、夢みる者がそれに耐えずに、夢の外へ放り出されてしまうような夢、すなわちうなされて覚醒へと投げ出される夢だとすれば、統合失調症の世界は、はじめから夢の内容に盛りこめないほど耐えがたいものである。白昼の世界で彼をあれほど苦しめる妄想や幻覚も、夢の世界には決して現われない。妄想的迫害者や、とがめたてる声が夢に現われる時は、病的世界の消え去る予兆、軽快のしるしである。

ある型の統合失調症者は、記憶する程の夢をみないだけでなく、また、目ざめている時もほとんど、イメージすることができない。木や家といった、きわめて基本的なイメージすら、苦渋な努力の涯にもなかなか彼を訪れない。それは、知能の問題ではむろんなく、構造的禁止、ほとんど論理的な不可能性なのであろう。

別の型の統合失調症者は、きわめてくずれた形のイメージ、すなわちロールシャッハ学者のいう、イメージの〝悪しき〟豊かさを持っている。この場合、禁止は、前者ほど全面的でなく、とくに否認している対象のイメージが存在しないか他のものに置きかえられていることが多い。前者はまとまった妄想をもちえない破瓜型、後者は妄想型あるいは非定型や境界例の病者である。

ここで統合失調症者も絵をかくではないかという反論があるかもしれない。たしかに彼らも絵をかく。あるいはそれはすでに大変著名なことであって、いまさら、統合失調症の世界において絵画は可能であるかと問うことは迂遠なことかもしれない。

われわれは、いわゆる〝統合失調症らしい〟絵が巷間に流布しているのを知っている。それと原始美術、子供の絵、あるいは現代美術、あるいはマニエリスム芸術との類似性が云々されていることも周知のことである。

統合失調症絵画が〝発見〟されたのは、『天才と狂気』の著者ロンブローソ（Lombroso）による。およそ百年前のことである。そして、統合失調症絵画が問題にされてきたのは、歴史的にみて、多少とも、この〝天才と狂気〟という文脈においてであった。おそらく、つねに芸術との類縁性が語られてきた理由の一斑はそこにある。そして理性的な近代絵画を一方におき、前理性的なものとして、統合失調症絵画、子供の絵、原始民族の絵、現代絵画を他方におくことは俗耳に入りやすい立論であろう。しかし、子供がどのような意味でも統合失調症的でなく、むしろその対極であることは自明である。いかなる原始民族も、統合失調症的でなく、彼らの中でも統合失調症者はその他の者と劃然と区別しうる。

子供の絵は、実は統合失調症絵画とほとんど類似性がないといってよい。原始民族の絵と統合失調症の絵画に何らかの類似性があるとすれば、それは、原始民族の芸術の一源泉である〝聖なるもの体験《ヌミノーゼ》〟と統合失調症体験との、構造的な相似性によるものであろう。しかし、聖なるもの体験における被圧倒感は、統合失調症体験におけるごとき主体の崩壊によるものではない。また共世界とのきずなは、聖なるもの体験においてはかえって強化、純化される。少なくとも呪術は共世界への忘我的没入を前提としている。疎外された孤独者は呪術を信じえない。まさにそのように、統合失調症者は、祭祀の熱狂の中でもひとり醒めている。かれらに催眠術が全く利かず、まじないが全然通用しないのは著名な事実である。

このような相続拒否性がおそらく統合失調症絵画とマニエリスム芸術との類似性の根底によこたわる事象であろう。なぜなら、グスタフ・ルネ・ホッケがその『マニエリスム美術』でいうように、マニエリスム芸術が、伝統志向的クラシシスムとはまさに対照的に、伝統の拒否、自生的傾向《アウトクトニツィテート》に帰せられるとすれば、統合失調症の世界も、共世界とその伝統よりの断絶、〝自生性への陥り〟とも定義しうるからである。

現代美術については、若干の保留が必要であるかもしれない。現代の画家たちの中には統合失調症体験を通過した人たちがいるからである。しかし、そのような場合でも、それが芸術である限り、一つの決定的な点で統合失調症絵画と相違する。それは、福島章氏が中原中也を論じて語ったように（「ユリイカ」一九七〇年九月号）、イマジネーションの自覚的表現という一点である。統合失調症という負の世界に転落したままである限り想像《イマジネー》力《ション》という能動性と自己凝集性、表現という内面から外面への自覚的活動は、能力的にというより原理的に不可能だからである。

神経症者をふくめても、病者は葛藤の表出を避け、芸術家は、それに敢えて就く。自分の問題を避けてとおる芸術はひとを動かすことはできない。この点も言っておかねばならないであろう。

それでは、統合失調症者にとって、絵画とは何であり、いかにして可能なのであろうか。あるいは、それは絵画が言語とはことなり一つの事物としての性質を帯びているからかも知れない。

すなわち、それは、時間に耐えて持続し、つねに一つの全体であり、しかもいつでも加筆修正にむかって開かれている。

言語においては、全体的なものを一望の下に置くことはできない。それは目にみえず、記憶によって虚空に把持される。さらにいえば〝若干の過去と未来をはらむ現在〟という意味での「歴史的意識」に支えられてはじめて在るというべきであろう。絵画はそうではない。

また、統合失調症の世界を健康者の日常と相距てる妄想という問題は、絵画においては奇妙に回避されているのである。

妄想と言語とは、今日考えられているよりも、おそらくはるかに密接な関係がある。

妄想はほとんどつねに言語で語られるという平凡な事実がある。語られも記されもしない妄想は、そもそもその存在を知ることができない。言語化されていない妄想とは、認識論的に承認しえない代物ではなかろうか。妄想とは言語である（「神話とは言語である」――ロラン・バルト『神話作用』）。ひるがえって妄想のもつ強力な保護作用を思う時、妄想とは、自我がみずからを最終的破局から保護するべく言語をもってする絶望的な試みと考えてよいかもしれない。イタリアの精神医学者ベネデッティが「妄想的世界」と「精神病的世界」を区別し、妄想から正常な世界に至る途は、精神病的世界を経なければならないとしたのは一つの達見であろう。

ところで妄想を妄想と判断するのは言語のもつ論理性である。言語がそのまま論理ではないことは、オクスフォード学派の言語哲学が説くとおりであるとしても、言語はつねに正誤の判断につきまとわれている。しかし絵画はそうではない。
「一体絵というものを否定することは可能であろうか。否、そしてそこにこそ絵と文の相違がある。絵を文として使うことはできる。しかしその場合には絵に何かがつけ加わって、それが絵に何ごとかを語らせているのだ。つまり絵の正しさを否定することができるだけで、絵そのものを否定することは不可能である」（ウィトゲンシュタイン『一九一四年〜一六年の日記』）。われわれは、妄想的な絵ということばを、妄想的な言表という意味では使うことができない。絵は妄想を解説しうる。しかし妄想それ自体ではない。それとの意味連関において、妄想の際に精神医学者をなやます、ヤスパース（K. Jaspers）のいう〝了解可能性〟の問題は絵画には立ち現われてこないのである。

むろん、人間が最終的に安住しうるのは言語の世界であろう。ことばはまさにロゴスであり、宥《なだ》められ手なづけられ人間化した現実を手もとに引き寄せる。これに反して、言うに言えないものは、〝もの自体の感情〟、対自を圧倒する即自、T・E・ヒュームの灰殻体《シンダー》験、サルトルの嘔吐体験等々につながるであろう。しかし、意味に支えられた世界が反転して意味を押しつけてくる世界となって人を追いつめる統合失調症的世界にあっては、意味に迫られていない絵画という小世界は、一つの〝ゆるめ〟を与えるものではないだろうか。

ただ、病者よりもむしろ精神科医をもふくめての〝正常人〟にとって、つまずきの石になることがある。それは、病者の絵を美的見地からみることである。私はここで美を定義しようとは思わないが、おそらく美的観照のためには、観照者の側のゆとり、距離、視点変換性、歴史的意識を必要とする。統合失調症という負の世界には、美は座席をもたないのではないだろうか。ある病者は、私に「美とは怖ろしいもののいとぐちだ」と語った。それは直ちにリルケの『ドゥイノの悲歌』第一の一句「美は怖ろしいものの始まり」を想起させた。彼は美しい、あまりに美しい装飾的な花や蝶を画きつづける人であった。むろん、〝正常人〟たちが統合失調症者の絵画に〝美〟をみとめることは、他の事物に美を感じることと同じく、自由ではある。それはおそらく〝正常人〟に潜在するところの、精神病羨望と精神病恐怖の両義性のゆえであろう。

世に精神病者、とくに統合失調症者の絵画として紹介されているものの異様さ、奇妙さは実にはなはだしい。その源流は、ワイマール時代のドイツ精神科医プリンツホルン（H. Prinzhorn）の『精神病者の描画』（一九二二年）あたりであろう。これは、ごく最近西独で復刻され、〝プリンツホルン・ルネサンス〟がささやかれている。歌手から精神科医に転じ、三年にしてこの大著を完成し、精神分析家となり、職業講演家にかわり、政治家として一九三三年に死んだこの才人の生涯はそれ自身興味の対象となろう。しかし、彼の仕事が、彼自身の患者の作品でなく、ヨーロッパ中の精神病院を精力的に訪問し、片隅に眠っている病的絵画を蒐集して得た四五〇〇枚の〝ハイデルベルク・コレクション〟にもとづいたものであり、絵画の作者すら明らかでない場合が多いことは明らかにこのコレクションの限界である。また彼の理論が当時流行のゲシュタルト心理学と、クラーゲス（シュテファン・ゲオルゲの友人である反主知主義的な精神病理学者）の表現学説によそおわれながら、実は、篤学の人ナウムブルグ女史が近著『力動指向的芸術療法』において批判しているように、ロンブローソを多く出ないものであることは、是非ともいっておかねばならないことである。どのような絵画が病院の片隅に残されやすかったか、またおそらく自己顕示的な性格のプリンツホルンはどのような絵画をあつめがちであったかを考える必要がある。さらに、統合失調症者が、放置された状態で自発的に絵をかく、いわゆる自発的描画率は、およそ二パーセントの程度であり、この二パーセントは、統合失調症者の中でも慢性妄想型、しかもその一部の言語や文字を新作しやすい類型に属する人たちであると推定する。それらを以て統合失調症者の描画活動一般を論ずることはできない。

すべての統合失調症者が奇矯な絵をかくのではない。それは事実からあまりに遠い。また、奇矯な絵をかく患者でさえも、あのような絵しか描きえないのではない。花瓶に活けた花を写生させれば、一応リアルな絵をかき、名画を模写させれば、おそろしい完成度と非人間的なまでに原画と似た模写をなしうるのである。ピカソの視覚にはものが彼が描くようにみえているのだと主張する人がいれば笑い草であろう。しかし、統合失調症者にはそう見えるのだと思っている人はいるかもしれない。しかし決してそうではない。

統合失調症者の絵画の特徴については、実にいろいろなことがいわれている。東独の精神科医レンネルトは、その特徴の膨大なリストをつくり上げている。いわく、幼児的、いわく、グロテスク、いわく、宇宙論的……。レンネルトのリストは、その膨大な形容句の集積により決定版とされているのであるが、しかし実はほとんど何も語っていないようにさえ思えるのだ。精神病理学もそろそろ、たとえ絵画研究においてさえもこのような〝形容詞で考えること〟をやめるべきだろう。ただ〝陰影づけの欠如〟だけは、真の特徴の一つである。これは、ロールシャッハ学で幼時の愛情体験欠如とむすびつけて論じられる〝濃淡への感受性欠如〟と関連がある。いま一つ、ヴォルマ（R. Volmat）のいう、訂正の欠如も真の特徴である。これは〝前意識〟の活動のその時の乏しさと関連づけて論じうるだろう。

もし私が、統合失調症絵画の形式的特徴を唯一つ挙げよと問われれば、私はためらうことなく「状況依存性」であると答えたい。孤独の中でかくときと、大勢の患者の中でかくときと、信頼できる治療者と二人きりでいる時と、彼らは全く別人のような絵をかく。仔細にみれば、描画の直前に治療者とかわした対話をはじめ、状況のどんな微小な変化も彼らの絵に影を投げかけずにはおかない。彼らは状況をのりこえる力に乏しい。状況の変動をのりこえて描画の能動性と一貫性を維持することができないのである。「統合失調症者は非一貫性に頽落している」という、現存在分析学者ビンスワンガー（L. Binswanger）

のことばは、多分そのことである。しかし、これを読む人が絶望することはない。それはいっときである。そして誰もいつでも絵が描けるときばかりではない。

したがって統合失調症者の絵画は、治療者の性格やアプローチの仕方をおそろしいほど反映する。芸術療法の研究会で展示される統合失調症者の絵画をみよう。絵画は、患者によってちがうよりもはるかに治療者によって相違する。ある治療者の受持患者の絵には眼がやたらに出てくる。別の治療者の絵にはほとんど皆無なのに……。世に流布するいわゆる〝統合失調症者らしい絵〟についていえば、いみじくもオランダの精神科医プロッカー(J. H. Plokker)は、統合失調症者を閉鎖的環境の中に遺棄した過去の時代の〝人工産物〟であると語っている。私も、それにはほとんど異議がない。

統合失調症者の絵画がそのように状況依存的だとすれば、統合失調症者の絵はわれわれに何も教えないのであろうか。いや、まさに逆である。それゆえにこそ、統合失調症者の絵は、統合失調症の世界を照らし出すのである。それだけではない。統合失調症者が彼らの内面の苦悩を絵をとおして開示できる治療的状況をさぐってゆくことが可能となるのである。治療的状況で描かれてはじめて絵は治癒力をもつことになる。そもそも芸術が、創るものにも視るもの(追体験するもの)にも、快癒させる力をもっているものだとすれば、ここではじめて、統合失調症者の描画は、芸術につながりうる正当な権利を獲得するのだと思う。それに比べては、現代美術と統合失調症絵画との外面的類似性などは、ほとんど何ものでもないとさえ言いたい。

クレーには色彩分割の絵がいくつかある（例えば「砂の上の植物群」）。統合失調症者の色彩分割の絵を私は数多く持っている。いうまでもなくこのタイプの絵では、奇矯さは全く問題にならない。しかし何という相違であろう。クレーの絵は、私に（おそらくは大多数の人びとに）カタルシスを、さわやかさを、やすらぎを与える。ある統合失調症の少年が、「これはいい。これは憩えます」と語ったのを私は忘れられない。それに対して統合失調症者の色彩分割には、盲いた壁の前に立つ思いがするものがある。この相違は巧拙ではない。クレーの苦悩も統合失調症者の苦悩と全く別箇のものではなかったかもしれない。相違はおそらく、クレーの絵はある成就の、統合失調症者の絵はある挫折あるいはなお成就への途上にあることの証言だということにすぎない。

（「ユリイカ」三巻二号　青土社　一九七一年）

絵画療法の実際

　非言語的療法といってもいろいろある。私はそのごく一部分を、しかも私流に体験したにすぎないが、技法について書く時は、自分の体験していないものを記すわけにはゆかない。それは私のルールであり、また多くの人のルールであると思う。そういう制約つきで述べることとする。だからまず、私の記すのは患者一人治療者一人の一対一治療である。

　絵画療法の適応がまず問題になる。(1)これには上限と下限がある。成人の通用の言語をその意味通りに受け取ることのできる患者(2)は通常的言語によるやり取りの方がよいと思う。もっとも、時にそういう場合でも、絵画や粘土の表現が治療の枠内における有意味な〝行動化〟として行われてよい(3)とは思う。治療の枠内で行われ、かつメッセージの意味をもつ〝行動化〟は良性で治療に新しい局面を打開しうる。(2)逆に、治療者側が、あるいは患者側が、言語的なやり取りの山場の緊張に耐えられなくなって、絵画などに一時逃避することがあるが、この逃避の意味を少なくとも治療者は汲みとって、いつか何らかの形で患者に戻す必要があろう。また患者はこういう逃避にはきわめて敏感である。

下限の方はおのずから決まる。無理強いしてもみのりはないということをわきまえておけば、大部分は、治療の枠の中で絵画療法をしようという合意を患者に対して試みるうちにおのずと明らかになる。

治療が目的であって、描画なり粘土細工をつくることが目的でないから、カラー・ショックの強い患者には無理に彩色してもらう必要は全然ない。逆にバウム・テストは、鉛筆で書いてもらって彩色しないのが正式の方法だが、私はあえて色をぬってもらうことがある。一見ととのった木が実は冬枯れの木であることが判ってびっくりすることがあるからだ。総じて、あまりに強迫的な厳密さに則ってみても治療的意味がないように思われる。絵の意味を患者が話したら、私は絵の中に字を書き込む。名や日付けも私は表面に書く。画が何百枚となると一々ひっくり返す手数もばかにならないからである。芸術としての完成を私はめざさない(4)。ある時から右下隅に日付と姓名を小さく眼の前で書く。名は「さん」付けするようになった。

一般に練習を要する方法ほど、どちらかというと作業療法に近い意味を持ってくる。かなり間を置かないと再実施できないものはテストの意味を持ちがちである。

私は、小学校低学年の人が使いこなせる程度の方法を用いる。画用紙、えんぴつ、色えんぴつ、サインペン、クレヨンかクレパス(色数は一八〜二四色くらいをよしとする。患者、とくに統合失調症患者は一般に色を混ぜたり重ね塗りをしないからである。しかし、六〇色でもそれ以上でも困るわけではない。色を選ぶのに迷うならば別の少ない色数のをさし出せばよい）、粘土、絵具、絵具筆などはなるべく診察室の〝風景〟の中にとけ込むように置いておく。使う使わないは別として、手段が手許にいくらでもあることを示す。水彩色鉛筆などよい。背景に箱庭の棚と砂箱があればなおよい。

椅子は、丸椅子は全然リラックスしないのでさける。逆に治療の場にはある緊張が必要なので患者にはふつうタバコを認めない（私も吸わないが）。治療者と患者の位置は九〇度あるいは平行とする。対面位置はふつうとらない。机は少し大き目の方がよい。角の丸いのがよい。画用紙はＡ４とＢ４の二つを用意しておく[5]。かなりの患者が小さい画用紙を好む。患者ごとに画用紙帳を用いる人があって整理には便利であるが、私はそうしていない。どちらがよいかわからないが、一枚一枚バラバラの方が患者にさし出しやすい気が私にはする。

私は、すでに存在するものから形象をよみとってゆくロールシャッハ的な方法を（狭義の）投影法と呼び、何もない空間に造形するものを構成法と呼んでいる[4・6]。この分け方だと、ナウムブルグ（M. Naumburg）[8・9]の「なぐり描き法（scribble technique）」[7]やウィニコット（W. Winnicott）のスクィッグル[10・11]は投影法であり、箱庭や私の「風景構成法」[4・6]や「空間分割法」「色彩分割法」は構成法になる。「課題画」「自由画」もどちらかといえば構成法的である。「粘土細工」[12・13]は独特の位置にあって、投影的でもあり（粘土塊のある形が存在するからその印象が手がかりとなり得る）、構成的（粘土は可塑的だから）でもありうるし、さらに重量感、触感、温（冷）感が加わってくる。あまりに細部を彫琢できないという不如意性も加わって、粘土には全体として〝粘土性〟としか言いようのない持味がある。

彩具についていえば硬いものほど知的防衛的となり、柔らかいものほど感情のあふれた、退行的、衝動的、満足許容的なものとなる。色鉛筆を一つの極とすればフィンガーペインティングは反対の極であろう。油彩もこれに近い。

画用紙はかるく黄色味を帯びていた方が情緒的表現を易しくし、青色味を帯びていると、知的防衛的表現（したがって安全）になりやすいようだ[14]が、実際は揃えて置くのがむつかしいので私はもっぱら白色画用紙にしている。

適応の幅のひろいのは粘土と空間分割法である。

粘土は、手の内に収まる程の大きさに分けておく方がよい。私は石膏入りの紙粘土を使っている。油粘土は好まない。つくるそばからぐにゃりと曲りやすいからである。治療者はふくろから取り出して（空気にふれると使えなくなるのでビニール袋に適当量の塊を二、三個ずつ密閉しておく）、自分の手で一こね、一にぎりしてからさりげなく患者に渡す。二つに割って、一つを相手に渡し、残りを私がこねこねする。こうしていると患者は何か安心するようであり、私のほうも自由連想がしやすくなる。他の場合でもそうだが言語的なやり取りが一段落してからの時点である。はじめに「これは紙粘土で、どんな形にもなる。こねていて形が思い浮んだらそれを仕上げてごらん」という位のことを言えばよいと思う。慢性統合失調症の人が、初回は〝粘土ショック〟を起こして、体が緊張してガタガタふるえたりすることもあるが[12・13]、これは大体克服できるものである。攻撃性をもてあましている患者にも適しているように思う。粘土は奇妙に攻撃衝動を吸収する力があるようだ。造形しなくても、粘土をこねている間はまとまった言語的やりとりができる患者も少なくない。粘土細工の土台は適当なサイズの板でもよいし、間に合わせには画用紙を一枚犠牲にしてもよい。出来上ったら（治療者も「関与しながらの観察者」だから）、いっしょに眺めて「これは何だろう。何しているところだろう」などと話し合うとよい。保存は簡単で、こわれても接着剤で簡単に修復できる。氏名、年月日、記事は小紙片に記して接着剤で貼りつけるとよい。保存は透明な引き出しのついた戸棚がいちばん便利である。粘土のシリーズだけで治療がどんどん進行する例もなかにはある。

いっぱんに（一）二次元に叩きのばされた形、レリーフ（浮彫）、（二）硬い幾何学的な形、（三）部分をつくって接合した寄木細工、（四）一塊からひねり出したもの、に分けられる[1]。また、凹んだ形と突出した形とがある[12・13]。どうやら凹んだ形から突出した形へと移行する例が多いようだ。

別に、初期の患者は粘土塊を冷たいと感じ、指先だけでこねる[12・13]。指が粘土にじっとりと馴染むかどうかも大きな指標であろう。頻回実施して長期にわたることのできる方法であり、今後の発展が見込まれる。なお、写真に撮ることもよいが[15]、学会発表や書籍雑誌はスケッチしたほうが治療者の理解の仕方が分ってよい（フランソワズ・ドルト女史の例はスケッチである[16]）。

空間分割法とは、まず画用紙の四辺に沿って治療者が枠を画き（これがないとひどくやりにくい）、「この中を適当に分割して下さい」という方法である。「直線だけですか」「斜めの線でもいいですか」という質問にはどのようにしてもよいと答える。この方法はもっとも基本的な構成型の方法である。出来上ったものを二人で眺めて、「好きな色をそれぞれの枠にわり当てて下さい」といえば分割彩色法となる。

誰でもできそうに思えるが、急性精神病状態の人にはこれが全くできないのに気付いてびっくりされる人も多いだろう。言語の文法的骨格がしっかりしている場合も少なくないのに、である。急性幻覚妄想期をすぎると、弱々しいタテ十字、斜め十字の分割がはじまる。これだけで患者は非常な疲労を訴える。一見まとまってきて明日から学校や職場へ行けそうに見える場合にもそういう事が起こる。こういう場合は、患者の〝力〟の再生の自己モニタリングに使えるだろう。患者はこの簡単な〝仕事〟のもたらす疲労をつうじておのずと納得する。そのうち分割は急に豊富になり、色もぬれるようになる。時には、カラー・ショックのために彩色できぬ人も、線に色彩を接触させられぬ〝接触回避《コンタクトショイ》〟という現象もみられる。

一般に線が中心に集中する集中型とそうでない非集中（分散）型とに分けてよいだろう。集中型のパターンは改善、悪化いずれの方向にせよ患者が動いている時であり、非集中型の時は、治療はぐずつくが、行動化などに関しては前者の時よりも安心していてよいように思われる。

ユングが、エランベルジェのいうところの彼の〝創造の病い〟[17]からの回復期にマンダラを多数描いたことは知られているが、分割彩色法による自己治療ともいえよう。回復期の山場にはいろいろなマンダラ模様が現われることが少なくない。

この方法は、今まで主に古い患者に実施されてきたようだが、絵画療法への導入にも使えるし、回復期初期にはユングの場合のように大きな価値を持ちうる。なお、一枚の画用紙を交互に分割し交互に彩色する方法が最近開発された[18]。

また、分割する力のない重症の人のためにぬりえのパターンを工夫して成果を上げている人もいるが[19]、未発表なので、触れるにとどめておく。

なお、構成法、投影法のいずれにかかわらず、画用紙の四辺を治療者が患者の眼前で枠づけしてから手渡す（予め画いておいたり印刷するのではない！）ことは、一般には描画行為を容易にする。これを「枠づけ法」[4・20]（中井）という。枠㊉と枠㊀の二枚を比較するのを「枠づけ二枚法」[20]（中井）という。一般に枠づけられた紙への描画の方が――その容易化によって――その人の思わざる内実、ホンネ、等々を示し、逆に枠づけのない方はむしろ外にそう思われたいという建前を示す傾向がある。この点からみて分るように、急性精神病状態や極めて不安定な状態の人には枠づけ法はむしろ禁忌である。枠は保護するもの（カルフ D. M. Kalff）であると同時に表現を引き出すものという二重性があるようだ（原ロールシャッハ・カードには枠があった[26]）。

さて、構成法で連続実施できるものといえば課題法であろう。徳田は、はやくから、「太陽、木、家」にはじまり「自分と宗教」といった高度な内容にわたる課題画の系列を発展させた[21]。バウム・テスト（樹木描画法、コッホ[22]）も、テストとして発展したが、治療的意味で用いることも可能である[補注1]。さらにＨＴＰ（家・木・人）法も同じくテストとして発展したが治療的意味を持ちうる。患者が自然にそれから洞察を得たり、その描画をはさんでの洞察を得ることに傾けば、それは治療的場面である。ＨＴＰ法については、さきの枠づけ法と組み合わせて、枠づけた紙をさらに三つに仕切り、それぞれのコマの中に、Ｈ、Ｔ、Ｐを描画することと、枠づけた紙の中にＨ、Ｔ、Ｐを一緒に描画することと、枠づけない紙の中に三つを一緒に描画することを、この順に行なわせる「多元的ＨＴＰ」（細木、中井ら[23]）がある。一般に第一は孤立的状況、第二は家族など患者に比較的宿命的な状況、第三は学校、職場など比較的自由に出入できる状況を表現すると考えて妥当なことが多い。なお、家、木、人には、従来いわれている以外に第二の意味があって、家は住まう身体、木は育つ身体、人は対人的な場で活動する身体としての、それぞれ自己の身体性を表現していると考えた方が理解できる場合がある。[27] 第二の読み方として念頭に置くとよいだろう。

徳田らは「多元的ＨＴＰ法」をとりあげ発展させて「syn-HTP法」と命名し、精密な読み方を展開しつつある。[24]

自由画法も、構成法に加えてよいだろう。患者が自宅自室で仕上げたものをいわばメッセージとして面接の場合に持参することがある。この場合はただちに絵画をはさんでの対話になる。

箱庭療法は頻回かつ長時間実施できる構成法である。これについては多くの書物が書かれているからくわしく述べない。ただ、精神病段階にあるものに対してはカルフ女史みずから禁忌としていることであり、私も、社会復帰段階においてはじめて用いるのが妥当と考える。[1・25]

箱庭療法の実施可能性を験す意味で考案した「風景構成法」（中井）が意外な発展をみることとなった。[4・6] これは、一枚の画用紙を患者の前で枠取りしてから、「いまから私の言うものを次々に書き込んでいって全体として一つの風景にして下さい」というものである。一つのものを描き込んでから次のものを告げる。その順序は、川、山、田（以上は大景)、道、木、家、人(中景)、花、動物、石か岩か(近景)、「あと何か足りないと思うもの、描き込みたいもの」である。全体の統合性(整合性)、豊富性、分化性、空間の奥行きを大観してから、個々の意味を考える。箱庭よりもどうも安全らしい。また、十数年前に描いた絵を人は一般に記憶している。私も折々に描いた自分の風景をよく覚えている。

これに対して、投影法の主要なものは、ナウムブルグ女史の「なぐり描き法」[7]である。これは(原法は木炭だが)、サインペンと画用紙を与えて、なぐり描きをさせ、終ったところで、「さてこの線を手がかりにして何かものの形がみえて来ませんか」と問い、答えをきいて、「ではそれをこの紙の上で仕上げて下さい」と彩具をわたす。「線のとおりでなければいけませんか」などの問いにはすべて、「線をどのように利用してもいいのです」「線はいわば手がかりです」などと答える。出来上ったものを二人で眺めて、話し合う。これに、「枠づけ二枚法」を行うと、奥行きのある描画の場となることが多い[20]。二枚目の「枠なし」性が先行する「枠あり」によって強調されるのだ。

ウィニコットのスクィッグル法は、患者がなぐり描きすれば治療者がそれに投影して仕上げ、こんどは治療者がなぐり描きして、投影と仕上げを患者にやってもらう。この場合、やりとりは迅速に行われ、絵としての完成は二の次、三の次のようである。実際やってみると、治療者のかかえている問題が出たり、転移の形が現われたり[8・9]、攻撃的挑戦的な構えが現われるので、恐ろしいほど正直なものだと思う。

以上、いくつかの方法をかいつまんで述べたが、（一）一枚の絵からは何もいえないこと、（二）関与しながらの観察が重要であること、の二点を述べておきたい。

一枚の絵から引き出す解釈は、恣意的な解釈になりやすい。患者とその生育史、状況についての知識が深まれば深まる程、われわれは一枚の絵から多く、そして確実なものを汲み取りうる。さらに治療過程に沿って縦断的に何枚かの絵をみてゆく時、その現実性は深まる。そして以上にまして重要なのは、描画の際の治療者の関与的観察である。患者の筆のためらい、あわててぬりつぶしたもの、最後まで空白に残そうとしたもの、そういったことは実に多くの事を教えてくれる(3)。

教わったものを患者に還元するのが解釈であるが、しばしば多くを語る必要がないのが描画療法の特徴である。弱々しい羽でとびたとうとしている鳥の画に対しては、「この鳥はとぼうとしているのでしょうか、それとももう少しとためらっているのでしょうか」というつぶやくような問いで十分であり、「まだ少し羽をあたためてからの方がよさそうですね」という患者の答えは十二分すぎる程の自己解釈である。

一般に転移も描画を交える時、よりおだやかなものとなる。表現という行動がそれを可能にするのか、描画という行為、描画されたものを介在させての治療の場がそうさせるのか、いろいろな考えがありうるだろう。

夢の辞典がないように、描画についても一読して了解できる辞書的な便利なものはないし、今後も多分できないだろう。しかし一般に正しい解釈とは、一つの手がかりでなく多くの手がかりのベクトルが同じ一点をさすような形で明らかになってくるものである。投影法にはその宗祖であるロールシャッハの、構成法には箱庭療法の読み方が参考になり、これらに実地に親しむことが、描画療法の理解を深めることを付言する。そして沢山の画を見ることと。

（「芸術療法」牧野出版　一九八二年）

文献（初出当時のままとする）

（1）中井久夫「精神分裂病の寛解過程における非言語的接近法の適応決定」、「芸術療法」四号、一三―二五頁、一九七二年。
（2）Balint, M.: *Basic Fault—Therapeutic Aspects of Regression*, Tavistock, London,1968. 邦訳『治療論からみた退行―基底欠損の精神分析』（中井久夫訳）金剛出版、一九七八年。
（3）中井久夫「〝芸術療法〟の有益性と要注意点」、「芸術療法」七号、五五―六一頁、一九七六年。
（4）中井久夫「精神分裂病者の精神療法における描画の使用」、「芸術療法」二号、七七―九〇頁、一九七〇年。
（5）中里均、私信。
（6）中井久夫「描画をとおしてみた精神障害者とくに精神分裂病者における心理空間の構

造」、「芸術療法」三号、三七―五一頁、一九七一年。

（7） Naumburg, M.: *Dynamically Oriented Art Therapy : Its Principles and Practice*, Grune & Stratton, 1966.

（8） Winnicott, D. W.: *Therapeutic Consultations in child Psychiatry*, Hogarth Press, London, 1971.（この本が実例がいちばん多い）

（9） 中井久夫「ウィニコットのSquiggle」、「芸術療法」八号、一二九―一三〇頁、一九七七年。

（10） Kalff, D. M.: *Das Sandspiel, seine therapeutische Wirkung auf die Psyche*, Rascher Verlag, 1966. 邦訳『カルフ箱庭療法』（河合隼雄監修、大原貢・山中康裕訳）誠信書房、一九七二年。

（11） 河合隼雄編『箱庭療法入門』誠信書房、一九六九年。

（12） 野村（現溝口）るり子「粘土造形を媒介とした分裂病者の世界」、「東大分院神経科研究会報」No.1、一九七五年。

（13） 野村（現溝口）るり子「分裂病者等の治療場面における粘土造形について」、「芸術療法」七号、七三―八〇頁、一九七六年。

（14） 中井、未発表。

（15） Pankow, G.: *Dynamische Strukturierung in der Psychose*, Huber, Bern, 1957. 邦訳『身体像の回復』（三好暁光訳）岩崎学術出版社、一九七〇年。

（16）Dolto, F.: *Le cas Dominique*, 1971. 邦訳『少年ドミニクの場合』（小此木啓吾・中野久夫訳）平凡社、一九七五年。
（17）Ellenberger, H.: *The Discovery of the Unconscious*, Basic Books, New York, 1970. 邦訳『無意識の発見』（木村敏・中井久夫監訳）弘文堂、一九八〇年。（初出文献でなく――それは『カナダ哲学会誌』――最も入手しやすいものを挙げた）
（18）中里均、「芸術療法」九号、一七―二四頁、一九七八年。
（19）後藤佳珠、私信。
（20）中井久夫「枠づけ法覚え書」、「芸術療法」五号、一五―一九頁、一九七四年。
（21）徳田良仁氏のみごとな実例に筆者がはじめて接したのは一九六六年秋、東大分院における氏の講演においてである。
（22）Koch, C.: *Baum-Test*, Huber, Bern, 1967.
（23）細木照敏・中井久夫・大森淑子・高橋直美「多面的ＨＴＰ法の試み」、「芸術療法」三号、六一―六九頁、一九七一年。
（24）丸野廣・徳田良仁・徳田秀子・荻野恒一「破瓜病的心像世界へのイメージ絵画療法的接近」、「芸術療法」六号、二三―三九頁、一九七五年。
（25）中井久夫「精神分裂病状態からの寛解過程――描画を併用せる精神療法をとおしてみた縦断的観察」、宮本忠雄編『分裂病の精神病理２』東京大学出版会、一九七四年。
なおとくに徳田良仁氏とそのグループおよび市橋秀夫氏、高江洲義英氏らのグループの方法については、「芸術療法」誌上に多数の論文があり、本文の短を補うものとして是非参照していただきたい。

追加

(26) Ellenberger, H. E. (中井久夫訳)「ユスティーヌス・ケルナーからヘルマン・ロールシャッハへ――インクブロットの歴史」、「ロールシャッハ研究」二・三号、金子書房、一九八一年(原文未刊)の口絵参照。おそらくヴァルダウ精神病院で有名な患者画家ヴェルフリWölfli の絵(同じく口絵参照――何重もの枠の中に描き込まれている)をみて触発されたのだろうが、ロールシャッハは何も触れていない。原版から枠が削除されたのは、印刷上の困難のためだろう。

(27) 中井久夫「心身症の一例」、『臨床精神医学論集』土居健郎教授還暦記念論文集刊行会、星和書店、一九八〇年(限定出版)。

補注

(補注1) 統合失調症者や老人におけるバウム・テストの一見の貧しさは「伸びゆくもの」としての樹木が遠いためもあるかも知れない。統合失調症者に楽しい歌を合唱させると呻き声のようなものが混るという音楽療法家の報告と関係があるだろう。

(補注2) プレオリジナルは芸術療法技法書の一章としての寄稿である。

【文庫版への追記】

1　粘土

その後、いろいろな方法が「芸術療法」誌に発表され、一部は単行本になっている。粘土については溝口（野村）るり子の上智大学卒業論文がある。これは東大分院研究誌に再録されたがすでに入手困難であるので簡単に紹介する。それは粘土への馴染みを表わすもので、記しておく価値があるので記憶により要約する。

彼女は、私の患者がつくったダンボール箱七つの粘土細工を青木病院のホール一杯に並べ、修理して行った。またクラスメートに粘土細工をつくってもらって、その過程と結果を観察し記録した。

それを要約すれば治療の場における患者の改善は一般に、治療者がこねてみせてから半分をポンと手渡す時、

（一）表面がざらついたものから滑らかに進み、

（二）表面がなげやりからやさしく愛撫したものへと進み、

（三）手を開いてもらうと、粘土が指先だけついているのから全体をまんべんなく「濡らす」ようになり、

（四）手と顔の表情が熱いものをこわごわさわっている感じから、餅でもこねているよう

な安心したやわらかさになり、
（五）粘土を「冷たいもの」から「あたたかいもの」と感じるようになり、
（六）「はい」とか「これでいいかな」とか「何々です」と具体物の名を挙げる。絵の具で「色をぬってみるかい」と誘うこともあるが、無理強いするものではない。

なお、強迫症の人が粘土を汚ながって嫌うかというと、最初のためらいはあっても、むしろ熱中して、汗をだらだら流しながらこねることがふつうである。粘土は攻撃性の良い吸収剤といってよいことが多い。私の治療においてつくれなかったものは一人だけであり、それもさわるには「熱すぎる」ものを扱いかねるごとくであった。そして、その間こねている治療者側の作品は、ふつうどんどん変形してゆくが、転移をよく表わしていることが少なくない。どうしても「サメ」が出来てしまうこともある。

2 無人島物語

これは、ノートルダム女子大の藤川洋子教授（もと家裁調査官）によれば、家庭裁判所で古くから行われていたとのことであるが、私は刊行物にみかけたことがない。星新一の「無人島マンガ」コレクション（文庫本にまとめられていたが入手困難）がヒントであって、要するに無人島を描いて下さいと画用紙をさし出すのである。できあがると、「なぜかわからないがあなた（キミ）はこの無人島に流れついてしまったとしましょう。としたら、あなたはどうしますか」とたずねる。無人島に流れついたら、まず、当分の暮らしを考えねばならず、しかし、いつまでもおれないので脱け出す方法も講じなければならない。それをどう考え出すか、である。

これは非行少年には特にむずかしいというのが私の印象である。脱出の手段がなかったり、暮らしの方法がないことが少なくない。たいていの人はストーリーを持った物語をつくる。一般に一つの方法、それも脱出か定住かどちらかになる。

治療の進行とともに島が小さくなり、ついに消えてしまうケースが、甲南大学文学部人間科学科大学院生時代の津留香《つとめかおり》の修士論文にある。その人は毎回描いてもらう、というより進んで描く人だったが、ひきこもりといっても、有名私大に入学してはすぐ中退する傾向が著しかった。彼は私の知る最後にはあるスポーツのコーチとなって、その先輩を畏敬するようになった。

3　誘発線法

これはぬりえの線を次第に省略して行ったところから始まったもので（『最終講義』〔みすず書房〕の島の絵参照）、私が日大精神科に招かれた時に話したらしいが、そのまま、日大児童精神医学グループと神戸大の私とで別々の発展を遂げ、日大再訪の際に、「どこから伝わったか分らないが、ひょっとしてセンセイでは？」とたずねられたものである

（省略ぬりえ法とは、ぬりえの線を少しずつ減らしてゆく方法である）。

日大パターンはB４の大きな紙を用い、数回の通院の間に完成させるもので、私は使ったことがないから紹介できないが、後藤・中井の論文が「芸術療法」誌にある。

神（戸）大パターンは次々に「私の描くパターンから出発してものの形として仕上げて下さい」というもので、A５（A４を半分にちぎる）に次々に私が描くそばから仕上げてもらい、次に移る。

それは

(1) ᗰ (2) ʌʌʌ (3) ∫ (4) ◯

の四つである。(1)「きゅっきゅっきゅ」、(2)「じぐざぐ」、(3)しゅーっ（よく「積分記号」といわれる、(4)「ぐるっ」と略称し、そう唱えつつ描いて渡すこともある。

私は、一般に「これで何がわかるのか」という質問には「わかるのではない。感じるのだ。フィールだよfeel」と答えて、それ以上何かいわれたことがない。なお、他の絵もそうだが、できあがると、二人の前に片手でかざして「できましたね」と眺める。二人が肩を並べる位置にあるので達成感もあって、わるいものではないだろう。なお、車のついた回転椅子で同じ形のもの（クッションは中等度に硬め。ふわふわはよくない）とする。応接セットは対面だし、何よりも絵がかざしにくいので私の好みではない。

この誘発線法はロールシャッハのカードの順序をなぞりつつ、ロールシャッハと反対の面がある。ロールシャッハは全体反応が最大であるが、誘発線法は全体反応が最小である。私は、イントロダクションの第一パターンで心構えをつくり（第一カード）、第二パターンでとげとげしく馴染めないものを乗り越え、一転して、丸で収めたい。つまり、患者に手足を伸ばしてほしいのである。中国の作詩法である起承転結の表れと思ってもらってもよい。起承転結は、イギリスにイタリアの詩法であるソネット（十四行詩）が入った時にも、四行・四行・三行・三行のそれぞれに起承転結に実によく似た解説がされているので、何か、人間の言動の深みにつながっているように感じられる。解釈は、私はロールシャッハのようには書きたくない。まずロールシャッハでいう平凡反応に相当するものを書いておく。これはあくまで例であって、これがノーマルとか何とかいうものではない。

（一）指、手、丘、怪獣の背、など

（二）ノコギリ（アルプスのような山）、並んだ家のヤネ、など

（三）坂、スベリ台、滝（いちばんバリエーションがある）など

（四）太陽、ハンバーグ、など

ロールシャッハとちがい、形式分析ではなく内容分析が主である。形式分析が解釈に解釈者によるデリケートなゆらぎがあるのに対して、内容分析は単純明快である。京都大学で生物学を研究し、おそらく生物分類学を持ち込んだ甲南大学の故・藤波教授は、ロール

シャッハ法で内容分析を重視し、反応の一位から二十位までを正常反応、五十位までを準正常反応、それ以下の反応を異常反応としたが、この正常なるものは、ベトナムまでと、ラオス、カンボジア以西とでは全く異なることを示した。つまり、文化によってロールシャッハの認知は大いに異なるのである。そしてロールシャッハの正常反応は欧米の反応をもととしているが、このユーロ・アメリカン中心主義も、年代とともに変化する診断学と同じである。

ついでに述べれば、精神医学的診断の時間的安定性はノルウェーのオスロ大学・故アストルップ教授が示したように、かなり不安定であり、アストルップによればスキゾフレニアについては当時東ドイツのシャリテ病院（ベルリン大学付属病院）のレオンハルトの三十六分類がもっとも時間耐性（〝賞味期限〟というべきか）が長いとしている。そのため、アストルップは半年に一度レオンハルトのもとに赴き、自己の診断を修正していたとあるが、レオンハルト自身の変化は問題にできないわけである。精神医学における不安定性は三十六分類が七プラスマイナス二以上のツールを人間に使いこなせないというミラーの原則をはるかに越えていることとあいまって、「ホモ・クラシフィカンス」（分類するヒト）の不安定性の一端に触れているかも知れない。

最近、生物進化（変化）の速度が従来考えられていたよりも何層倍も速いことを示唆するデータが多い。ヒトも例外でなく、進化精神医学が擡頭してきた。私はスルグ＝オウエンの言う接合症 mating care にもとづいて『分裂病と人類』を書いたことがあるが、その変化の速度は特定できていない。その後、ヒトのヴァギナから卵に至る経路上の淘汰圧が予想を越えて高いらしいことが示唆されている。なお、クリトリスの全貌の再発見も、ペニスの瞬間的な血液の出入すなわち勃起とその解消の電子顕微鏡的解剖学も二十世紀末のできごとなのである。この部分の解剖、生理、生化学に生涯を捧げる人は少ないのかもしれない。

4　中里均氏の二人分割法

二人の人間が枠づけした空間を左端と右端から交替に分割線を引いてゆく方法である。ふつうの例では相互にためらいつつ他端をめざすか、中心にむかうか、どの辺りでためらうか、衝突をどのように回避するか、中央に残る白い部分をどうするかは非常に微妙な人間関係の持ち方を示す。リスクは意外に少ないが目下のところ慎重に行うべきであり、少なくとも片一方は成熟した人であることが必要な方法である。たとえば、ある初老の男女がこれを行った時、最後の白い部分に小さい虹を描いたのが印象的であった。

上智大学の香月菜々子さんの『星と波描画テスト』(風景構成法が大部分、昼の世界であるのに対して夜の世界)、あるいは伊集院清一氏の風景構成法に上下左右を描き足してもらう天象地象加味法、山中康裕氏のけんらんたる方法などがあるが、私は使いこなせていないので、恐縮ながら割愛させていただく。

最後になったが、私が、これらの方法を三十年以上使いながら論文にしなかったのは固有の怠惰と並んで特に教育界において濫用されることを恐れてのことである。家族にやってみることもすすめられない。医学の用具で危ないのはメスだけではない。

ウィニコットのスクィッグル

イギリスの小児科医で精神分析家でもあったウィニコットは、その症例記述がみごとで、精神療法の現場に居合わせる思いがするのだが、彼の遺著の *Therapeutic Consultations in Child Psychiatry*（『小児精神医学における治療相談』）は、彼が患者の少女と〝スクィッグル（squiggle）〟をし合う事例集である。スクィッグルは、どうも昔からイギリスの――他の国にもあるのかも知れないが――少年少女がやる遊びであるらしい。どういうものかはメリアム・ウェブスターの大辞典の記述でもよくは判らないのだが、ウィニコットの記述を読んでいると、どうやら、一方が「なぐり描き」の描線をして相手に渡す。すると相手はそれに投影して絵画を仕上げて「どうだ」と返す。こんどは立場をかえて同じことをやり「こうなんだ」と示す。そういうことをくり返してゆくらしい。ウィニコットは、手だれの人であるから、それを手がかりにみごとな精神療法的対話をひき出してゆく。現場をみた人があればご教示願いたいのは、こういうものは文章からだけでは誤解しやすいからだ。とにかく、私は、ある種の患者には、私なりに解したスクィッグルを、――つまり相互なぐり描き法だ――やってみる値打ちがあるのではないかと考えた〔今年〔一九七七年〕の芸術療法学会に提出すると思うが教室〔名古屋市立大学〕の中里均氏は違った平面で精力的に交互法を追求していること、この大学の精神科の雰囲気が人によって多少ニュアンスは違っても interpersonally oriented といえそうな背景も試行をやさしくしたと思う〕。

私はこういう風に場面を設定した。面接のある場面で、こういう風に患者にきり出す。「こういうことをしてみないか。いままでと違ってね――というのはたいていナウムブルグの〝なぐり描き法〟を経験している相手だからだが――ぼくが枠をかくから、その中に君がなぐり描きをする。いつもと同じでどんな風に線をかいてもよいんだ。何も考えないでね。そいつをぼくが頂いて、ぼくにみえるとおりにぼくが仕上げる。その次には反対に君が枠をかいてぼくがなぐり描きして君が仕上げるんだ、いい？」

患者が乗り気を示して承諾してからはじめる。漫然と試みるのはもとより意味がない。ウィニコットは、治療回数が限られている時、一回の面接でできるだけの情報と治療の進展を得ようという目的で行うようである。これはロンドンに分析医が集中しているという御国の事情もあるようで、患者は随分遠方から長距離列車にのって来ているように読める〔序でながらイギリスでは、精神病院から退院したら直ちにＧＰ〔家庭医〕に患者を戻さねばならないので中間施設などの必要性がわが国と違った重要性を持つらしい。ウィニコットが終生小児科開業医でもあったらしいのは、この事情と関係しているかどうか……つまり病院と家庭医とだけではその間に大きなギャップが生れそうである)。

私の場合、治療のヤマ場で使って行った場合と、ふつうのなぐり描き法にのらなかったり、常同的な投影しかしない慢性統合失調症者に用いた。前者は主に強迫神経症のグループで、サリヴァンが言っているように強迫症者には直接言語的解釈よりも間接的にそれとなく告げるのがよいという。サリヴァンは「一般にはこういう場合はその底にこういうことがある場合が多いですよ」と告げておいて半年ぐらい待つと患者が自分で発見した意見として言い出すという。間接的あるいは一般論的告げ方のほうが相手の防衛の隙間から滲透しやすいからであろう。

さて、ふつうの「なぐり描き法」とどう違うかだが、神経症者でも統合失調症者でも共通なことは、患者が目に見えてくつろいでなぐり描きできること、したがって、描線がのびのびして変転自在になることだ。この二つは顕著であって、別人かと思う程である。神経症者の場合、転移関係がぐっと前景に出てくる。患者もだが、治療者の反対転移がまぎれようもなく出る。しかし、絵に出る位のものは当然、表情態度に意識しないで出ているはずだから、絵に出て困るというものではないと一般には私は思う。ただ、こちらに肉親の病とか、とにかく精神的に不安定になる要因のある時は控えた方がよさそうだ。教育分析で出るべきものがこんなところで出てしまいかねないだろう。こちらが自由無碍に動ける注意性を保持しておけることが――すべての精神療法の前提と同一だが――条件になるだろう。絵はごまかしが利きにくいので、この条件の自己テストに恰好である。どうもよくないと思えば妙な投影的逆転移にこじれこまないようにしつつスクィッグルを切り上げその回の面接を何とか収束させることがよかろう。不安定な人格の、あるいは目下不安定な精神状態の治療者にはすすめられないがそれは実は精神療法一般も同じことである。なお治療者の陰性転移は、治療者が描線を描く時にも分る。イジワルな線、挑戦的な線が出来てしまうものだ。

統合失調症の場合、主に〝なぐり描き〟にはっきり回避的な破瓜型の人が回避しなくなる（もっとも治療関係の成立していない人にやらせる筋のものでないのは一般の〝なぐり描き〟と同断である）。破瓜型と強迫症というと常同的な描線を描く双璧だが、ともに常同的でなくなってくるし、また、こちらのかく非常同的な描線にも十分投影し完成する。

スクィッグルの場は、患者からみてワン・ウェイ・ミラーでないところ、治療者患者双方にとって半透明な柔らかな交通の場の印象がある。ここで、一般の〝なぐり描き法〟のように通時的な追跡が困難になるではないかという反問があるだろう。実際にはそれ程でもないので、患者は、自分の描線に治療者が投影して描画しはじめると「ぼくならかくかくにするがなあ」「私には何々にみえたんだけど」と呟くことがよくある（描線を透き写しして患者にも仕上げてもらうことができる）。一般論としては治療関係に一層集中した通時的追跡になるので精神病理よりも精神療法の跡が残ることになるだろう。

ウィニコットは一回に十枚ほど行うこともあるようだが、私はたかだか四往復、大体二往復である。またウィニコットのように一枚を何往復もさせることはなぜか少ない。絵になってしまうからか。第一回を枠あり、第二回を枠なしでやるようにしているのは、「枠づけ二枚法」の手法の延長だが、意義は多少変ってくるようである。治療者が「枠なし」の仕上げ側に回る必然性は薄いようだ。最後にどちらが先に仕上げ側に回るかという問題があるが、現実は治療者先行の方が患者の緊張がはるかに低い（反対だとテスト的になるのはみやすい道理だろう）。元来ウィニコットがそうしたように児童精神医学には、とくに思春期例にかなり広い応用領域がありそうに思える。

後で知ったがScharbach, H.: Cinq cas de psychopathologie infantile et leur expression graphique, *Revue de neuro-psychiatrie infantile*, mars, 1976 はスクィッグルを用いた症例報告である（シャルバック氏は中堅のフランス児童精神科医で、氏と一九七七年のハワイでのWPAの会場で隣り合い、氏に、日本ではスクィッグルというのをやっているかね、とたずねられ、大分普及しているよ、と答えると驚いていた。なお山中康裕氏は一九七九年のミラノでの国際芸術療法学会で氏と知己になった由である）。

（「芸術療法」八号　一九七七年）

補注

この論文はウィニコットのスクィッグルを日本で最初に紹介したものとなった。なお「芸術療法」一九八二年の私の論文を参照のこと。

絵画活動

1　まえおき

絵画活動は、精神療法とレクリエーション療法と作業療法とを頂点とする三角形のどこかに収まると、まず考えることができる。

これに個人対個人で行う場合と、グループで行う場合とを考え合わせると、図（一九九頁）のようになるだろう。

実際の絵画活動は、この立体の内部のどこかに位置づけることができる。これを頭に置きながら話を進めてゆきたい。順序は、やさしくて、よく行われるものから先にしよう。

2　作業療法的絵画活動

整形外科の領域では作業療法とレクリエーション療法ははっきり区別できるはずである。ところが精神科領域では、この区別がはっきりしない。三角形でいえば、底辺を左へ行ったり右へ行ったりしているのが、現実の活動である。

だから、「作業療法的・レクリエーション的絵画活動」というのが正しいとは思うが、長たらしくて舌をかみそうになる。そこで、現実の活動の「作業療法的な面」をまず取り出して述べることにしよう。

「作業療法的」とはどういうことだろうか。それは、人間活動の「働く」という面に関係している。「働く」とはどういうことか。「ものをつくること」と単純に考えてはなるまい。電車を運転することをはじめ、第三次産業とかサービス業といわれるものもむろん働くことである。実際、日本では現在サービス業のほうがはたらく人の半数を超えている。だから、作業療法は「ものをつくること」に限らなくてもよいはずである。「働くこと」は、人間が頭と身体を手順よく使って人間の役に立つ「もの」を作ったり役に立つ「こと」をすることなら何でも含めてよいと思う。こういうと、人間の活動の全部が入ってしまいそうだが、そうではない。では他にはどんなものがあるだろうか。

「働くこと」は、日常的な地味なことである。むかしのことばで言えば「ケ」という。「ケ」に対するものは「ハレ」である。「晴れの日」という時の「ハレ」である。「晴れの門出」とか「晴れの受賞式」とか「晴れの本舞台」というように、特別の日であり、日常の流れから飛び出た事件であり、広い意味では「お祭り」である。

実は、「お祭り」「ハレ」の面が前へ出てくるとレクリエーション療法となる、と筆者は考える。こちら側に近いものには「遊び」「休息」「消費」「おしゃべり」などがある。「遊び」も「休息」も「消費」も、みな「働くこと」の反対語である。こういうことも「働くこと」に劣らず重要である。人間同士のコミュニケーションは、日々の食物や水と同じくらい大事なものである。孤独な人は短命であるといわれるほどだ。コミュニケーション性は、「遊び」「消費（買い物、飲食など）」のほうが「労働」「作業」よりも多く、内容も濃い。

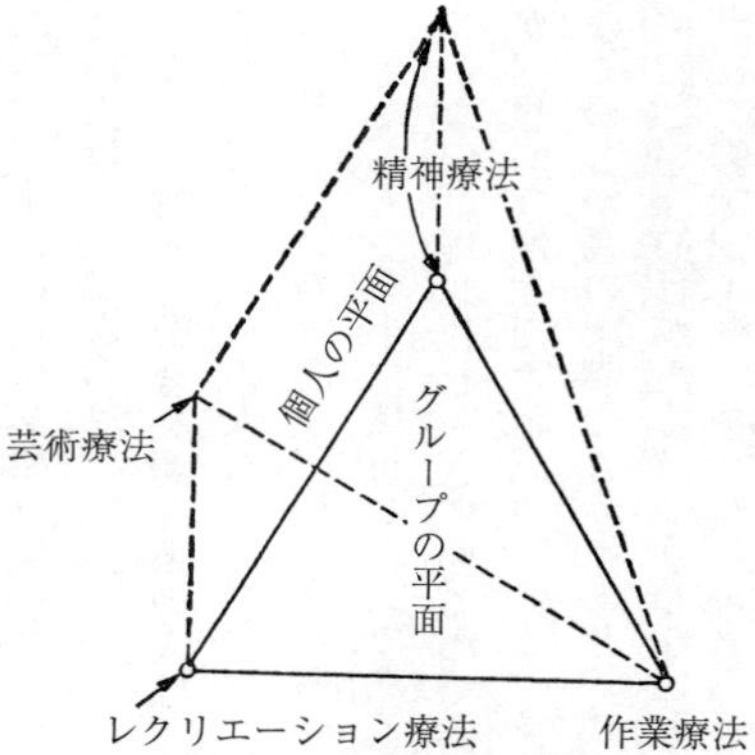

絵画活動をこの立体のどこかに位置づけることができる。

一寸余談になるが、新しいアメリカの精神障害診断基準の中で、社会的適応を五段階に分けているけれども、「働くばかりの人」は三段階、ちょうどまん中である。このことにショックを受けたと、高名な精神科医が語られたことがあるが、「仕事一本の人」は、たしかに日本の「働き文化」では高く評価されるけれども、精神衛生が良いとは言えない。胃潰瘍になったり、うつ病になったり、最後に「老人ボケ」になる確率が高い。総じて人生の後半にリスクがある。三十歳の後半あたりで「仕事一本槍」の生き方を多少変えるチャンスにめぐり合わせた人は幸せである。

これに対して統合失調症系の人は、「働き文化」に加入しようとして挫折した人とみることもできる。この人たちとつき合って段々分ってきたのは、この人たちの多くは、むしろ、働きたいのであり、働こうとあせって失敗しているということが実状に近いことである。ただ人生前半に挫折した人であるから「働く」ということのほんとうのところを知っていない。理想化しすぎているのである。「少しも手を抜かず休まず緊張をゆるめないのが理想的な働きだ」と思っている。実際に〝ふつうの人〟の働くところをみると、緊張とゆるめとが潮の干満のようにあり、こまかに休息が織り込まれている。一息ついて思案して、という節目がある。こうしないと長年の間には精神か身体をこわす。その意味でいちばん無理のない働きのスタイルは、植木職人や大工さんや山林伐採の人ではないかと思うが、こういう仕事も今はもっときゅうくつになっているかも知れない。

「働くこと」がわれわれに与えてくれるものは、まず第一に貨幣取得で、これは抜かすことができない（絵画活動が純粋の作業療法になり切れぬのはこの点にある）。次には社会的承認で、仲間として受け容れられること、尊敬されること、評価されることである。奴隷労働にはこれがないので非能率なのである。作業療法もこの点で一工夫も二工夫もほしいところである。

第三は、仕事そのもののもたらす快感で、仕事の中にひそむ「お祭り」的な面である。「きびきび」と仕事をやってゆくことには、たしかに快感がある。第四は達成感で、「とにかく今日もこれだけやった」という感じである。作業療法の「生きの良さ」「効果」というものの最大のポイントはこの辺にあるだろう。

第五は、休むために働く、ということである。一日中ぶらぶらしていることが休息ではない。休むために働くとは、おかしな言い方かも知れないが、「あそこまでやって休もう」とか「これを終えたらビールを飲もう」とか言うことは、非常に大きな仕事のはげみである。生理学的にも、仕事したあとの休息は反動的に深くなるそうである。このような見方を作業療法に導入すると良いのではないだろうか。筆者の見るところでは、患者は働くのが下手であるよりも、「休むこと」が下手で、その結果「働くのもだらだらしている」とみられる場合が多いのではないだろうか。「休息上手になるにはどうすればよいか」——これは回復を助けるために実に大きな課題ではなかろうか。

最後に「働くこと」自体の対人関係的側面がある。競争と協同と妥協である。とくに、共同作業で呼吸を合わせることが人間的労働（ロボットでもできる労働ではないという意味で）には大きな快となる。競争も決して排斥すべきものでなく、大きなはげみになることは事実だが、袋小路になりやすいという欠点がある。意地になるということである。付け足していうなら、働く環境のもたらす快というものがある。戸外労働では、涼しい、ひろびろとした野原とか、海辺とか、室内ではくつろげる雰囲気とか、である。

絵画活動では貨幣取得のできる作業療法というものは考えにくい。強いて言えば陶器の絵付けとか郷土玩具の彩色であるが、絵画活動と言ってよいかどうか。ぎりぎりのところであろう。それに現実的に、精神病院がこういう活動を盛んにすると地元の業者と摩擦が生じる。これは過去に何度も起こっている。こういうところから始めた精神病院は、皆が皆、「金もうけとは関係のない」活動に転向しており、その後でユニークな発展をみているのである。

この点でおどろくようなことを長年実践していたのは、青森県の青南病院（故・千葉元院長）であろう。ここでは入院から退院まで作業療法であるらしいのだが、はじめは、平均台をはしからはしまで歩くことから始まる。これは何だと思われるかも知れないが、統合失調症とは平衡機能の異常と深く関係があると主張する人が二百年前から今日まで底流としてあるくらい、バランスをとる時のぎこちなさが目立つ。これに合格してから、次の活動（バラづくりや絵画活動）に進む、というが、回復の段階の目安の一つとして「平均台を歩きとおせる」ということがあるのかも知れない（筆者は患者にやってみていないので断言はできないし、あまり硬直的に考えては、病人でなくても下手な人がいるのだから、妙なことになると思うが）。とにかく、その次の絵画活動がユニークで、徹底的な模写なのである。広重なら広重の絵を与えて、形と色をできるだけ本物に近づけさせる。筆者は、作品をみて、これほどまでに、広重の藍や紫が再現できるものか、とたまげてしまった。聞くと、それまでに八十枚くらい同じ絵を模写したのだそうである。これだけの繰り返しを誰がやりとおせるものか、という気がするだろう。患者がとにかく治る方向に向かいたいという気持は非常に強いものである。ただ時々揺らいだり、反対の方向を治る方向と思い込んだりするだけである（患者でなくても同じだろうが、患者の場合はくたびれて放り出すだけでは済まないのが不幸である）。

なるほどと思ったのは、治療者が、その都度、もう一度チャレンジする気を起こさせるために吐く一寸したことばである。治療者とくに作業療法士なりレクリエーション療法士なりの重要な力量の一つは、相手を緊張させずに、しかもやる気を増大させる、ごく些細だが効力の大きいサイン（キュー cue）を出す能力である、と筆者は思う。このごろの学会では、沢山のスライドを眺めているうちにうんざりして眠くなるのが人情というものだが、はっと意識集中を取り戻させるために時々美女やバラの花やマンガなどのスライドをさしはさんでおく。これをキューという。一般に仕事は、「キュー」なしでは長つづきしないものである。自分の中から自分にむけて「キュー」を時々出しているのが「自然に働きつづけていられるスタミナのある人」の内部で起こっていることなのである。

このサインというか「キュー」は、できるだけ、相手を道徳的にけなしたり、「やらないと〇〇だよ」と脅かしたり、その他、とにかく追いつめるものではよくない。頭に血がのぼったり、うろたえたり、あせっては逆効果である。意外によいのは、やわらかく余裕感のこもった低声の「ほう」「うん」「ふうん」「ねー」という感嘆詞である。一般に、とくに絵画活動では、けなすのもよくないが、出来栄えをほめるのも良くないのである。努力を評価するのはよいが、上手下手を論じてはよくない。病院社会は、患者が皆平等であるところに成り立っている。「どうしてもほめてほしいと患者が言ったらどうしますか」との問いに、徳田良仁氏が、「そんな場合はあまりないが、まあ、本人がほめてほしいと思っているところは素通りして、片隅の、たとえば、この辺の空はいいね、と言うのですな」と答えられたのをある学会で聞いたが、その通りだと思う。患者のスターをつくっては、本人にも他の患者にもよくない（アルコール中毒患者にはスターになりたがる人がいるので気をつけるべきである。運動会や文化祭の時に、つい便利だからとスターにしてしまいがちである）。本職患者、病院名物などはつくるべきものではないのである。患者のプライドは、病院の外で通用するようなものである必要がある（その中には「治療努力をつづけている」という健康なプライドがある。「治療という大仕事をしている」人間は尊敬されて正当な人間である。少なくとも本人の他には家族にそう告げる必要がわれわれにはあると思う）。もう一つ「ほめられる」ということは「叱られる」よりも人間を動揺させる可能性が高いということがある、と筆者は思っている。自分に対する自分のイメージが揺らぐという面もあるだろうし、周囲の過大な期待を感じてしまうこともある。周囲からは全く気にもとめないようなことを本人は重圧と感じることがあるのだ。

さて八十枚の模写に戻れば、さらに、これが教えてくれることは、患者は経験から学んで進歩することがある、という、われわれの意を強くしてくれる事実である。この点については しばしば悲観的な説がささやかれてきたからだ。そして、最後に到達したものは、一寸まねのできない、ほんものに迫った色調であり、形態であるということ。これは、とくに統合失調症系の人の場合、彼らの持っている高い感覚性の現れだと思う。統合失調症系の人は、実に感度の高いアンテナをはりめぐらしている人にたとえることができる。感度が高すぎて雑音に意味を見つけてしまうことが多いくらいだ。しかし、そうさせるのは不安がかげで働いているからで、不安の伴わない仕事では、高い感覚性がおどろくべき働きをすることがありうる。統合失調症と創造性との関係はむかしから論じられているけれども、ここにもその一端が現われているといえるかも知れない。

絵の模写というものは現代ではあまり尊重されていないけれども、これは再考する必要があるだろう。人間が社会化されてゆく過程で模倣の占める位置は大きい。全く新しい仕事をする時、われわれは先輩のすることをみて模倣する。ここで重要なのは、奇妙な自画像を描く同じ患者が鏡に映る自分の顔を写生すれば、それは現実的な自画像になるということである。この場合は写生だが、とにかく写すということは、現実に人を近づける働きがあるかもしれないのである。

模写は非常に工夫が要るものである。広重の藍を現代の絵具で再現すること一つを考えてみてもよい。模写が人間を活性化する力の一部は、この工夫を促すという点にもあるのかも知れない。さらに、達成の程度が原画と比較してただちに分るということも満足の一つの源泉となるかもしれない。

3 「レクリエーション療法」的絵画活動

作業療法を集中と持続とすればレク療法は解放と発散である。祝祭的要素が大きい。これを絵画活動に移してみると、自由画、それも具象画に限らなくて、抽象画、あるいはフィンガーペインティングのような運動暴発に近いものが、レク的ということになるだろう。写生がちょうど中間になるだろうか。貼り絵はやり方で作業療法的になったり、レク療法的になったりするだろう。

これに対して作業療法的なものの例として模写や陶器の絵付けを挙げたが、主に女性がしているししゅうなど手芸的なものを付け加えよう。これらを男性がして悪いという理由は全然なくて、多分手内職よりも達成感があるだろう（手内職は多分貯蓄することが刺激の最大のものだと思う）。範囲から外れるが、ついでに言えば、リハビリテーションの一部として男性にも料理を手ほどきすることは、実際上大変必要であり、リハビリ的価値もあると筆者は考えている。

作業療法は、多少いやいやながらやる、ということに意味があると筆者は思う。「働く」ということは、現実が課するものがみなそうであるように、多少とも「止むを得ず」「しょうがないから」することである。作業療法を面白くてたまらないようにしなければならないと考える必要は毛頭ない。「あまり面白くないことをやる」能力は、人間のもっとも成熟した（オトナになった）証拠とさえいって良い。逆にいえば、面白くすれば「遊び」、われわれの場合はレク療法になるのである。その代り、作業療法には、相手が現実原則にのっとってしているからには、こちらも現実原則にのっとって貨幣を支払わなければならない。でなければ、作業療法というものは、先をとめていない笹に鮭を刺してゆくという北海道のクマと同じ、むなしいわざになると筆者は思う。絵画活動の場合は作品自体が報酬ということになろう（これは前に述べたように、絵画活動が完全に作業療法になりにくい理由である）。

レク療法としての絵画活動は、作業療法よりも簡単な、使い方を学ぶのに時間がかからない方法がよい。えんぴつ、色えんぴつ、クレヨン、クレパス、水彩、フィンガーペイントなどである。用具が、えんぴつのように硬いものほど、知的なもの、感情のあふれがないものができやすい。面白味はないが安全である。逆に、やわらかいもの、叩きつけたり、こすりつけたりできるものは、感情が出しやすい。そのかわり、感情のままの行動が絵画活動の場から外に氾濫しないよう、その枠組みがしっかりしている必要がある。

4　精神療法、芸術療法など

精神療法的な絵画活動とは、一言にして言えば、絵を画くことが治療者に対するメッセージである場合である。メッセージの内容を本人が意識していてもいなくともよい。とにかくコミュニケーションの手段である。コミュニケーションの手段として、絵は、意味が受け取り手の直観能力次第であるという欠点があるけれども、複雑な関係を一目で示したり、深刻な状況をどんなことばよりも雄弁に一挙に伝える力がある（S・K・ランガー）。

ここでは精神療法が主題ではないけれども、集団で、レクリエーションなど作業療法のつもりで絵画活動をしてもらっている中に、われわれは、一人や二人、非常にメッセージ性の高い絵を画いているのをみつけることがある。意味は分からなくとも、何だか意味の深そうな画をみつけることもある。

それは、馴れてくると画いている時の態度をみても違いが分る。汗をかいてうんうんと同じところを丁寧に塗っていたり、とにかく、その人の普段を知り、何回かその人の画を見ている者には「オヤ、いつもと違うぞ」という感じを自然に起こさせる。こういう時に主治医でない治療者はどうすればよいだろうか。もし描くことがとても苦しそうなら中止をすすめるのがよい。描画活動は苦行ではないからである。それほどでなければ、主治医に告げて、主治医から、「君のこの間の絵、担当者から聞くと、何だかいつもと違うようだそうだけど、差支えなければ、描いている気持はどうだったのか教えてくれない？」とか、絵を持ってきて「この間の君の絵、みせられたのだけれど、……」と説明をそれとなく促してもらうのがよいだろう。それには及ばなくて、主治医が、「あ、昨日、面会があってから落ち着かなくて、ゆうべ、よく眠っていなかったみたいだけれど、なるほどね」ということも少なくないだろう。何も、絵の意味を問いつめろ、ということではない。どんな場面でも、患者がひそかな訴えを、苦しみのサインを、絵にこめることはあるものである。それを見逃さないようにすることが大事だと筆者は言いたいだけである。

その人の人柄や絵に親しんでいると、患者の突然の変化は分るものである。主治医にも普段から患者の絵に親しんでおいてもらうのが良いだろう。患者は、どこかで、主治医が見てくれている、と思っているものである。その思いは残念ながらしばしば裏切られているのだが。

さて、芸術療法としての絵画活動は、精神療法とは逆の方向を目指すものである。それは、芸術的完成を目指すものである。

むかし、フロム・ライヒマンという精神療法家は、統合失調症者のもっともよく治った形は芸術家であると言っている。これでは芸術家が沢山生れすぎないかと思うが、それはともかく、芸術的完成をめざす行為にはどうも自己治療の意味があるらしい。では芸術とは何か、といわれると、誰しも困るところだ。これも二十年以上前だが、ハーバート・リードというイギリスの芸術評論家が「ゲシュタルト・フリー・アート・オブジェクト」ということばを使っている。「ゲシュタルト」離れをしているのが芸術作品だといわんとしているらしい。「ゲシュタルト」というドイツ語は、英語にも入って、「自然なまとまりをもった、見た目に快い形」のことを指している。ゲシュタルト離れをする、ということは、月並みな良い形を一歩出なければならないということであろう。こういうことになると、誰にもは期待できない。また、すぐれた先達や伝統が必要だろう。筆者は、この方向の治療は、患者の自発性と、よい先達と伝統と、あたたかい眼で見守るような雰囲気とが揃った時にしか行われないし、無理にやろうとしても実りがないことだろうと思う。

このごろ、西欧では、患者の、いわゆる「患者らしい」（と素人目に見える）絵が「アール・ブリュ」（art brut ナマのむきだしの芸術とでもいうか）として値段がついているらしい。しかし、筆者は、患者に生計のためにせよ「患者らしい絵」を描くように求めることには一寸首をひねるのである。治りたくても治れぬような妙なことになりはしないか。

5 問題をいくつか

絵画活動は、やってもらえば病気が良くなるという、単純なものではない。

まず、どういう患者にやってもらうか、という「適応」の問題がある。

急性統合失調症の人に絵画活動をしてもらっても実りはないようである。そもそもできないことが多い。急性統合失調症の人にとっては弱々しい線を二、三本引くことが大仕事である。これは、われわれに患者に対する慎重さが必要なことを教えてくれる。

他方、慢性統合失調症の人には、ぬりえをしてもらったり、ステンドグラスのように分割彩色をしてもらうことが意味ありそうな時がある。あきらめていない、匙を投げていない、というサインが利いているのかも知れない。ぬりえにはどういうものがよいか、まだ分っていないが、少女まんがではよくなさそうで、こちらが工夫するのが良いだろう。

うつ病の人やアルコール中毒の人にも意味があると思うが、大変時間がかかる。しかし筆者はアルコール中毒の人に対してはこれからやってみる値打ちがあるように思う。彼らにはことばは「ヌカに釘」のことが多いけれども絵ではいつわれないからである。少年非行などもこれからもっと開拓されてよい領域だろう。模写など如何だろうか。それから老人。月並み芸術かも知れないが、墨絵とか俳画とか模写あたりに新しい境地がありそうな気がする。

気をつける必要があるのは、うつ病の人が断崖、絶壁、枯木その他暗い色調で暗い内容の絵を描いた時で、ただちに自殺防止の手だてを講ずる必要があると強調してよい。

逆に、彩色が強烈な対比色から、なだらかな類比色に移ってゆくことは、何病であろうと治ってゆく過程を表わしているように思われる。

描く場が一対一か集団かという問題があるが、精神療法的な絵画活動以外は全部集団で描くことを予想して述べた。実際上一対一という人員配置はむつかしいからである。しかし集団といっても、一つの病棟が必ず義務のように参加するか、希望者がサークルをつくるか、グループのメンバーをある程度選定するか、という問題が出てくる。これはグループ療法一般の問題だが、大勢は十人前後の小グループでやるという方向にむいている。グループはこちらの選定と本人の希望が一致した人たちで構成する。さらに集団制作というやり方がある。この成否はグループ療法に適性のある治療者がやるかどうかにかかっていると思う。ただ形だけ集団制作という場合もあるだろう。

さて、次の問題は、できあがった絵を示すべきかどうかである。これは、やる前に患者に聞いてみるのがよいだろう。しかし多数決でなく、貼り出されたくない人はそうする権利を認めるほうが治療的である。大体、貼り出すようにすると、よそ行きの絵になりやすい。文化祭用の絵を描くことが治療的かどうかは、筆者には分らない。少なくとも、その旨を話して描いてもらうべきだろう。

絵は患者に返すものかどうか。「古い病的体験を聞いてはいけない」ということからすると返さないほうがよいように見える。日記をつける患者には、前日までのを読み返さぬように告げることが大事だと教えてくれた先輩もいる。しかし、求められれば筆者は返すことにしている。なお精神療法的な意味の絵は、患者と担当者だけの秘密で家族にも絶対に見せるべきではない。

患者の絵でよく出来たのを、病室や診察室や待合室に掲げてあるのを時々見るが、実は筆者はあまり賛成しない。患者であるうちは、どのような人でも、そう楽しい、心はずむようなムードでいるわけではなく、やはり暗さが伝わってくる。仲間の患者に対しても変りはないはずである。といって、筆者は、絵や花のある病室が好きだし、筆者の知る限り絵がこわされたことは全然なかった。どんな絵が治療的環境をつくるかはこれからの良いテーマである。筆者の経験では、土産物とか素人画家の絵は患者に感銘を与えないようである。複製でよいから第一級の画家のものがよい。いろいろな画集を筆者の入院患者にみてもらったところでは、デュフィにかなりの票が入った（統合失調症系の人たちである）。それからルノアールのあたたか味のある風景画（というものはあまり多くないが）も良かった。逆にカンディンスキーは好まれなかった。ビュフェはどうもいけないようである。総じて悪夢的な絵はよくないが、あまり楽しそうなのも苦しいようである。音楽療法で、患者に楽しい歌を歌ってもらったところ、歌の中に何ともいえない重苦しいうめき声が混ったという報告があったが、それが思い合わされる。

よい複製画はどこで手に入るだろうか。画集よりもカレンダーに良質なものがあるのは、多分、カレンダーのほうがぜいたくに作られるからだろう。またフランス製の絵はがきでとても良いものがある。絵画を見る、いや身近に感じる、ということも、描くことに劣らない大事な活動だと思う。この際、大事なことは〝患者だから安物、間に合わせでよい〟

と絶対に考えないことである。生命に関わる病床にある時にわれわれは安っぽい絵やしおれた花を枕もとに置いてほしいだろうか。精神科の患者は、生命に関わらないかもしれないが、自己というものの健康な存立をめぐって生死をかけた闘いを行っていることを忘れないようにしたい。

（「理学療法と作業療法」一七巻八号　医学書院　一九八三年）

＊プレオリジナルは理学療法士・作業療法士のための半専門誌に求められての寄稿である。

参考文献（初出当時のままとする）

日本におけるこの方面の文献がみられるのは「芸術療法」誌、一九七〇年以来毎年一冊刊行（東京都新宿区弁天町九一　神経研究所内　日本芸術療法学会）。しかし初期のものは所持者のコピーしか入手できない。総目録の刊行が待たれる。なお別に「九州芸術療法研究会誌」がある。

日本においては、特色として個人的精神療法が医師あるいは臨床心理士によって行われているということがある。欧米では医師が関与することはないし、個人療法も少ない。しかし、欧米とは精神医療事情が異なるのでうのみに出来ない。

Ⅲ

関係念慮とアンテナ感覚
——急性患者との対話における一種の座標変換とその意味について

1　患者との「共通語」発見の歴史と意味について

私は何人かの友人と志を同じくして、精神科患者、特に統合失調症といわれる人達との間で共通の基盤に立って話せることばについて模索してきた。

それらの多くは、患者との対話の最中において、はしなくも発見されたものであり、意識して模索したものではなかった。今、その主なものを列挙してみると、まず、初期に、「あせり」「ゆとり」という言葉の通用性と意義を報告した。(8) それに続いて、発病前後の微妙な時期において、星野弘は「頭の中が騒がしくなっていませんか?」、「すべてがさかさまになっていないか?」という問いには多くの患者がうなずくことを指摘した。(2) 同じく神田橋條治は、星野の「頭中の騒がしさ」と同じと思われる事態を「頭の中が忙しい」と表現して患者に通用することを指摘している。(7) これらは多少とも明確に言語化された妄想や幻聴がその中から発展してくるところの原（前）妄想あるいは原（前）幻聴とでもいうべき母胎に当たる現象であり、名こそはっきり与えられていないが、私の非常に重視する現象であって、すでにサリヴァンが発病直後の事態として描写するところである。[5]すでにウィトゲンシュタインの一九一三年のラッセル宛書簡において、これが言及され、Geräusch der Gespenster（亡霊のざわめき）という適切な感覚の名称が与えられている。[6]このものの苦痛に比すれば、通常型の幻覚・妄想はその切迫感をゆるめ、暫定的に解決するという意味さえもっているものであって、患者が後者を病いと認識しないのも、あるいはそのためかもしれない。それはその前の、表現を超えたかに見える苦痛と恐怖からの解放だからである。いうまでもなく治癒への生体の動きが新たな病態を作ることは、自己免疫にみるごとくありうる事態であり、サリヴァンの指摘のごとく、妄想の性《たち》の悪さは中途半端な安全保障感の増大を与えることにある。ここで幻聴と妄想が新鮮例において非常に接近し、とうてい、かつてヤスパースの分離したごとく思考の異常と感覚の異常とに分けられないものであることは、臨床家の大多数の賛同されるところであろうと思う。それは、安永浩のいう、そもそもスキゾ気質においては感覚（認知）と思考とはごく近いものであるという指摘[13]に基礎を置くものであるが、発病直前の「亡霊のざわめき」においては、知覚と思考は全く一つに近いといってよいと私は考える。おそらく超覚醒といわれる事態においては両者は通常の清明意識の際のように区別できるものではないのであろう。

このような「橋渡しことば」を、不安に満ち、ことばを超えるかに見える発病前後の時期においで用いることは少なくとも有害でなく、患者との共通の基盤に立てる可能性を開くものである。臨床経験はそれらを裏切らなかった。さらにいくつかの比喩が患者との橋渡しに有効であることがわかった。たとえば、「アリ地獄に落ちたみたいでもがくほど落ち込む」とはある患者の私への感想であった。「ミイラ取りがミイラになった」、「溺れる者は藁をもつかむ」、「出る杭は打たれる」などは、諺テストへの協力の際に見つかった患者の実感を伝える諺である。一般に患者の思考の内部に分け入ることは、普通人の思考の内部に分け入ることと同じく侵入的であって、患者の脅威感を増大させるので、患者から攻撃されて当然であるとさえサリヴァンが述べるくらいである[3]が、「患者の置かれている状況にもし自分が置かれていたら、こう感じるかもしれない」という、私が「状況的エンパシー」と呼んだことのあるもの[9]は「自分以外の人の置かれている状況はそうなってみないとなかなかわかるものではないけれども」という保留を前置きにすれば、少なくとも無害、しばしば有効であって、これはそもそも精神科医的想像力の範囲に入ってしかるべきものである。

2　急性期の対話において「共通語」がありうるかどうかについて

しかし、急性期においては、私は長い間シュヴィング的方法すなわち患者の側に黙ってすわること以上のものを見出すことができなかった。むしろ、見出すことができないところに急性期の特徴があるのではないかとさえ思った。サリヴァンもそれに近いことを述べた。「自分と折り合える程度に応じて他者とも折り合える」というヴァレリーのノートの一句[12][注1]は私には啓示的であった。したがって、折り合い点を無理に発見しようとすることは、有害であっても当然と思われた。サリヴァンは、妄想に対しては「うーん、そうとも思えるが、そうともいいきれないし、えーと、そうだなあ」といった、こんにゃく問答とでもいうべきものを勧めてさえいる。[4] 彼は、なかには例外的に患者と同じ妄想的言語を駆使できる人間のあることを認めつつ（彼の配下の看護士に一人そういう人がいたと記している）、患者とともに手を携えて妄想の森に分け入ることを戒めている。

私も、構築された慢性妄想については、さしあたり、「世の中には私の知らないようなことがたくさんあるであろうこと」（「ハムレットの原理[1]」）と「しかし、私は経験していないこと」とを言明する。この言明は裏表のない言明である。後は、状況的エンパシーしかない。大多数の慢性妄想において、その状況的感覚の共通項は「一種の漠然としたきゅうくつさ」である。ただ、この「きゅうくつさ」の感覚からスタートすると話題はさほどふくらまないのが普通である。

3　急性期あるいは発病前後期における「共通語」としての「アンテナ」

サリヴァンの指摘において重要な一つは、急性期の「妄想的色調」paranoid coloring と慢性妄想との区別である。(5) あらゆる多彩な妄想的言明が急性期になされる。実際、聞けば何でも出てくるような場合が少なくないが、それは慢性妄想に移行しないし、慢性妄想のような反復常同性をもっていないことは臨床家の多くが肯定すると私は思う。関係念慮あるいは妄想気分は発病前駆期にもしばしば現われ、軽病外来例においてはこれが主題であることも少なくない。しかし、ここにおいても妄想をめぐっての対話のすべてと同じく、常同的押し問答に陥りやすいのは否めない。

ある時、私はそのような患者の一人と相対していた。私の口を不意に衝いて出たことばは〔きみのアンテナはだいぶビリビリしているね〕だった。彼は硬い表情をほぐして言った──「そうです」〔ビリビリして困らない?〕「困る時があります」〔時々妙なノイズがひろって?〕「ノイズかどうかわからないから困るのです」〔だいぶ感度があがってるんだね〕……〔ふだんとは違うでしょう?〕「そうです……ね」〔一般にアンテナが敏感すぎると雑音もひろって、この意味はどうかなあと考えることもあるよ〕「そうですか」……。この問答は、不安とアンテナの感度増大との関係、あるいはそういう際にはアンテナが示唆するとおりにすぐ行動するのは待ってみたほうがよくはないか（患者の用心深さに訴える）など、さまざまの方向に話をもっていくことができた。

私は、この「アンテナ問答」を、外来急性患者の初診においても、再来においても用いていた。外来で治療できる患者の実際上すべてが「アンテナ」とは何かということを即座に自然に了解した。それが、図式的な意味でないことをも。なぜなら、患者は「だって目に見えませんから」と言うからである。

（ある女性患者。十年来、再発しつつ、発病後結婚した学者の夫と二児と生活している）「不安になるとアンテナが立ってしまうのですね」（ふうん）「今はまだ二、三本立ってるみたい。でも振り回されなくなりました」二カ月後、「アンテナがなくなりました。もういらないみたいです」（そうぉ？）。

（ある女性患者。夫と死別し、科学教育者として生活している。遺産問題に巻き込まれて関係念慮を発した）「トキドキ、アンテナがびりびりふるえます」「どうも問題が解決するまでは（そう）なるみたい」（そうかもね）。

（家庭で長い歴史の緊張関係にある独身女性）「アンテナ、無数に立ってます」（安心しておろせない？）「いいえ、とてもとても」（相手（家族）は？）「あっちですか」（こっちが立てればあっちも立ててるかも）「太いアンテナですね。アンテナか角かわからない。とても太刀打ちできません。負けです」。

こういう問答はいくらでも変種を生む。「アンテナがささくれ立っている」、「このごろまた具合が変なのですよ」、「妙な震え方をする」などアンテナ自体への感覚が生まれる。

4 「アンテナ問答」についての考察

さて、「アンテナ問答」の特徴と意義にはどういうものが考えられるであろうか。

私の考えでは、（一）相互の余裕感である。これは経験的事実である。治療者もある余裕をもって向かいあえ、患者もユーモアを語る時の表情で語る。これは、（二）共通の基盤に立っているという感じが自然に存在することによるものと私は感じる。（三）その延長として、両者の話は一種の「共謀」とでもいうべき親密性のあるひそひそ話になる。（四）患者と治療者がともに経過を追い、語る指標になる。アンテナは増えたり減ったり、ノイズをひろったり、あまりひろわなくなったり、などする。

さらに重要なのは、（五）妄想内容に毎度立ち入らなくてすむことである。注意のパラドックスによって、注意の焦点に置かれたものはますます注意の焦点に置きやすくなる。妄想や幻聴はこれでは困る。その治癒は、かさぶたが剝がれるように「脱落」する場合と、意識の辺縁へと「退場」する場合とあるが、いずれにしても、意識の焦点に置いておくことは治療的でない。さらに「妄想を自我に再統合する」などという途方もない試みをする治療者もないではないように聞くが、定義上、自我に統合できないから妄想なのである。

怪異体験、超常体験などの体験も同じところがある。ところがアンテナ感覚の場合は、患者はその消長、そして消失を実感として把握し報告してくれる。

これは、下手な比喩のように聞こえるが、それに終わるものではなく、私のいう「徴候的認知」を普通のことばでいい表わしたものといってよいと思う。振り返れば、このことばを初めて私が使ったのは、とっさにほかにとっかかり点のなさそうな、私にとっての窮地だったからであるが、そういう時に思いつくものの常として、少し前にしていたこと、この場合にはサリヴァンの『精神医学的面接』の翻訳がある。サリヴァンはalertnessなる語をよく使う。私の関与した以前の翻訳では「目ざとさ」と訳していたはずである。しかし、面接論では、視覚だけでなく、聴覚もその他の感覚も関係してくる。彼のprehension（先取り感覚）も関係してくる。いちいち「耳ざとさ」などと訳しているわけにはいかない。苦吟の末、やや軽薄さを冒して使用することにしたのが「アンテナ感覚」であった。この訳語にはいろいろ批判もあろうが、サリヴァンの意味は航空自衛隊で使う意味に近いのだけれども（英語のまま使用しているようだが「警戒待機」のことである）、「治療者はalertであるべし」という時は患者が相手であるから「警戒」ではぴったりしなかろう。要するに、（六）このことばで私は治療的会話に使えるところの、図式的認知の反対語という意味での徴候的認知（微分回路的認知）[10・11]を指す普通語を一つ導入したことになる。なお、（七）この語が中立的な語であって、患者に対しておとしめの意味を全然もたないことがよい。また、話を豊かにする潜在能力をもつこともすでに示したとおりである。[8]

最後の意義は、対話の焦点を、幻の発信者——一般に作用者——から現実の生身のおのれに属する一感覚の状態に移動させたことにある。[注2] 幻の作用者は、断片的にあげた症例でも、隣人から官庁、地下組織、悪徳弁護士までいろいろあった。それに対しては患者は受身であり、その「一挙一動」に振り回され、なすがままになるよりしかたがなく、他方、治療者への報告は、かならず、的を外した会話以上にならない。しかし、受信者に焦点を移動するという、この問答のミソは、それによって、患者がある程度にせよ能動性を再獲得し、また得体の知れない他者から、感受する自己へと彼の思考の重点が移ることにある。自己の警戒的・徴候感覚の意識化に注意の重心が移動することは、まず、サリヴァンが患者に期待できることの第一歩にあげた「患者の辺縁的身体感覚の意識化」に並ぶ意義[9]があり、また同様に患者に期待できることである。さらにいえば、これは患者の「自己奪還」の第一歩でもある。

なるほど、これだけでは広義のアポフェニー的構造（世界の中心としての自己というプトレマイオス的構造）はそのままであるけれども、受動的異常意味意識である狭義のアポフェニーでもなく、能動的異常意味意識であるアナストロフェでもないところの、より「生活世界」に近い、自己と世界との関係が生じうる。

もちろん、アンテナ問答を振り回せば万事よしというものでは決してなく、むろんマスター・キーでは全然ないけれども、治療対話における窮地の、比較的良性のひとつの脱出法として述べる価値はあるのではないかと思う。

(「精神科治療学」一巻一号　星和書店　一九八六年)

注

(注1)　人は他者と意思の伝達がはかれる限りにおいてしか自分自身とも通じ合うことができない。それは他者と意思の伝達をはかるときと同じ手段によってしか自らとも通じ合えないということである(*Cahier* 一二三巻、フランス国立出版局七九〇頁より)。

(注2)　「アンテナ」はどうも患者の意識の中で、観念(比喩)――一般感覚―実体的意識性の間を動揺するらしい。額に両手をあてて掌を前に向け人差指を立てるしぐさを患者もし、私もことばの代りにそうすることがある(文化によってはcocuを意味するので注意)。観念と一般感覚と実体的意識性との間の移行については、schizotypal personality disorder(スキゾ型人格障害)の患者において一例体験した。それは、疲労―肩こり―〝おんぶおばけ〟の移行であって、肩こりは時に背をわずかに離れて背後の宙に浮き実体的意識性となった。患者は「目に見えない重い影のようなもの」と表現したのであって、「つまり〝おんぶおばけ〟のようなものか」と言ったのは私であった(患者はこのことばをあまり愛用しなかった)。

文献

（1） Ellenberger, H.: *The Discovery of the Unconscious*, Basic Books, New York, 1970.（木村敏・中井久夫監訳『無意識の発見上』弘文堂、三六三頁、一九八〇年）、〔Théodore Flournoy の座右銘の一つは「いかなることもありうる」である〕

（2） 星野弘：私信、一九七七年。

（3） Sullivan, H. S.: *Clinical Studies in Psychiatry*. Norton, New York, 1956.（中井久夫・山口直彦、松川周二訳『精神医学の臨床研究』みすず書房、三四二頁、一九八三年）

（4） Sullivan, H. S.: *Clinical Studies in Psychiatry*. Norton, New York, 1956.（中井久夫・山口直彦、松川周二訳『精神医学の臨床研究』みすず書房、三四五頁、一九八三年）

（5） Sullivan, H. S.: *Conceptions of Modern Psychiatry*, The William Alanson White Psychiatric Foundation, 1940; Norton, New York, 1953.（中井久夫・山口隆訳『現代精神医学の概念　改訂五刷』みすず書房、一七五頁、一九八二年）

（6） Wittgenstein, L.: *Letters to Russell, Keynes and Moore*. Basil Blackwell, Oxford, p.74, 1974.

（7） 神田橋條治：私信。一九八三年。

（8） 中井久夫「精神分裂病状態からの寛解過程――描画を併用せる精神療法をとおしてみた縦断的観察」、宮本忠雄編『分裂病の精神病理2』東京大学出版会、一九七四年。（『中井久夫著作集第1巻』岩崎学術出版社、一九八五年に訂正収録）

(9) 中井久夫「精神分裂病者への精神療法的接近」、「臨床精神医学」三巻一〇号、一九七四年。(『中井久夫著作集第2巻』岩崎学術出版社、一九八五年に訂正収録)
(10) 中井久夫「精神分裂病の寛解過程における非言語的接近法の適応決定」、「芸術療法」四号、一九七三年(『中井久夫著作集第1巻』岩崎学術出版社、一九八四年に収録)
(11) 中井久夫「精神分裂病状態からの寛解過程——描画を併用せる精神療法をとおしてみた縦断的観察」、宮本忠雄編『分裂病の精神病理2』東京大学出版会、一八二頁、一九七四年(『中井久夫著作集第1巻』岩崎学術出版社、一九八四年に収録)
(12) 恒川邦夫「ヴァレリーとの対話、カイエ以後のヴァレリー」、「現代詩手帖」九、一九七九年。
(13) 安永浩:私信。一九七〇年ごろ。

禁煙の方法について——私的マニュアルより

1　禁煙法マニュアルの必要性

卒前教育の精神医学講義でタバコをやめる方法を話さないのは、一つの手落ちではないか。精神科に進まない医師こそ、精神科専門医よりはるかに多く、タバコを医学上の理由で患者にやめてもらう必要に遭遇するはずである。従来、心筋梗塞やビュルガー氏病になれば、つまりいよいよ生命の危険におびやかされればタバコはやめるものですよ、といわれてきた。しかし、かならずしもそうではないのは、手足切断にあいつつパイプを離さなかった脳外科の開祖クッシングだけではない。多くの患者が、タバコをやめるべく緊急に迫られながらできないでいる。その人達にきけば、医師はタバコをやめるように指示はしたが、やめる方法については何も教えてくれなかったという。ところが医師も有効な禁煙法についての授業を受けていないのである。

禁煙法を知りたいという需要はかなり医師の間にあると私は思う。最近ある大学医学部の非常勤講師として、アルコール中毒の治療について話す機会があったが、付録として、将来たずねられたり、こちらから勧めたりする折があるはずだから、と言って「禁煙法」について講義したところ、時間外になったにもかかわらず、出席者のほとんど全員が残って私の話を聞いた。すくなくとも卒前教育で禁煙法を授業する必要があると私は思う。

2 嗜癖物質としてのタバコについて

タバコは、アルコールよりも淫浸している限界嗜癖物質である。アルコールをたしなまない文化はあるが、タバコをたしなまない文化を私は知らない。アルコールと違い、人類の大多数にとってわずか五〇〇年前程度に初めて接した新奇な物質なのにである。タバコは閑暇によってよりも多忙によって普及したという気味がある。戦場において、あるいは戦場に等しい火事場のような職場において人に教えられて吸い初めた人が多い。また、対人関係の困難を克服する手段でもある。これは古くからアルコール飲料が果たしてきた役割だが、アルコール飲料が多少とも永続的な対人関係に関連して使用されるのに対して、タバコはもっと一時的で簡単な浅い対人関係の円滑化に使用される傾向がある。成人社会への入門の道具としても使われるが、軽い気持で使われるのがふつうである。アルコールと異なり、道端でも吸え、許容時間のおきてがゆるく、自分の所持品を相手の前で吸っても失礼にならず、大量に吸ってせん妄状態や生理的危機を招来して周囲をあわてさせることが通常ない。周囲への害は、部屋の密閉性が急速に増大した、いわゆる先進国において、ここ二〇年以内に発生したと思う。

近代資本主義社会の成立とタバコの需要とは関係がありそうである。近代型の労働あるいは対人関係の潤滑油としてかくも普及したのではあるまいか。

アルコールと同じく、たのしむ喫煙には嗜癖に至る大量喫煙は発生しにくい。一般に真のたのしみの味わいがない場合に、いくらでも量を追求するという嗜癖が成立する。対人関係の「間《ま》」がとれないという軽い対人困難、時間をつぶすのが苦手な状況(バスを待つ間から戦場の不安な時間まで)、時には考えがまとまらないという危機においてタバコに手がのびる。あるいは、子供と思っていた友人が喫煙していたのを発見した時に、自分にもよこせと言いたくなる。

もっとも、古くヤンツ(Janz, D.)が指摘したように、最初の一回には、嗜癖物質の助けをかりたくなるだけの十分な理由がある。嗜癖の成立には、次第にどんな葛藤、不快、困難でも、すべてマスター・キーのように嗜癖物質に走るという、「刺激に対する応答の単色化」が必要である。これは多くの精神科疾患においてもみられるところで、物質の服用に訴えるという形式の単色化を嗜癖というのであろう。

3 禁煙の一般論

道徳的な含みの話は、「今までに聞いたことのない」という新鮮で強烈な感銘を与えるものでなければ無効であろう。医学的な害についての話も、すべての喫煙者が耳にタコのできるほど聞きなれたものが多く、何度も釘を打った跡にはたいていの釘はしっかり打てないように、効力が減りつつある。ただわが国では「自害性」より「他害性」の話を契機にして禁煙する人がかなりある。他者への配慮という道徳性が自分の中にあることを確認することは自己価値感情をかなり高めるようだ。

ふつうの医師はビジネスライクに「あなたには禁煙の必要がある」という事実を確固とした態度で告げるのがよいだろう。一回では駄目かもしれないが、こういう態度は何度でもくり返すことができる。あまり極言すると、次にはいうべき言葉がない。一般に次にいう言葉がなくならないように話をもっていくのも精神療法の心得の一つである。

次に、大体は一日を争うわけでないから、時期を選ぶのが重要である。

本人がやめる気になる時期を性急にならずに待つのがよい場合もある。たいていの人は、一〇年前にくらべて、タバコをやめようという気になりやすくなっている。あせらずに待つと明言しておくと、かえって時期が早まるという機微が働く場合もけっこうある。

周囲の状況もある。禁煙を勧める人が非喫煙者である時、その人は無意識に、あるいは多少意識して自己の道徳的あるいは意志的優越を、この際誇示しておきたい誘惑にかられるものである。これは、相手には不快であり、時には気持ちをこじらせる。「私もやめたが、たいへんだった。でも、やめることが何とかできたよ」くらいがせいぜいではないか。

本人の生活計画とも考え合わせる。一般に向こう二、三週はあまり事件がないほうがよい。いやな会議とか、あまり会いたくない人に会うとかが予定されているなら、やりすごしてからのほうがよい。「二、三週間平穏無事などという悠長な生活ではありませんよ」という人がいるが、首相でも結構ゴルフにいったり休養をとっていることを思えば、何とかなることが多いのではないだろうか。その意味では、医師が禁煙を助言する場合は療養期間中であることが多いので好都合である。入院期間だと特によかろう。私も入院を機会にタバコをやめた。

タバコをやめるということは「タバコを卒業する」ということで、タバコを吸わない前に戻ることではない。このことを言う必要があるのは、喫煙が成人の条件のように理解されているからである。いっぽう、禁煙とは禁欲でないことも言う必要がある。何か代わりに趣味をみつけなさいとは、よく言われる助言だが、迫られて趣味を新発見することは現実にはむつかしい。かつての趣味を洗い直してみてだめなら、その人の「食」のレパートリーを聞くのがよい。口唇的な満足は、同じ口唇的な欲望で代償するのが一番無理がなく、事実、禁煙した人は過食して肥満する傾向を顕著に示すものである。その予防の意味でも、口唇的欲望を量でなく質の向上に当てる方向がよい。食のレパートリーが潜在的にひろいのに、ただ、戦後のまずしい食習慣の延長とか、家族の食習慣と相いれないとかで二次的にせまくなっている場合が意外に多い。家族とではあまり食べない人でも外食では予想外なゲテものまで食べる人が結構いる。日本食しか食べない、それもノリ巻とタマゴ焼しか食べないというような人は生育歴のかたよりでなければ相当に強迫的な人である。口唇的な人は、結構、ナマコ、クサヤ、ふなずし、ブタの耳のサシミ（琉球料理）、カエル（台湾、広東、フランス料理）などの味も一度知れば楽しむ可能性のある人が多い。私は、喫煙をやめるという人には、やめたからには何かいいこともなくては、と言い、まず、ものの味がわかるようになり、朝、革手袋の裏をなめているような口内の感じがなくなりますよと言い、せっかくだからおいしいものを食べ歩いてはどうですか、それとも家でつくられますか、と言う。配偶者によって（時には子どもによって）家族のメニューが決まるから、そのことをにらみあわせて答えを考える。配偶者と食べ歩きの計画を立てるのもよい。そのうちに味をぬすんで家庭料理に取り入れる可能性も生まれてくる。

喫煙者は皆が皆口唇的な人ではないが、私の観察では、強迫的（〝肛門的〟）な人は、タバコの本数は多いかもしれないが、どうも深く吸い込まない人が多い印象がある。けがれたものを体内に入れることに抵抗があるからだろうか。そして強迫的な人は、結構趣味のある人が多い（室内装飾からプラモデル作りまで）。禁煙を機に今まで買いたくて買えなかったものを自分に買うのを許すことが報酬になる。金銭的禁欲とそのゆるめは共に、精神分析のことばを敢えて使えば肛門期的な水準の事柄である。

4　最初の一週間

禁煙過程は、その間に起こることがある事態を予言しておくほうがずっとよい。私は、以下の過程をすべて最初に予言しておく。

最初の半日のすべり出しは順調である。後になるほど、もしタバコを吸ったらぱっと解決できる気がするような問題が発生してくる。小きざみのイライラも発生してくる。落ち着かなくなり、ソワソワ歩きまわりたくなる。前額部がどんより重くなる。本当の自分の力がだせなくなる（と思う）。

ヤマは、二日目の後半に来る。自律神経の嵐とでもいうべきか。身体はぞくぞくしたかと思うと、かーっと熱くなる。脚がムズムズする。時には全身が身の置きどころのない感じになる。いてもたってもいられなくなる。頭のやりきれない不快感。そして、こういうことのすべてがタバコの一本で救われるはずだという思いが起こる。

ここを越すには薬の助けが有用である。私はまず cloxazolam を使うが、それでは無効不十分という人には少量（まず二〜五mg程度か）の levomepromazine がよいのではないか。この薬の少量は、「目の前に欲しいものがある時にそれを我慢するという際のいらだち」を軽減するという作用がかなり特徴的だと私は思う。つまり、おあずけができやすくなる「おあずけ薬」である。不安ではなく端的なフラストレーションで、抗不安薬では対抗できない場合には使ってみる価値があると私は思う。

　抗精神病薬服用中の人には、ニコチンと抗精神病薬とは張り合っていて、禁煙と同時に薬の副作用が出るかもしれないことを考慮して相手にそのことを話し、減量する。医師にすると言わずに、いきなり禁煙して失神した人がいる。しかし減量できるということを、服薬者は禁煙の大きなメリットと考えてくれることも多い。

　禁断症状があまり現われない人もある。が、警告しておき、現われなければもうけものと言いそえればよい。いろいろな現われ方がある。頭痛が主な人もあり、熱感と悪感の交替が主な症状である人もある。もっとも、予告は苦痛の限界もあわせて述べなければ、不公平である。単なる脅かしで禁煙ができるなら、精神科医が乗り出すまでもないことである。限界設定としては、いちおう、二日目の夜がヤマであって、とにかくその夜を歯を食いしばって通りすぎれば、第一の関門は通過したことになるといい、せっかく苦しい関門を通りぬけたのに、やめるのはもったいないという気がしてくるはずだと言っておく。ついで、一週間をすぎれば大分楽になり、後はなだらかな下り坂といってよいでしょう、と告げる。なるほど人によっては二日目の夜でなく三日目だ、四日目だ、いや一週間目が一番つらかったという人もいるが、それでも何も予告しないよりよい。

5　第二週以後

実は、全過程を最初に告げておいて、その時期ごとにまたくり返してその時期の部分を話すという手順を踏む。だから、以下のことも、最初に告げる内容にふくまれる。家族の人にメモを取ってもらうのもよいだろう。家族の人柄次第であるが——。

第二週以後には、タバコをやめた人に、次第に一種のおごりとでもいうべきものが発生してくる。たとえば、こうしてやめられた自分だから、何度でもやめようと思えば簡単にやめられるという感じである。禁煙初期の苦痛は次第に過去のユメのように淡い記憶となる。「のど元すぎれば熱さを忘れる」ということわざどおりである。元の木阿弥になる準備状態が発生しつつあるのだ。

再喫煙になるきっかけは大体次のような場合のいずれかである。

第一。誘惑者の出現。「タバコをやめたとはえらい。意志が強いな。あんなに好きだったものをよくやめたな。どうだ、これは（たとえば）インドネシアの珍しいタバコだ。一本吸ってから、またやめたらいいじゃないか。意志の強いおまえだからできるだろう」。こういうことを話しかけてくる「誘惑者」が遅かれ早かれ出現する。本人も誘惑者の語りかけを（一抹の不安を隠して）肯定したがっている自分に気づくはずだ。こういう状況は予告しておくと回避できる確率が高くなる。こういう場面には誰でも弱いのだ、ということも言いそえておく。

第二。難関の直面。「ここでタバコを一本吸えば何とかがんばれるのにな」、同じく「あと二時間は原稿が書けるはずだ」「よい知恵が生まれるはずだ」などという自分の内部からの誘惑が発生するような状況におかれることが一年のうちに何回か起こる。こういう状況におけるタバコの効用を全くは否定できない。タバコは無理をしやすくする道具であり、したがって世界が資本主義社会に強制加入されていった一六世紀以後において爆発的に全世界に普及したということができる。特に、禁煙直後には、喫煙時代にくらべてどうも頭の働きがにぶく、いわゆる「六割あたま」という感じがすることが多い。実際は、タバコを吸っていた時代にはいつも頭が冴えていたというわけでは決してないのだが、ここでよい思い出ばかりがでてくるのも人情である。したがってタバコの効用の限界を告げておく必要がある。「一本目は確かに効く。一本目を吸った途端、いままでのあたまの霞が失せて、ぱっと頭の中が晴れわたる思いがする。それは事実だが、効果は五分も続くだろうか。そこで二本目に火をつけたくなる。しかし、二本目からは失望が普通だ。結局、自分の頭の冴えが化学物質などで実現するというのは、まあ幻想なのだろうね」。こういう話はすぐ通じることが多い。たいていは禁煙の試みの経験がすでにあって、思いあたるフシがあるからだろう。

もう一つの限界づけは、どれだけ禁煙すればタバコがまずくなるかである。これは意外に長いようで、ある人の談では一年目に吸ったらうまく、満二年たって吸ったら、生まれてはじめて吸った時のようにいがらっぽくてむせたという。一年では油断できないわけだ。私の経験では、二、三年間は喫煙の夢を見る。「しまった」と思って醒めて「ああ、夢だった」と知る。ストレスがかかっている時に多いので、一種の自己認識のしるしに使うことができると話しておく。

第三の限界づけは、タバコがのみたくてしかたがないという、喫煙衝動の高まりは、いつもでなく、間をおいてとびとびに起こるということ、しかし、三分間がまんすれば、自然に引いていくということ、だが、この三分間は非常に長く感じられるということ——この三つの事実をひとつづきの話とするのがよい。私の経験でも「とにかく何が何でも三分がまんすればよい」という事実を知ったことは非常に有益で、禁煙の持続をやさしくしてくれた。

なお、禁煙の初期には、頭の回転がわるくなったという感じとともに、落着きのなさとしょっちゅう何かしていなければいられないという気持ちが現われることがある。軽い離人感あるいは非現実感が伴うこともある。これらは一過性のもので、ニコチンの存在下でちょうど適切な覚醒水準にあった状態から、ニコチン抜きで適切な覚醒水準にある状態への移行期間であろう。食欲昂進もこの時期に始まる。ここで質のよい食事を心がければ、あまり体重増加を起こさないで済む。性衝動の昂進もしばしば起こるが、一時を過ぎれば自他が困るほどではない。

一般に、せっかく一つの嗜好をやめるのだから、やめることによって生じるメリットを積極的に利用し楽しむ可能性が開けるほど、禁煙は成功しやすい。医師はそれを強調する対話をするのがよいと思う。タバコの脅威は、たいていの禁煙を試みようとする者が多くの人や書物からさんざん聞かされてきた先刻承知のことである。安全を求め、死から遠ざかろうとする行動は真の喜びを与えない。快楽に向かう行動へと転化させる指向性を治療者と本人とが持つならば、たとえ心筋梗塞のため、ビュルガー氏病のための禁煙であっても、禁煙自体の成功率が高まると思うし、より明るく積極的な生活を開く一つの契機になるのではないかと思う。

さて、以上の禁煙法は他の嗜癖に対する時にも、原則的には参考になる点がありはしまいか。

（「精神科治療学」一巻二号　星和書店　一九八六年）

補注

薬物については私の記した薬はありふれたものではあるが、おあずけ薬という使い方は少数派に属することを付記しておく（一九九一年）。

高齢の人がふえてきたからだと思うがタバコが吸えなくなってきた、酒がのめなくなってきたという人が出てきた。私も二十一世紀に入ってから「タバコにうまく見放してもらうか心中するかどっちかでしょうか。案外うまく見放してくれるものですよ」といい添えることにしているると、見放してもらうことが具体的にどういうことかが次第に対話の中心になってきた。私自身は昨年からアルコールに大体見放してもらっている。前例は大酒のみだったが飲めなくなった父である（二〇一一年）。

看護における科学性と個別性

はじめに

大変難しそうな題ですが、こういう題で私に考えを書けと編集の方が言われるのですから、こういう問題についての議論あるいは悩みが看護の世界にあるのだと思います。私がこれから書こうという唯今、どういう気持ちでいるかをまず申します。大変大きな問題ですから、あまり抽象的な議論に深入りしないこと。これが第一。かといって、はっきりしないことを、さもわかっているもの、決まっているもののように書かないこと。これが第二。いつもそういうことはできるだけ避けて通りたいものだと心がけています。第三は、自分の考えに基づいて書くこと。ですから、常識的な頭あるいは人生経験があれば、賛成かどうかは別とし、理解できるということを目指します。第四は、看護といっても私は医者ですから、看護師の身になれといっても無理なので、看護師と医者の共通部分が中心になると思います。そして、この題では、その部分が大きいと思います。少なくとも、私の日常参加している精神科医療ではそうです。第五は、やってみなければできるかどうかわかりませんけれども、なるべくやさしく短く書きたいということです。

読者へのお願いは、一つ。ふだんあまり考えずにいることについて、ちょっと一緒に考えていただきたいということ。私もいつもこういうことを考えているわけではありません。

さて、こういう問題がでてくるのはなぜでしょうか。

多分こうだと思います。学校では、科学としての看護を教育し、皆さんはそれを教えられてきた。ところが、看護の対象は、個々別々の患者である。この二つの間に裂け目を感じることが時に起こる。そういう時はどうしてどう行動すればよいのか。あるいは、そのためにふだんからどういうつもりでおればよいか。

こういうことから始まって、両方は、そもそもどういう関係にあるのか、という問題の立て方までが問題になるのでしょうね。

実際は教育の中に、すでに個別的なものと科学的なものとが、両方入っているはずです。実習もあることですから。

科学性とは何か

科学性とは何かということは、ここでは、個別性と並べられる意味です。そういうペアの概念としては、そう難しいことではありません。

科学性とは、一般法則の形で書ける面です。

清潔プラス清潔は清潔。

清潔プラス不潔は不潔。

不潔プラス不潔は不潔。

これは、看護の基本の一つですね。「清潔と不潔がわかっているのを看護師という」と言った人がいます。あの人は「清潔」と「不潔」がわかっていないと言えば、大変な失格者だということですね。そういう者は、ここだけの話ですが、医者のほうが多いのではないかと心配しています。こういう教育を受ける密度は、医者のほうが薄いからです。時間も少ないのです。

ここでいう「清潔」と「不潔」の意味は、台所で使う同じ言葉の意味とは違っていますね。「清潔なタオルですよ」と台所でいうものは、手術室では「不潔」ですね。

右の三行は、看護の科学性を代表しています。一般法則です。ちょっとでも「清潔」でないものにさわったものは「不潔」なものに分類せよ、という訓練を受ける。これには、日本でも、ケニアのナイロビでも、アメリカのニューヨークでも変わりがない。実際に日本でナースの教育を受けた人が、ナイロビの病院でその日からこの面ではまごつくことはありません（ナイロビはアフリカで最も完備した病院のあるところです）。

これが実践的な一般性です。

看護は応用科学ですから、その底に基礎科学があります。この法則根拠は二つあります。一つは細菌学です。もう一つは論理学です。細菌学はわかったけれど、論理学のほうはどういうことですか、と聞かれるでしょうか。ここで「清潔」を「電流を通す部分」、「不潔」を「電流を通さない部分」と置き換えてみましょう。同じように正しい法則になりますね。これは、電子計算機の基礎となる数学です。確か「ブール代数」という名がついています（ブールは人の名前です）。

「清潔」「電流を通す」（スイッチ・オン）を「1」、「不潔」「電流を通さない」を「0」で表わしますと、これは

1+1=1, 1+0=0,

0+1=0, 0+0=0

となります。手術室勤務者はブール代数に従って働いているわけですね。1+1+1+……と、ずっと「1」つまり手術室を出るまで清潔でなければならないわけで、どこかで「0」つまり「不潔」が入ると、それこそ「1」からやりなおさなければなりません。「0」が一つでも入ると電流が流れない」のと同じことです。

救急処置の多くも一般法則です。人間の解剖学的な構造にもとづいて、気道を確保するためにはどうするのがよいかが決まっています。

一般法則と科学性

科学性の強いものは、一般法則ですから、教えやすい。教えやすいものは、ただちに適用できる。まごつかない。一人一人、人間は違うといっても、救急処置の時にそういうことを考えていると時間を失う。それで、救急処置のやり方は科学性の強いものの組み合わせで作ってあるのです。また、それでまず間違いないのは、人間の身体は基本的には同じと考えられるからです。だから生命にかかわるような部分の処置は、一般法則でよいのでしょう。

もっとも、一般法則の適用といっても、杓子定規ではいけません。心臓が右にある人もまれにはいるということも念頭に置くべきでしょう。意識がある患者であれば、相手にふさわしい声の一つもかけると、緊張がやわらいで、ずいぶん処置がやりやすくなるし、結果もよいのです。家族とも接しますから、応対も一本調子ではよくないでしょう。

もっとも、科学的であることが、みな論理的なのではありません。手がなぜ二本あるか、とか、心臓はなぜたいていの人では左にあるか、とかは、生物の進化という長い歴史の中でそうなってきたことです。経験世界の事実はみなそうです。物理学が数学記号で書いてあるからといっても、基本は同じです。「重力は距離の自乗に反比例する」――これはどこでもあてはまるという意味で一般法則ですが、ではなぜ四乗に反比例しないのか、というと「この宇宙ではそうなっている」としかいいようがないはずです。別の力、たとえば原子核の中で働く力には、距離の四乗に反比例するものもあるからです。

こういうものは、記憶するよりほかはありません。ただ、人体はまるで神さまが作ったように、目的に適った構造になっているところが多いから、記憶しやすいはずです。腎臓、肝臓、免疫系、みな実によくできていますね。

しかし、これは誰かが設計したわけでなくて、進化の長い歴史に磨かれてそうなったのだと考えます。ですから、新しいところには不出来なところもあります。たとえば、脳の血管で、出血の起こりやすいところは、動脈の分かれ方が、九〇度以上、つまりもとの方向へ戻るような無理な曲がり方をしています。これは大脳皮質の発達が皮質下とは不釣り合いに起こった結果でしょう。

だが、人体は全体としてまとまっていないと、生きてゆけないわけで、その繰り返しを生命が地上に現われてから何億年としてきたので、実に見事なまとまりとなっています。

科学では、本当は目的ということをいわないのですが、医学で「歯は咀嚼のためにある」といって差し支えないのは、生物の歴史のおかげです。ここでは、こういう目的（臓器の役目）も科学性の中に入れておきましょう。

専門職と熟練行動

科学的なものは、全部単純かというとそうではありません。注射の基本、たとえば清潔・不潔であるとか、注意するべきことの基本は単純で教えることができます。しかし、個々の患者さんの腕のどこを選んで注射するか、その時の仕方はどうか、ということになると、必ずしも単純にこうだと言えないところがあります。私が先輩に教わった静脈の固定法は、他のところへ行くと使っていない。注射針の刺入法も違います。それはそれでよいので、富士山に登る路は一つではありませんから、結果がちゃんとしておればいいのです。こういう、やってみせられて手で覚えるより他にない技術はたくさんあります。コツとか徒弟的な教育とかは科学的でないということはありません。鉛筆を削るとか、自転車に乗るとかは、とうてい講義を聞いたり、本を読んだだけではできるものではありません。こういうものを科学的でないと排斥すると、非常に非能率的な教育になって効果があがりません。「習うより慣れろ」というのは多くの場合に真実です。

複雑な機械になってもそうです。飛行機の操縦を本だけ読んで覚えた人に任せますか。実は、専門家といわれる人——看護者もその一つです——の仕事とは、複雑な行動を、目的をみすえて、間違いなく遂行するということです。

先の清潔・不潔にしても、いちいち、「えーと」と考えているうちは、まだかけ出しですね。たいていのことは、いちいち考えなくてやっていくわけです。

これを無意識というのは不正確です。熟練行為という、専門職に期待されている行動は、日々われわれのやっていることですが、いざ言葉で説明するとなると、かなり難しいものです。

自動車の運転を無意識でやっているという人は危なくて見ておれない。では、いちいちの動きを意識しているかというと、それは初心者です。

では、どうなっているかというと、要点は意識しています。多くのことは、いちいち「こうやってこうやってこう」というふうには意識していません。妙な言い方ですが、「自分の心身」という馬を乗りこなしているという感じです。人馬一体といいますか。しかも、「自分」は身体を越えて、道具の先まで自分の続きという感じがします。熟練した外科医の「メスの先には目がついている」というのはこういうことでしょう。ですから、熟練した運転者が、これから先の道筋について考えられるように、外科医も、先の決断について考える余裕をもって今のメスさばきができるのです。それから、意識も冴えていなくてはなりません。突発事態、たとえば思いがけない出血に、すぐ対処しなければなりません。それだけの目ざとさを保っていることが必要です。

こういう状態は、最近の生理学の考えでは、大脳前頭葉と小脳新皮質とをつなぐ回路が、行動の意識的反復によって一緒に働きやすくなって、大脳—小脳—大脳—小脳……という循環回路が成り立ち、それが脳全体の活動を統制しているからだ、と説明する人がいます。私はそのほうの専門ではないので、間違っていたらごめんなさい。

論理や科学を基礎にする部分も、熟練行動となって初めて専門技術となります。単なるもの知りや、現場と関係のない学者ならば、熟練行動はいらないのですが、専門技術者には、日々の習練が必要です。それは、熟練行動の維持のためです。

熟練行動の中のコツやカンは、「技能」といいます。科学の「前段階」といわれていますが、必ずしもそうではないと思います。それでは、何かというと、説明するには複雑すぎるし、一般法則を新しく作るようなものでもないので、科学が取り上げなかったものです。鉛筆を削るという仕事を、筋肉の動かし方、目のやり方など、全部を書き出してみようとすれば、一冊の本になるでしょう。やってみせて、やらせて、批評して、評価して、繰り返させるという実践教育で伝えるほうが、本を読むよりずっとやさしくて速いのです。

こういうことが看護や医療にはたくさんあるので、独学で専門家にはなれないのです。実習なしだと「たたみの上の水泳」といって、いつまでもものになりません。医学教育でもっと実習をと叫ばれているのも、そのためです。

熟練行動と初歩的なミス

熟練行動には、熟練行動自身を間違いなく遂行できて、先のことを考え、済ませたことを記憶するだけの余裕をもちつづけて、その上、突発事態に対して冴えた警戒的意識をもち維持する必要があります。この三拍子が必要です。

しかし、熟練行動には落とし穴があります。熟練者が大ポカをするのは、このためです。つまり、意識的行動の「能率は悪いけれども確実だ」という良さを忘れることです。コックを間違えるとか、初歩的な間違いをするのはこのためです。これを防ぐためには、方法が三つあります。

まず、機械が間違えたら作動しないようにすることです。飛行機事故では、大体これで解決されています。しかし、この方法の盲点は、あてがわれるのがいつも最新式の機械とは限らないので、旧式機械であることを忘れて事故を起こすことです。機械の使い方がわからなくなる場合もあります。旧式な機械のほうが基本的な勉強になるのは、自動車運転の練習をオートクラッチでない車でやる理由です。ある一種類の機械しか扱えないのでは、専門家とはいえません。

第二の方法は、鉄道でやっている、指差し呼称確認という方法です。「何とかよし。何とかよし。出発進行」というあれです。はたから見ていると、何もわざわざ声に出さなくても、と思いがちですが、誰でも、家を空けて外出する時には、「電気、ガス栓、あそこのカギ、あそこの栓」とやるでしょう。あのように頭の中に表を作って、順序よくもれなく調べることは、確実な方法です。いちいち声に出すという行動は、表の記憶を新しくするとともに、もれなくするという行動です。頭の中で言って済ませると不確実になるのは、頭の中で書いただけの文章はすばらしいつもりでも、いざ紙に書き下してみると、いろいろ足りないところがあるのと、多分同じです。

第三の方法は、二人以上の人間が確認することです。医者の世界でも、エックス線写真の診断は、一人で診ると、七〇％以上の正しい診断をするのがなかなか難しいといわれました（私の学生時代のことですから、今は数字が変わっているかもしれません）。ところが、二人が診ると九〇％以上になるそうです。二人と一人では、ただの倍ではありません。分担ということが重要なのは、一人でやると充分できない二つ以上の仕事ができるからです。熟練運転と車内を楽しくして観光案内をするという行動は、なかなか一人ではできません。麻酔医がいない時は、手術をする者が患者の血圧や心臓の拍動に注意を払わなければなりませんが、これは大変だし、今日でも、大手術の時に思わぬ失敗を生む大きな原因の一つです。

以上は、すべて科学性から出発したものです。科学技術の熟練者としての専門家としての行為です。個別性といっても、心臓の位置が右にあるのはこちらに含めておいていいでしょう。例外がない法則はないというのが、経験世界の法則すべてにあてはまることだからです。逆に言いますと、法則は無限に適用できないものです。場合によっては、民族の違いでもう違ってきます。精神科の薬の適量は、白人（学者はコーカサス人といいます）と東洋人では違っていて、東洋人は、日本、韓国（朝鮮）、中国、インドネシア、皆同じで、白人の三分の一くらいです。

一般法則に還元できないもの

物質世界の一般法則に還元できる、という意味での科学性から外れるものには、何があるでしょうか。

まず、一般法則に還元できないという意味で外れているものがあります。治療の戦略がそうです。これは、ちょっと意外かもしれませんが、碁や将棋の譜面をいくら集めても、一般法則にならないのです。あそこから数学は生まれないのです。といっても、論理や数学とは無縁でなくて、定石という、法則に近いものはあります。精神科でいえば「入院の時はちゃんと合意に達して、そして入院を決めた医者が病棟まで一緒に行って、師長や病棟医長に患者を紹介すると、後々まで患者・治療者関係によい」というのは定石です。しかし、どういうふうにしてどういう治療的合意に達するのがよいかは、法則に書き切れません。

どうしてこういうことになるのか。私は、技術というものは、個別的な現実とのやりとりであるからだと思っています。碁や将棋のような〝勝負〟ではないかもしれませんが、現実というものは、あらかじめ全部を知ることができないし、知ろうとする行為によって相手が変わるし、それ以外のこちらの行為も現実を変えるからでしょう。

船や橋のような計算ずくで全部あらかじめわかりそうなものでも、いざ作るとなると、その過程でずいぶん思いがけないことに出くわして、修正ややり直しが必要になります。できあがってから手直しをしているのも普通です。初期故障が出つくして、安心して性能の全部を発揮できるのに、船で半年くらいかかると聞きました。

ましてや人体です。

ただ、船や橋と違うところは、複雑だというだけではありません。わかっていないこと、まだ技術ができていないものを何とかせよと迫られるのが医療です。医療のつらさはそこにあります。これは確かに医療の特殊性です。無理難題が医療の底にあるわけです。といって「あなたは早く生まれすぎて、医学はそこまで行っていません。あきらめてください」とは言えません。しかし、できないものはやはりできないので、だから、実際は、そういう完全な治癒は起こらなくて、慢性患者ならだいたいはうまくいって「よく管理する」くらいです。その代わり、治せない患者はたくさんいても、看護できない患者はいないわけで、死の間際まで看護はできます。そこに看護が医療の土台としてある意味も、看護が狭い意味の治療より安定した行為である理由もあるわけです。

その代わり、人間には機械にはないこと、つまり、自然に回復する仕組みが備わっているわけです。機械とは、実は人体をまねしたものが大部分ですから、将来は自分を治す機械ができるでしょう。サーモスタットなど、すでにそうであるとも考えられます。しかし、これも人体のまねです。医療とは、自然治癒が起こりやすくするように、患者とその環境を整えることです。こういえば、手術から看護、さらにケースワークや栄養士まで医療の視界に入って、非常にわかりやすくありませんか。自然治癒力の中には、新しい病気のもとになるものもありますから、自然治癒力を回復に向けてのチャンネルに乗せること、と言ったほうが正しいでしょうか。すると、科学としての医学の中心は、この自然治癒力の科学的解明ということになります。

もう一つ。人間は合わせてくれます。合わせやすいようにこちらもやります。医学を文系という人はいませんが、看護は「理系」でしょうか「文系」でしょうか。多分、どちらでもあり、どちらでもないというところでしょうか。どちらかでなくてはいけないだけではありませんが、医者の手足だった時代は遠くなりました。看護学はとても面白くなりうるのではありませんか。

経過の科学、構造の科学

たとえば、精神科では特に経過の観察もその表現もナースのほうがすぐれていて、また信頼できると私は実感してきました。髪の毛につやが出てきたとか、今日初めて薄化粧してきたとか、「センセをみる目が親犬の目を見上げている小犬そっくり」というものです。それは女医もそうじゃないかという見解がありますでしょう。麻酔医は女性に向いている、という人もいます。麻酔医は経過を確実にフォローし突変に対応する能力、即興能力も必要です。将来は看護学とは経過（とその変化）の科学であり、医学は構造（とその変化）の科学であるということになるかもしれません。

意味の世界

ここで登場するのが、人間の生きている世界です。人間は——他の生物も同じでしょうが——分子や細胞の世界に生きているわけではありません。よろこびや悲しみ、知識や思考、価値や目的の世界、意識と自己と人格の世界、人間家族のいる世界に生きているわけです。こういう世界をひとまとめにして「意味の世界」ということにしましょう。「意味の世界」を「物の世界」で説明できるかもしれませんが、それで「意味の世界」がなくなるわけではありません。

特に人間では、「精神」といっても（これは「意味の世界」のことば）、「中枢神経系」（これは「物の世界」のことば）といってもよいが、とにかくそういうものが専制政治を布いているようなものです。卵巣を摘出するよりも子宮を摘出するほうが、女性患者はげっそりと老けることが多いといいます。子宮は、「意味の世界」ではただの筋肉の袋ではなくて、「女性」らしさの象徴だからです。「すこし残す（残っている）」と告げておくとずいぶん違います。こういう例は、いくらでも挙げることができます。ここで、看護は独自の力をもってきます。

看護師には、手術室の中でのように、医師の相手役的な面があります。それも看護の一面です。一方では、医師と違った面で患者と接するという面があります。どちらもなくてはならないものでしょうが、医師と違った面というのは、現状では、「意味の世界」の面、患者の生活の面、生きている患者の面です。実際、精神科は、患者の生活に医師もかかわっていく程度が大きく、その意味で看護と医師が近い科ですが、それでも、医師は患者の異常、患者の訴えを何とかしようという意識で患者を診るので（「診る」と「看る」の違いでしょうか）、後でどういう患者だったか、とか、ふだんは診ていない、つまり自分が主治医をつとめていない患者の実態を知るためには、看護日誌のほうが、カルテよりずっと役に立ちます。看護のほうが、患者の生活を全体としてみている度合が大きいのでしょう。逆に、看護日誌が当てにならないと、他に頼りになるものがあまりないわけです。何とかしようと駆り立てられがちな医師のあせりが、カルテにはよく読みとれます。カルテは、医師の対応ぶりを知る記録でもあって、そういう意味では欠かせないものです。

こういう生活面は、個々別々なものです。こういう面への看護の定石も、初心者のためにはありますが、それからは、先の戦略と同じことになります。

経験の蓄積と追体験

その勉強の仕方は、碁や将棋をする人の勉強の仕方と変わりありません。実際にやりながら、たくさんの譜面（将棋でいえば棋譜）を勉強するわけです。事例研究は単なる応用問題ではありません。それは名人の棋譜が、将棋の一般法則の応用でないのと同じです。

こういうものの勉強は、ちょっと独特です。名人の駒の動かし方のとおりにしたら勝てるというものでもありません。第一、相手のあることですから、そういう打ち方をさせてくれません。回数を重ねると、何が蓄積されるのか、つかみどころがないではないかと言われるかもしれませんが、何かが身についてゆくことは確かです。

精神科の薬には、似た作用のものがたくさんあります。患者も人間としては似ていますが、一人一人体質も性格も生活も違います。それによって薬の選び方が違います。しかし、まだ、それを法則にした本はありません。処方を考える私の頭の中は、年かっこう、身体つきから生活、職業、家族との関係、一般の対人関係の取り方、くせや表情まで、過去の患者から似たものを捜して、猛烈に回転します。時には、高速力でページを繰るような感じが、頭の中でしています。将棋の名人が長考している時、いったい何を考えているのだろうと、よく噂されます。名人がこうだと言ったこともありません。で、手がかりはないのですが、もっとすごい照らし合わせ行為を、ほとんど意識しないで（単なる無意識でなく熟錬行動として）行っているのではないでしょうか。ある将棋指しが引退した時、頭の中の棋譜の山ががらがらと崩れるのが実感されたと語られました。及ばずながら、私も引退の時は似た感じを味わいそうです。

科学的なことのうち、一般法則は教育と慣熟を通して、コツやカンは実習、模倣、慣熟を通してする。慣熟が専門家の条件だが、その盲点を補うために、自己あるいは相互のチェック行動が必要である。そして、個別的なものは、看護の独立的な面の最終対象、すなわち患者の生活であるが、それはまず経験と定石の研究、次いで事例研究（つまり他の経験を自分の経験に照らし合わせながら追体験すること）によって進める。――まとめればそういうことです。医療を将棋にたとえたのは不謹慎といわれそうですが、将棋指しほど、真剣で修養の必要なものもないようです。看護者自身の人間的あり方は、別に改めて書きたいと思いますが、とにかく、仕事への相性というか愛がなければ、医療ほど汚れ仕事はないのです。われわれがそれをやっているということは、ある程度は愛があるということであり、後はこれをどう育てるか、そして愛のもつわなに陥らないようにするか、です。ひいきの引き倒しということは医療にも起こりうるからです。

（「看護研究」一八巻四号　医学書院　一九八五年、二〇一一年追加）

「伝える」ことと「伝わる」こと

無償の看護

人間と人間との間の伝達、つまりコミュニケーションには、意識的に「伝える」場合と自然に「伝わる」場合とがある。

どちらが先かというと、人間の成長の上では、「伝わる」ほうが先である。お母さんのおなかの中にいる時、胎児は、もう、お母さんの動きに反応している。たとえば、お母さんが不安になって脈が速くなると、胎児の脈も速くなる。こういう胎児の反応は、超音波で胎児の動きを追うことができるようになって、次々と知られてきている。母親の不安は「伝わってしまう」ので、お母さんが伝えまいと思っても無理である。反対に、ゆっくりと規則正しく打っているお母さんの鼓動はあかんぼうに確実な安心感を贈る。あかんぼうを抱く時、われわれは意識せずに自然に左を頭にして抱くようにする。こうすると、あかんぼうの耳に抱く者の心臓の鼓動が聞こえる。子宮の中で聞きなれた音だ。これを聞かせると、あかんぼうは確かに安心するらしい。抱くとすやすや眠るというのには、このことが大きいという。

「伝える」ほうはどうだろうか。どうやら、生後三カ月までは、あかんぼうは確かに微笑しているのだが、母親があかんぼうへの愛情を「伝え」ようと微笑みかけても、それを受けてあかんぼうが微笑み返すということはないらしい。つまり、生後三カ月から「伝える」のを受け取る力が現われる。それまでは、母親の愛情表現に対する手ごたえが現われないから、母親は愛情表現に対する報酬が得られない。生後三カ月までの育児を「無償の育児」ということがあるのは、このためである。

看護でもきっとそういう場合があるだろう。感謝されることは、正直に言って嬉しいことで、励みになる。しかし、無償の育児のように、無償の看護というものもある。意識のない患者や、老年期認知症の患者や、感情が表情に現われないうつ病患者などの時には、そういうことがあるに違いない。

しかし、うつ病の患者の場合には、「抑止」という現象のために表情にも現われず、言葉も出ないけれども、その底で、患者は非常に感謝の気持を持っていることが知られている。老年期認知症の場合でも、表現できないだけの場合がけっこうあるにちがいない、と私はにらんでいる。ある老年期認知症患者は六年間ほとんど無言、無表情で横たわったままであったが、亡くなる年の正月、師長さんに「長らくお世話になりました」と居ずまいを正して言って周囲を驚かせた。それから四カ月ほどしてロウソクが消えるように患者の命は消えた。そういうことが実際にある。意識のないと見られる患者だって、耳はひらいているわけだし、何かが耳から脳にはいっている。意識の回復のために、その人が愛していた娘の声でささやきつづけてもらったことがある。家族が介護に参加した場合のほうが、昏睡からの回復率が良いという報告がある。声というものは、何年たっても、その人独特の音調が同じために、指紋のように声紋が人の識別につかわれる。そういう声が、きっと昏睡している脳のどこかで鍵となって、それがぴったりはまる記憶の鍵穴を探ってゆくのだろう。ある時、カチャリとみごとにはまると、それが脳の活動を促すきっかけになるわけだ。意識のない患者だって、まわりの音に全然関係がないかどうかは疑問なのである。

こういうことをわざわざ言うのは、手ごたえが直ぐ返ってこない「伝達」にも、ちゃんと価値があるということだ。なるほど、手ごたえのない仕事はやりづらい。ついつい手を抜くことにもなりかねない。たぶん、看護の仕事が大部分、女性にゆだねられているのは、女性には、母親になるために、「無償の育児」のような、見返りなしで介護するという能力が男性よりもそなわっているからではないか。そんなことがあるかもしれない。

「伝える」言葉を「伝わる」気持が支える

このように、まず、患者とナースとの間の「伝える」ことと「伝わる」ことから話をすすめてみよう。看護師の側から考えたので、次には患者の側からみよう。

医療では、ずいぶん患者に無理を強いる。実は獣医学のほうがずっと、相手である動物の意志を尊重している。それは、動物にがまんをさせるということがむずかしいからである。とらえられただけでハンガー・ストライキをして死ぬ動物も多い。食べ物が違うとか、寝床が違うだけで、拒絶反応をするペットも多い。だから獣医さんたちは徹底的に動物のほうに自分を合わせる。獣医さんたちには、動物の気持を察するためにたいへんこまやかな心のアンテナを持っておられる方が多い。看護学は、現状では、人間を相手にしている医師よりも、動物を相手にしている獣医のほうから学ぶところが大きいとさえ私は思う。

患者のほうに「伝える」手段がない状態なのに医療者が「伝える」ことを要求する場合さえ、人間相手の医療ではある。簡単のために例にするので、特に歯科医に他意はないのだが、口の中に器具や手をつっこんだ状態で「痛いですか」と聞かれる場合がある。私は、治療椅子に坐る前に「痛い時は指一本、とても痛い時は二本、大丈夫な時は指でマルを作りますから」と予め言っておくことにしている。

こういう場合の解決は比較的やさしいが、病気や処置の説明を「伝える」ことはなかなかむずかしい。私も自信があるとは到底いえない。これから、だんだん、言葉できっちり「伝える」必要がふえてくるだろう。これまでも、薬を飲めと言われてアルミ箔の包装ごと飲んだ人が実際にあって、手術で胃から大量のアルミ箔が取りだされたのだそうである。

間違いのないように伝えるということがいかにむずかしいかを物語る例である。こういうことはさすがにめったにないが、薬の飲み方が正確に伝わっていないことが結構多い。アルミ箔（最近ではアルミに似せたプラスチック製）にローマ字や数字が印刷してある、色とりどりの薬をちゃんと飲むのは相当の努力が要る。病気の説明となるとどうだろう。バリントというハンガリー生まれの、もう亡くなった英国の精神科医で、内科医との連係に熱心だった人がいるが、彼の訓練は、患者への説明にひとつの重点を置いていた。研修医に、患者に向かってどう説明するかを予め作文させ、練習させてから、患者のもとにゆかせるのだが、後で、患者から、どういう説明を聞いたかを聞き取ると、これが医師の言ったはずのこととは大違いなのだ。さらに患者から家族へ、家族から親族へと話が伝わるうちにどう話が変わるかを考えると、ぞっとする。私も、知人や親戚から、医師の説明をもう一度聞いて、われわれにわかるように説明してくれと依頼されたことが何度もある。

日本の医療は伝統的に、「知らしむべからず、依らしむべし」というところがあった。簡単にいえば「患者はだまってついてこい」という態度だ。これは残念ながら、かなり残っているが、これからはそうはゆくまい。

何にも「伝え」られないところでは、患者は疑心暗鬼になる。かんぐるようになるということだ。自然に「伝わる」ものを頼りにすることになるが、これがしばしば不安のもとになる。かんぐりが間違うことがしばしばある。そのために自殺してしまうという極端な場合だってある。「伝え」ればそれで良いとはかぎらない。癌を告知するべきか、するべきでないかという議論があるが、本人に告知しないで自然に「伝わる」場合を、宗教学者で悪性黒色腫で亡くなった岸本英夫教授が書き残された。周囲の人との間に目に見えないガラスの壁ができるので、ははあ、自分は癌なんだなとわかったそうである。周囲の人々は、急にやさしくなり、意味のない美しい言葉を語りかけるようになった。癌患者に対して「伝えまい」という周囲の努力が、このガラスの壁の正体なのである。つまり、コミュニケーションを断たれた感じである。これが、自然に「伝わる」場合の癌患者に起こるのは、岸本教授だけではあるまい。

では、医師が、おごそかに癌を宣告すればよいのだろうか。そうとは私は思わない。だいたい、宣告などという言葉は、医師のおごりを表わしていないか。あなたは何々癌ですと患者に「伝える」時には、同時に、伝える者に、これを伝えられる者の気持が汲まれていなければなるまい。単なる同情ではない。受ける側の気持がどういうものであるかということだ。それがわかれば「われわれは最善をつくします。あなたも希望を失わないで下さい」という言葉も、おのずと真実味を帯びた響きを持つようになるだろう。そして、からっぽの元気づけではなく、具体的にどうするかという話し合いができるようになるだろう。その時には、「伝える」言葉を「伝わる」気持が支えるだろう。そして、フィンランドの統計によれば、患者の平均余命にもっとも影響があるのは、患者の精神状態であるという。われわれは、癌と知った時から、急に癌患者らしくなる人をあまりにもたくさん見てきていはしないか。それまでは、たとえば頬に赤みがさしている人であったのに……。病気の告知には「同時に何を伝えるか」「同時に何が伝わるか」が重要な意味を持つ。それ抜きで「言うべきか、言わざるべきか」と言ってみたところでハムレットにもなるまい。

実際、医療者の些細な挙動が、患者には、医療者の思ってもみないことを「伝える」。事実、私が以前、胃の透視を受けた時、医師が（たぶん何かの操作を誤ってのことだろうが）「あっ、これはいかん」とつぶやいた。私は自分の顔から血が引いてゆくのをまざまざと感じた。胃潰瘍なら覚悟していたので、これはただの潰瘍ではないと私は思ってしまった。実際は何でもなかったのだが。

逆に、きびきびとはたらいている看護師の姿は、他の患者にも生きる希望を伝える。自然に伝わるのだ。患者は、いざという時には自分にもああしてもらえるのだという安心感を持つ。実際に看護師が労働過剰なのは何ともいたましいことだ。医療の機械化は、医師なり看護師なりが、本来の仕事に専念できるためであるはずだが、今日ではまだそういう姿にはなかなかなっていないといわねばならないだろう。

病院＝カースト的社会

病院という社会を分析した仕事が、アメリカの社会学にはいくつもある。アメリカの社会学には、医学なら「臨床的」というような、現実に立ち向かおうとする姿勢がある。病院研究もそのひとつである。惜しくも早く亡くなられたが、コーディルという、日本の病院に患者として体験入院したこともある医療人類学者の報告では、病院は、患者と看護師と医師という、三つの「カースト」より成る社会であるという。単に「階層」といわず、わざわざ「カースト」と言うのは、三つの間を人間が移動することは普通ないからだ。むろん、医師や看護師が患者になることはある。だが、それは稀なことである。そして、患者が看護師になったり、医師になることはほとんどない。看護師から医師になった人は知っているが、医師から看護師になった人は知らない。そういうことだ。

こういう場合、「カースト」内のコミュニケーションに比べて、「カースト」間のコミュニケーションが非常に悪い。実際、私が患者として入院した時、六人部屋では、患者の順位が決まっていて、私は新入りとしての作法に従うべきであることを知った。いちばん長くいる人が部屋を取りしきっていた。彼は、私に主治医の名を聞いた。答えると「うん、あんたは運がいい」と即座に断言した。患者の、医師に対する評価は実に詳細を極めていた。実に多くの事実を知っていた。彼等が医師につけているアダナなどは決して当人に知られることはあるまい。

ナースの間の医師の評判も、医師にはなかなかわからないものである。患者に対する評価も患者にはあまり伝わらない。

こういうものは伝わらないほうが厄介でなくて良いとも言えるが、重要な情報が伝わらないのは困るし、さらに、それぞれの物の見方が違うので、表面的な意見の一致以上のものはなかなか得難い。手術場の熟練した医師と看護師のように、ほとんど言葉を必要としないくらいに呼吸の合った医療チームはひとつの理想だが、多くの場合にはなかなかそうはゆかない。

手術場の医師と看護師の間があうんの呼吸で進行するのは、実は患者がいないからである。目の前に呼吸する物体としてはあるのだが、全くの作業対象だからである。他の場合には、患者が生きて、その希望や恐れを「伝え」てくる、あるいは「伝わって」くる。そこに、患者と看護師と医師の三者関係がある。三者関係の調整は、二者関係に比べてはるかにむずかしい。ことに患者があらゆる階層、職業、地域の出であって、いわば社会の縮図であるから、いっそうむずかしい。

「気」の疲れ

こういう場合に、はっきり言葉で「伝える」ことだけに割り切ってことを運ぶのがアメリカ流だ。いかにも移民の国である。日本の医療はアメリカの後を追っているのだが、はっきり言葉で言っては角の立つことが多い国柄である。自然に「伝わる」ことを期待して待つほうがいいとされることが多い。狭い土地に住む人間の智恵なのだろう。その結果として、自然に伝わるものを先取りして「気を利かす」ことが重く見られる。「気働き」が重んじられる。そのために「気疲れ」する。実際、日本人の疲労のかなりの部分は身体や頭の疲れでなくて「気」の疲れである。患者は患者なりに、看護師は看護師なりに、医師は医師なりに、気を使っているのが、日本の病院という対人関係の場だといってよいだろう。仲間にも気を使い、他にも気を使う。どの程度使うとよいかは、それこそ「伝え」てくれるチャンネルがなくて、自然に「伝わる」ものに従うのである。

私は、こういう「気働き」が日本の医療の良い面を支えていることを大いに認める。しかし、一方で、職場としての医療の場を窮屈なものにして、働く者の疲労の上に「感情労働」（武井麻子）、「気疲れ」という疲労を積み重ねていることも認める。

実際には、どうなればよいだろうか。気づかいと「心づかい」との違いを考えてみると、気づかいが行きすぎると「世話焼き」になり、心づかいならば表に現われると「親切」になる。そういう意味で、気づかいには、相手との間が円滑に行くようにという配慮が先に立っており、心づかいには、相手の身になって「よかれかし」と思う意向がはたらいている、という違いがある。

私は、どちらが良いとか悪いとか言うわけではない。両方が適当にあって、両方ともあまり表に出ていないのが、日本の職場では良い職場であるのだろう。

日本でも「言ってもらわないとわからない」人はいる。これからだんだんそうなってくるかもしれない。それは、人間の移動がはげしくなると、どうしてもそうなるからだ。アメリカではっきり自分の言い分を主張しないと相手にされなくなるのは、世界中から移民が来て成り立っている社会だからである。行きつくところはマニュアルに有るか無いかと問う世界か。しかし、日本のトリセツ（取り扱い説明書）のわかりにくさは世界的に有名だそうで、これを抜本的に改める動機が思い浮かばない。マニュアルづくりは下手だと認めてかかる必要がある。

相手の気持を察するというのは、村が、家が、何百年もつづいてきた日本の、この間までの社会では、全然むずかしいことではなかった。こういう時にこうするということは、生まれてから身体に染みついてきていることだし、年上の人のやることを真似していれば、かなりむずかしい場面でも失敗しない。そういう社会では自然に「伝わる」ものだけで大丈夫、生きていける社会である。「伝える」場合も、「こういう場合にはこう言葉で伝える」というふうに決まっているから、角が立たない。

今の日本で気が張って疲れるという対人関係が起こりやすいのは、日本が近代化、つまり別の文化を取り入れようとしはじめてからかもしれない。すこしずつ違う氏育ちの人が入り混じって働くようになったからだろう。相手に気を使っても、見当外れということがある。親切にしても、実はかゆくないところを掻いていたという場合がある。「親切がアダになる」という場合も起こる。

こういうことを避けるには、どうしたらよいだろうか。万能策はないけれども、相手の反応を見ながらそっと進めると、大きい間違いはなくなるだろう。相手が浮かない顔をしているのに、「これは良いこと」と割り切って進めて行くと、時にはおかしなことになる。この微妙さが、「自己主張」をあまりはっきり「言葉で伝える」と角が立つ社会の欠点である。気を使うには、まず、相手との間が円滑に行くようにと、相手の意向を察する努力をする。この時、「こうですか」と相手に聞いてみるわけにはゆかない。そこで、相手の表情や身振りなどの反応を勘をはたらかせて解釈することになる。ところが、正解が何かわからないから、勘ぐりすぎて、何でもないことに重大な意味を持たせてしまうことも起こる。こうなると、関係妄想とまではいかないにしても、かなり厄介な対人関係の場になりかねない。

アメリカの犯罪率が高く、その他に異国で暮らす苦労がいろいろあっても、アメリカのほうが気が楽だと、そちらで暮らすのを選ぶ人が結構いるのは、こういう、もやもやした自然に伝わることを受けとめるアンテナをいつもとぎすましている苦労がないからである。

職場の同僚の間では、言うことをはっきり伝えて、後はあっさりするということができるところが、日本でいちばん暮らしやすく、仕事のしやすい場なのだろうと私は思う。

張られた意地のゆくえ

日本人はあっさりしているというが、「江戸のかたきを長崎で討つ」ということわざもあって妙なところで仕返しをする癖がある。それから、意地になると実にしつこい。これは、伝統的なムラ社会で自己を主張するには「意地になる」より他はなかったことからきているのだろう。赤穂浪士の場合を見ればよい。日本人が「もう損得ではない。利害は捨てた。意地を通す」と言ったら、このもつれをほどくのはおおごとである。

意地を張る場合は、自己主張だけれども、アメリカの社会とは違って、はっきり、何で「意地」になっているのか、本音は言わない。大義名分はいうのだが、たいてい本音はそこにはない。本音は「気持を汲んで」「顔を立てる」(尊重する)努力を、しかるべき人がして初めて出てくるし、意地もそれで解消する。この「しかるべき人」とは、「時の氏神」という言葉があるが、この言葉のようにまず「タイミング」が重要である。それから「氏神」のように、あまり格の高くない神さまでないといけない。すごい神さまみたいな人をつれてきて威圧すると、意地はいっそうかたくなになる。それから、「氏神」というのであるから、本人に多少縁があることが条件である。いくら専門家でも、「赤の他人」ではうまくない。そして「神」であるから、利害を超えて公平であるか、多少弱い方に味方するものであると思ってもらわねばならない。しかし、こういう「時の氏神」も、関係者一同が尊重しなければ「骨折り損」になる。

意地を外国で張ったらどうなるか。片意地で、まったく理解されない、いや、そもそも気づかれないだろうと思う。「あいつ、何をあんなに突っぱっているんだ」と不思議がられるのがオチである。日本でも、片意地という場合が起こる。さっぱり周りに通じない意地である。ただ、意地の国だけあって、片意地を張る人というレッテルが付く。

それでは、意地は悪いものかというと、多少の意地がないと「意気地なし」と言われかねない。対人関係で「伝わる」部分に重きを置く日本の社会では、多少の意地を張る用意がないといじめられる。「いじめ」という、子どもの社会で問題になっている現象は、職場にも結構起こる。子どもの場合もそうだが、いじめにたいしては意地でしか対抗できない。逆にいうと、いざというと意地を張るぞという姿勢がいじめを抑止しているということがある。もっとも、このごろは少し変わってきて、いじめに遭うのは「意気地なし」だけでなくなってきた。変わった者を、すぐれた者もふくめて、いじめるようになってきた。これは、日本のムラ社会が崩れてゆく時に最後に出るヘドロのようなものかもしれない。この、意地悪をするとか、いじめるとかいうことは「伝わる」種類のもので、ふつうは「今から意地悪をしますよ」と「伝え」てするものではない。されるほうが「意地悪!」と言っても相手はシラを切る。

こういうややこしい面を出さないように運営してゆく苦労というものを、特に師長クラスの人はしているのではないかと思う。医師の場合には、補佐役、代役というものがきちんと決まっているのが普通だけれども、看護師の社会ではどうであろうか。師長は部長よりもいっそう孤独にみえることがある。

つらい状況を乗りきらせるのは、意地、「一寸の虫にも五分の魂」である。そういう人を見たら、そっと気持を汲んで――すくなくとも、意地をいっしょうけんめい張っていることはわかっていますよというサインを送って、孤立から救う必要がある。孤立が続くとウラミに変わり、ウラミとなると職場をはなれても続く。怨む人は、昔は幽霊になって化けて出たが、このごろは幽霊になりにくいし、なるまで待っていられないので、怪電話などがはやるのであろう。

「心づかい」の看護

職場の対人関係での「伝わる」病理のほうに話が行った。患者に戻ると、患者から「伝わる」ものを「汲んで」、それを返したり、医師に伝えたりするのは、看護師の大きい役目である。患者もいろいろ勘ぐるけれども、意地を張ることはふつうはできない。患者が意地を張るとおおごとで、医療訴訟にまで行きかねない。誰の目にも明らかな過誤もあるが、医療訴訟のかなりの部分は、患者が、どこかで「カチン」と来ることが発端になっているいることが多いことは言っておこう。

たいていの場合は、患者から伝わるものに看護師は敏感である。医師のほうが鈍いのが実情だと思う。アメリカでは、看護師に「精神療法」を認めて、保険から報酬を払うように何年か前からなっている。日本では、それはまだ地平線にあがっていないけれども、医学が機械化するにつれて、看護の仕事はますます「こころ」の問題、「心づかい」の問題になっていくと思う。

（「ナースステーション」一七巻二号　医学書院　一九八七年）

笑いの機構と心身への効果

〔問〕笑いの心身に及ぼす影響、およびその効用を。笑いに関する（主として精神医学的な）書籍も併せて。（高知　M生）

〔答〕笑いが人間特有であることは、千数百年前にギリシャの哲学者アリストテレスが指摘していたと思う。以来、笑いは医学よりも哲学、心理学で論じられてきた。笑いの「原因」あるいは「機構」についてはいろいろな説があるが、唱える人の人生観を反映して笑いの別々の面を強調している感がある。

笑いに共通なことは、曲げてあった竹を解放した時のはね返りのような急激な心身緊張の低下である。横紋筋緊張の低下は顕著で自覚されることが多い。極端な場合はナルコレプシーで、笑いとともに一瞬にして姿勢崩壊となる。平滑筋の緊張も低下する。

乳幼児の微笑は、母親のはぐくみ行動を誘発する外的刺激によらない内発微笑であり、母子のほほえみ合いは子どもの成長にも、母となった女性の成熟にも、不可欠な因子である。

優越、勝利の際の高笑いは目的達成による心理的緊張の低下と同時に起こるが、急激な成功による心理的危機を防ぐ精神保護作用の一部かもしれない。実際、成功は失敗にも増して精神健康悪化の契機になる。

絶望の際にも激しい笑いが発生する。やけくそ笑いといわれる。この場合も筋緊張の急激な低下が特徴である（笑いを伴わない筋肉緊張低下もある。ガックリと肩を落とすという事態である）。同じく、不意打ちの事態にも笑いが起こる。これらは限度以上の筋緊張を防ぐ機構かも知れないし、次に起こすであろう反撃に備えていったん筋肉の緊張を下げておいて有効な打撃力を発生させる機構かも知れない。

人の失敗、失策を見る際の笑いは、予想に反する相手の矮小さの認知によって、それまでの緊張した構えが解ける過程の一部であろう。この場合の笑いは、余裕感を伴う。この笑いの味は人間に好まれ、お金を払って落語や漫才を聴くのは、この種の笑いを求めてである。英国人のいうユーモアは危機に際して自分の矮小さを客観視して笑い、緊張の低下、余裕感の獲得、視点の変換による新たな対処の道を探る方法ということである。

その他、対人関係の道具と化した笑いが数多くある。初対面や久しぶりの面会の際の笑いは、互いに筋緊張などしていなくて攻撃の意志がないこと、「われわれは友人だ」ということを伝達する道具である。

政治家が政敵と肩を組み合って笑うのには、さらに余裕の誇示も加わる。はっきりと攻撃の道具である「あざ笑い」は「おまえは矮小である」と決めつけることで、反撃を誘発するか、相手が無力を自覚して深く傷つくかである。ジョークをいい合ってよい関係（ジョーキング・パートナー）を制度化しているブッシュマン社会は、一人に「イジメ」が集中する社会より上等である。

私にもジョーキング・パートナーはいるが、いつもいるわけではない。私はジョーキング・パートナーに自分を選ぶことがある。頻繁にではなく、はっきりした文章にもならないが、演壇の上でしかつめらしく真面目くさって話しながら、その姿をジョークにしていることがよくある。自分を戯画化しつつでないとまじめに答えられないインタヴューも少なくない。文章を書く時でさえも。緊張病状態も幻聴というものをパートナーに世間を戯画化しているにすぎないのかもしれない。

笑いは相手の攻撃を防ぐ道具にもなる。日本人が西洋人と話す際の有名なニヤニヤ笑いは防衛の笑いで、この煙幕は相手を苛立たせる。笑いは、こうしてコミュニケーション遮断の道具にもなる。話に無意味な高笑いをはさむ人、たえず微笑を絶やさない人は、いずれも防衛の笑いという道具を使用している。

笑いも道具化されるのにつれて、心身の緊張解放がなくなり、笑っても楽しさがなくなる。慢性非妄想型統合失調症の人の笑いには緊張の低下がないので目立つのかもしれない。

この笑いにはコミュニケーション遮断という作用と、他人の矮小化による対人的安全保障感の誘発という作用とがある。非常に痛烈なユーモアを考えているという説もあるが、昔の楽しいことを思い出しているだけだと患者にいわれたこともある。

偉い人の前でその人の脱糞やセックスの様を思い浮かべるのは「対照思考」といわれ、対人緊張低下のための、統合失調症の人と同じ、相手の矮小化による自己の余裕の創出行為である。

笑いは一般に心身の健康をよくする。幸福感に際して、胸部が広がることを心身医学者の阿部氏は指摘しているが、実感と一致する。呼吸は深くなる。体の刺激による笑いの誘発であるくすぐりが強烈な刺激であることは、麻痺肢に対する足裏のくすぐり刺激によって、強い痛覚刺激でも得られない反応（たとえば反対側の脚の屈曲）がみられることからも分かる。ただし、くすぐり刺激は一般に長く続けると不快に変化する。気分と反する時は特にそうで、重い統合失調症の人はくすぐっても笑わない。

一般に、笑いは一過性の現象である。対人的道具と化した笑いは、絶えず再入力して維持されているのである。したがって、防衛的な笑いを長く続けているとかえってストレスが蓄積する。

参考文献としては、木村洋二『笑いの社会学』（世界思想社、一九八三）、フロイト「ユーモア」（一九〇三）および「機知」（一九〇五。いずれもフロイト全集）、「笑い」（ベルグソン著作集、二〇一一年）等であろうか。
（「日本医事新報」三一九八号　日本医事新報社　一九八五年）

＊一般医学誌の問答欄で求められた回答である。悪性腫瘍患者に対して「笑い」が延命効果があることをその後に知った。

「こころのケア」とは何か

1　はじめに——阪神・淡路大震災における二概念「ヴォランティア」「こころのケア」の誕生

一九九五年の阪神・淡路大震災がもたらした新しい概念に「ヴォランティア」と「こころのケア」がある。

まず、一九九五年はヴォランティア元年といわれる。実際、それまで「ヴォランティア」は奇特な青年でアジアやアフリカの奥地で働く人たちと思われていた。ケネディが創設したものの日本版で外務省管轄の「青年海外協力隊」のイメージである。この「特別の人がする」、一般人には遠い「ヴォランティア」が、誰でもできる身近なものになり、「私もヴォランティアになれること」が当然となった。「ヴォランティア」という言葉は前からあったけれども、日本語として普遍性と日常性を獲得したのは一九九五年である。

私自身、震災後にまず発見したのは「ヴォランティアリズム」であった。けっきょくは震災後の精神医学的報告になったけれども（中井編『1995年1月、神戸』一九九五年、同『昨日のごとく』一九九六年、いずれもみすず書房）、最初は「ヴォランティア」論を書こうとしたのであった。

米国では、自治体が設立しているヴォランティア・センターがあって、日常の活動も非常時の活動も統括している。さすがに先進国だと感心する向きが少なくなかった。この記憶があって、ヴォランティアネットワークを組織するかどうかが日本でも問題になった。

当時の日本では、アメリカはロサンゼルスのシステムが模範とされており、「こころのケア・センター」でも二回にわたって視察し（一度は私も同行）、その報告を刊行している。しかし、ロサンゼルス郡・災害担当者の率直な言によれば、ロサンゼルスのシステムは、その誇る宇宙船打ち上げ基地のようなEOC（エマージェンシー・オペレーション・センター）も含めて「コウベ」規模の災害という試練に遇っておらず、実際に有効かどうかは未知数である（「kobe」が大都市直下型大震災を差す術語になっていた。そういう事態は最初だからであるという説明である）。ヴォランティア・センターの人たちは、裁判所から「かくかくの期間ヴォランティア活動に参加すること」を言い渡された軽犯罪者が統括対象の約半数を占めていた。なるほど、これでは統括が必要不可欠であろう。私は「インヴォランタリ（非自発的）・ヴォランティアじゃないか」と言い、相手は苦笑した。こういった「非自発的ヴォランティア」は災害の急場には使えまい。

災害の際のヴォランティアが実際にはどうなるか。一九八九年のサンフランシスコ地震が彼らの災害ヴォランティア元年である。この時はヴォランティアを率いる米国赤十字が主役だった。もっとも、米国赤十字は、わが国と異なり医療はいっさい行わず、資材供給に徹している。この時、米国中西部の農村地帯から来たヴォランティアの中年女性たちが大都市災害を初めて目にして外傷性症状を呈した。これは無理もないことであって、人材選出の誤りであると言ってよいが、ともかくこの経験から救援者のケアの必要性が認識されたのであった（ロサンゼルス当局者の言）。

また、米国では、天災であっても、大規模災害には、その後に暴動、略奪が起こるものと想定して計画を立てていた（一九九〇年代においてはこの想定は無理からぬことであった。二〇〇一年九月一一日の世界貿易センター爆破事件においては略奪はあったが小規模であった。米国のこの変化が持続するかどうかは不明である）。米国では、暴徒を二日間は暴れるままに放置し、彼らの疲労を待って三日目に州兵、警官を投入して一挙に鎮圧する作戦をとっていた（O・J・シンプソン公判の際も彼の有罪判決の場合に備えて州兵、警官、消防士が待機した）。この状況においては鎮圧に当たる者の外傷体験は大きく、家庭に帰す前にデブリーフィングを始めとするケアがぜひ必要なのも道理である。米国のケアの対象は主に被災救援者を含む救援者に向けられている。

大災害に際しては通常の郡政府は機能を停止し、ミニマムの臨時政府に変わるという。

これは被災した行政関係者が家庭を顧みず救援に当たったわが国の場合と打って変わって、行政関係者にやさしい方法のように思われる。このミニマム臨時政府は、理事会と臨時行政官とから成るが、現地の人々によれば、理事会の仕事はもっぱら連邦政府からの予算獲得であり、実際の行政は一二〇〇人の保安官が当たるという。保安官だけは家庭を顧みずに働くことになるが、一〇〇〇万の人口のロサンゼルス郡に一二〇〇人（一万弱に一人！）であり、治安は州兵が担当するとなると、一種の戒厳令ではないかという読み方もできそうである。もっとも、郡と市とは全くといってよいほど連携のない二重行政であるらしく、市の災害対策は郡から接触してゆくと全くわからない。日本以上かも知れない。米国では「市」は「人口の集中地の存在」「市民のある率の希望者の存在」「州政府への請願と許可」によって成立し、県全体を市町村の行政が覆うわが国と異なって、郡以下の行政単位がないところがいくらもある。市警察と郡保安官事務所とは別個に警察活動を行っている。米国の地方行政が理想から遠いことは彼ら自身が認めるところである。

ただし、災害対策関係者は全米から集まる。そして、彼らの言によれば「被災地行政の帽子を被る」。すなわち、臨時にそこにある官庁の正規職員となって、企画・統括に参画して発言し、行動する。航空機事故ならば運輸省の、連邦ビル爆破ならばＦＢＩか何かの、というふうに。このシステムは能率的でもあり、高い熟練度を維持するよいシステムである。また「全米の災害関係者と顔見知りである」とロサンゼルスの災害時心理的救援担当係官が語っていたように、一次的人脈のネットワークが常に存在する。彼らは「顔見知りでないとうまく協力できない」と語る。これは国情の差を越えた真理である。わが国では、実際には人脈で事が運んでいるのに、それは遅れたわが国独特の現象で、初対面の人間を整然と統括するのがよいシステムのあるべき姿であると思っているフシがあるが、これは錯覚である。平時はともかく災害時には「信頼できる仲間」であることがネットワークの前提条件である。このシステムは学ぶべきであると私は思う。ただし、「アイ・ハヴ・メニー・キャップス」という人はくたくたに疲れているラテン系の人である。

被災地への救援活動や特例は二年で打ち切られる。われわれからみれば、短期間で大味であるという印象がある。ロサンゼルスは、二年に一度以上の災害に見舞われているからである。精神保健当局者によれば、災害対策の重点化は州選出の上院議員の家が放火による山火事で焼けて以来のことで、一般精神保健は全然予算不足である。精神保健センターの老朽化した建物、その前のマッカーサー公園における公然たる麻薬取引（一夜に死体が二、三体でるという）を挙げて嘆いた。これはわが国と共通な、行政第一線の人のボヤキも混じっているであろうが、米国は有力者の病いが疾病研究の重点対象を決めるお国柄であり、その実態も見せてもらった。おおむね事実であるだろう。

被災救援者でない一般人には被災小切手を手渡すのが行政の主な対応である（建前は返済を必要とするが返済する者はいないと関係者は語った）。被災者は、小切手を持って医師を訪れてケアを受けるということである。仮設住宅は、トレーラーハウスを全米から集めればよく、土地に不足はない。被災地から遠い仮設住宅ほど人気があるお国柄である。アメリカン・モビリティというほど引っ越し、転職が多い国で、定住性の高いわが国とはいかにも違う。「近くの仮設住宅ほど人気がある」のは理解不能だと米国行政官は語った。遠いところから埋まってゆくというのである。

ホームレス問題はわが国とは大きな違いで、わが国では無差別に避難所に入れて弊害もあったが、米国ではホームレスはもともと家がないんだからと避難所、仮設住宅に入れず、ずっと後に人権団体の抗議で入れたという（雨のほとんど降らないロサンゼルスであることを考慮する必要があるだろうが）。

さすがに、被災者は一カ所で行政的手続きができるなど、行政サービスは能率的である。私たちが称賛され、どうしてできたのかと質問されたのは、検死官事務所においてで、六〇〇〇人の死体処理をどうしたかであった。米国は埋葬だから大変であろう。

私が行ったのは地震の二年半後だったが、被災住宅はそのまま放置され、ビルは鉄バンドを巻いて無人のままであり、解体作業は行われていなかった。いくらでも土地のある西部だからであろうが、荒廃の感じがあった。これは人心に影響すると私は思った。

実際をみれば、阪神・淡路大震災に際しての地域住民あるいは行政官、医師のほうが、はるかにヴォランティアリズムで対応したといいうると私は思った。また、情緒的な行動が多かったであろう。つまり、九月一一日の事件直後でも、もしわが国ならば、焚き出しや、慰安イヴェントや何やかやが行われたのではないかと思われる。強大な米国医師会の存在を考慮するべきだろうが、「こころのケア」も行政が行うというものではないらしい。神戸在住の一米国女性によれば、事件で亡くなったキャリア・ウーマンの子どもには、高齢出産のために幼児が多く、そのケアが問題になっているということである。

2　阪神・淡路大震災における体験

わが国でも統括が叫ばれたが、災害時には交通通信機関が麻痺し、あるいは低能率となって、ネットワーキングを行い、整然と能率的に活動するということは、言うは易くして行うは難い。実際に、「ばらばらに活動している。もっと統括するべきだ」と私に怒鳴り込んできた者もいたけれども、災害直後というものは、電話は残存していてさえ一〇回に一回しか通じず、徒歩連絡、自転車連絡、バイク連絡が普通であり、そういう連絡に割く人手がいつもあるとは限らない。隣の区への距離がふだんの隣の県ほども遠くなり、隣の県はほとんど隣国である。

私たちの「こころのケア」が、多くを外国、主に米国とオーストラリアの文献に学びながらも、次第に独自な内容のものとなって行ったのは、自然の成り行きであった。

最初は、何ごとが起こったのかもわからず、呆然自失が常態である。精神的不応（無反応）期でもあるが、端的な判断困難もある。「原爆が落ちた」「隕石が落下した」「石油基地の爆発だ」という誤判断もあった。さすがに多くの人が地震という認識はしたけれども、自己の位置と災害の中心との関係の判断はできなかった。つづいて自分が生き残ったことの実感が最初で、家族、友人、近隣、職場同僚、関係者（医師なら患者など）の安否確認、そして、地域全体の状況把握の順になった。活動もこの認知・情報・精神的視野の同心円的拡大の後を追って同じく同心円的に拡大した。救援の質も絶えず変わる。その変化はさいわい多数の記録がある。災害の初期の活動はそういう乱戦、混戦である。これに対処するには「内部のヴォランティアリズム」しかない。災害に励磁された精神と、興奮した時に勇敢さを発揮するわれわれの特性（佐貫亦男『発想のモザイク』中央公論社、一九七二年）はそれに適合している。英国人は冷静なままで勇敢になれると彼は言うが、これはわれわれにはいうは易くしても行いがたい。

ハンコを使わないためには現金がいる。個々人の災害準備の中にはまず現金を加える必要がある。生き残ったからには多少の出血は覚悟してもよかろう。そういう柔軟性も必要だ。

来援ヴォランティアの場合は、能率を問わず、質を量で補うものと考えておくのが必要である。来援とともに事態は変化し、内部の者は、外部からのヴォランティアその他ジャーナリスト、視察団、調査団、野次馬への対応（応接、案内、説明、お引き取り願い）に忙殺される。「外部の者は地図で少しでも地理を覚えてきて下さい」と要望したが、これは無理であった。実際には手描きの地図をＦＡＸで送らなければならなかった。内部の者は現地への来援者の「依頼内容」「配置」「案内」が主な仕事になる。内部の者だけが、刻々と変化する事態の絵図（メンタル・マップ）を絶えず書き直して持っていることができるからである。

では、来援ヴォランティアにはまず何が求められるか。それは「いてくれること」であると私は述べて大方の賛成を得た。内部の者の身体的・精神的疲労を補うだけでなく、孤立感から護るためには、そのことが第一である。これは一次予防の役割を十分果たしている。

もっとも、来援ヴォランティアには、別個の苦悩があることを忘れてはならない。大方の人には未知の土地であり、さらに内部の者がストーリーを把握しているのに対して、来援者は平和な中からいきなりクライマックスに投入され、その内容を十分把握しないままにまた平和な中に戻る。この突変性が外傷的である。また、活動は何かの一部分に過ぎず、およそアンチヒーロー的で、断片的であり、不全感が残る。しばしば、その後に無為、抑鬱、離人、シニシズムが生じてふしぎでなく、実際に起こった。

3 「こころのケア」とは何か

私は、これらの活動を自分では「災害精神医学的キャンペーン」と呼んでいた。では「こころのケア」という言葉は、あの災害の中で、いつどこから生まれて何を指していたのであろうか。ある時ジャーナリズムが使いだしたのは確かであるけれども、災害関係の懇話会、審議会のたぐいで、その起源が未だに話題になるぐらいである。どうやら、それは文書に残らない「こころのケアはどうなっておりますか」という質問であって、それが関係機関を動かす原動力になったと、中央官庁勤務の公務員から聞いた。しかし、真相はたぶん歴史に書かれないだろう。

この言葉を「歯が浮くようだ」と生理的嫌悪を示して私にぶつけてくる人もいるが、「こころ」という、たいへん由緒ある言葉が「ケア」という、簡単な英語と結びついているところに、違和感があるのであろう。「こころ」は平仮名でなければならないという感じがあるが、それにも好悪がわかれるのかもしれない。

しかし、「精神保健」や、実際にはもっと一般に使われている「メンタル・ヘルス」ではぴったり該当しなかったから、その空白を補うべく「こころのケア」概念が出てきたと私は思う。当初からトラウマすなわちこの震災に関連して生じた心的外傷に対するケアに対するものであるという理解があった。この理解をもっとも説得力を以て論じた文献は実践の中で書かれた安克昌『心の傷を癒すということ』である（産経新聞連載記事から、作品社での単行本化、角川書店での文庫化を経て、作品社より増補新版、二〇一一年）。

その後、「こころのケア」は常にこの意味で使われてきた。天災だけでなく、犯罪被害者あるいはその遺族、性被害者、被虐待児、近くは米国原潜の浮上によって沈没した「えひめ丸」生存者と死亡者遺族にも「こころのケア」が求められた。

震災の余震消えやらぬ一九九五年五月、兵庫県は、阪神・淡路大震災復興基金の一部によって「こころのケア」を行うこと、五年間の時限立法で兵庫県精神保健協会に委託して、「こころのケアセンター」を設立することを発表した。その意味は少なくとも三つある。

第一には、個々のヴォランティアたちの自発的援助行動や全国の自治体、大学などから派遣されてくる援助活動に国や県のほうが協力する非常時体制、たとえば「夜間往診隊」のために自動車を借り上げて使わせるなどは、一九九五年四月三〇日を以て終結するということである。

第二には、日本では初めて精神保健的な一般事業に公費が投じられたということである。

第三には「こころのケア」という名称が初めて公的なインスティチューションに冠せられ、被災者の心的外傷の治療と二次予防、三次予防が五年間実施されたことである（残務整理を含めると六年間。なお西宮市は地域センターを独立させて市外郭団体の経営する形で存続させている）。実際には治療よりも二、三次予防のほうが活動の多くを占めた。

第四には、先に述べたヴォランティアの経験を生かして、ヴォランティアリズムを基礎とし、事態を先取りして柔軟な対応を、軽いフットワークで行ったことである。

第五には、守られるべきいくつかの原則はあったが、決して医師や精神保健専門家の持つ専門性だけではできないことが行われた。たとえばアウトリーチであり、県外避難者の集会への関与であり、イヴェントの出前であり、電話相談である。

第六には、それが精神科医も参加していたとはいえ、臨床心理士、ケースワーカー、看護師、保健師、関連科目専攻の大学院生などの混合集団によって円滑に遂行されたことである。実際、「こころのケア」は多面的活動であって、単一の専門家が行えるものではない。気のあった自発性の高い集団であることが必要であって、熟練度は実践の中で向上するものである（そのためには小規模災害でOJTを行うことが有効であろう）。

第七には、成員の九割以上が女性であった。主に女性より成る集団がこのような一般的事業を主導したことはおそらく最初であるが、男性と女性の協同作業であることが妙味を発揮したと私は思う。ちなみに、この組織が生まれる前の混戦期においては、多くの相談者は県の女性センター（清原桂子所長）に向かった（前記、安著作参照）。

第八には、その結果、年間報告書だけでなく、百数十名の実際経験者が兵庫県を中心として残り、多くは「こころのケア」関係の仕事に携わっていることである。これは県の、広くは国の含み資産となっている。このような機会がなければ、この集団は生まれなかったであろう。実際、解散後も多くの元センター員は連絡をとりあっている。

第九には、二〇〇〇年からセンターの本部・研究部門が「こころのケア研究所」となって、県のシンクタンクの一つ「長寿社会研究機構」改め「ヒューマンケア研究機構」の傘下に入ることになったが、「こころのケアセンター」時代もその後も、他府県あるいは海外に新しく「こころのケア」が必要とされるたびに、現地から被災経験県の先行経験者として、情報と直接間接の援助を求められることである。一例としては、台湾の一九九九年九月二一日の震災においては、いちはやく所員の派遣が求められ、また台湾政府の主な関係者が「こころのケアセンター」に集まり、「こころのケアセンター」に相当する組織の実際形態は、実に所員とともにその場で大筋が決定されたのである。

第十には、センターの活動の中で、国の内外の災害精神医学専門家、さらには心的外傷の研究者・治療者との連帯関係が生まれ、実際、その後も、この関係は継続していることである。一年後には、「こころのケア研究所」からの発展形態として「こころのケア研究研修センター」が発足する予定と聞くが、これらの活動は発展的に継承されるであろう。実際、心的外傷関係の学会からNPOに至るまで、さまざまの形で、センター員は基幹的な役割を果たしつつある。

いずれの場合にも、「こころのケア」という日本語は心的外傷に対するケアとして定着しつつあると断言してよいであろう。それは現状維持・向上を意味する「メンタル・ヘルス」や「メンタル・ケア」と同義ではない。「心的外傷に対するケア」に当たる言葉がなかったから、その空白部（ニッチ）に充てるべく、この言葉が生まれたということができよう。

それは、（一）震災直後で外傷に対する手当ての必要性を感じた者たちが緊急に作りだしたという意味で、強い存在必然性を持っている、（二）その後、わが国において心的外傷への関心が高まったために、この言葉の「心的外傷に対するケア」としての特定性が保存され、内容が豊富となっていったということができる。

（二）については、多少の補足が必要であろう。関心の高まりは、一つには心的外傷をともなう事件が続発したためと解される。しかし、かつて類似の事件がなかったであろうか。それまでは、ほとんど、心的外傷は自己解決課題であると観念されてきたのであり、心的外傷が公的な問題としての市民権を得たことには、わが国社会の一定の成熟があり、さらに阪神・淡路大震災を契機に「共同体感情」が覚醒したということであろう。実際、世界最初の「テレヴァイズド・カタストロフ」（継続的テレビ中継大災害）であり、国民全体が多少とも被災者となった（精神科医・麻生克郎の表現）。

かつての日本人は強かったために、このようなケアを必要としなかったという考えは、主に年長者の中にある。たしかに、ボスニアやルワンダ、あるいはアフガニスタンでは、心的外傷の負傷者は全国民の規模であろう。ボスニアから帰った心的外傷の研究・治療者ハーマンは「自然治癒力の研究しかない」と語っている。

たしかに「日露戦争の勇士は寡黙で戦争について語らなかった」というが、これは、明治人のエートスもあるだろうが、あれこれの人を思い出す時、語りえない酸鼻な体験を抱えて生涯を生きた人たちも多かったのではなかろうか（私の少年期には日清戦争経験者はさすがに少なかったが日露戦争経験者は祖父をはじめ周囲に少なくなかった。敗戦前後の老人高死亡率時代に世を去った人が多かったけれども）。

精神医学会の長老たちで第二次大戦に軍医として参加した人で、神戸の震災以後、惨憺たる戦争体験を私に初めて語った人が何人かいる。それはその長年の弟子も聞いたことのない物語であった。一九九五年の震災以後、社会の雰囲気が変わって、長老たちの口を軽くしたのではないか。そういうことは全国の至るところで起こっていてもふしぎではなかろう。

長い間、心的外傷に対するケアの概念はなかった。第二次大戦はもちろん、一九五九年の伊勢湾台風の惨憺たる被害に対して被害者へのケアが行われなかったのは、そもそも全国の実質的な精神科医がおそらく一〇〇〇人前後であったという事情があるだろう。精神医学界が統合失調症患者治療を緊急事態として取り上げるのも、一九六〇年代後半以後のことであり、統合失調症問題のもたらす圧力が多少とも減少して、その向こうが見えるようになったのは一九八〇年以後である（リーダーシップをとったのは村長さんで、この方は元軍人であったときく)。

実際、一九八五年の日航機の御巣鷹山墜落事故においては野田正彰氏の調査があるけれども、精神科医たちが遺族あるいは僅かな生存者のケアに動いた形跡はないようである。雲仙普賢岳噴火、奥尻島津波被害者へのアプローチを先駆として、阪神・淡路大震災で、心的外傷とそのケアの市民権が確立したとしてよかろう。以来、人災天災を問わず、被災経験県としての兵庫県は、その経験にもとづく情報と助言と援助をいつも求められてきた。具体的にそれに当たったのは「こころのケアセンター」とその継承機関で、それは被災者への援助経験に他地域災害への援助経験を重ねてきた。兵庫県が被災経験県として世に知られるかぎり、この国家的規模の責任を免れることはないであろうし、「こころのケアセンター」が天災人災の心的外傷に特化することもまた必然であると思料される。

もちろん、「こころのケア」が一般精神障害者を除外するというのは狭い見方であろう。しかし、「こころのケア」概念を通過した後に新しく見えてきた局面に立たねば意味がないだろう。すなわち——、

第一には、基本的に「こころのケア」の姿勢は予防的であること、あるいは先取り的であることである。実際に、災害後であるにもかかわらず、私たちが対象としたのは障害として成立したPTSDでない。それはあってもごくわずかな比率であって、全体として何かができたとすれば、それは予防的姿勢であった。センターがあること自体が予防的意味

を持っていたと敢えていいたい。

第二には、基本的に「こころのケア」は、人々の自主性を重んじるということである。「こころのケアセンター」の公式英訳は Disaster Victim Assistance Program である。この assistance という言葉に深い含蓄がある。それは、「傍らに」「低い姿勢で」「奉仕し」「支える」という姿勢を表わす言葉である。「こころのケア」は決して「高い立場から」「指導し」「率いる」ものではなかったし、今後もあってはなるまい。

第三には、一般精神障害者を対象にしても、その病理とは別個に、人間としての苦悩と障害者として生きてゆく上で、あるいはそれ以前以後の虐待によって生じた「こころの傷」が見えてくるような接し方になるであろうし、その人の主体性と障害の自然治癒力を信頼して、それに assist する姿勢になるはずであり、そうであらねばならないと私は思う。

4 「ケア」なる語の歴史から

「care」という英語の歴史を Oxford English Dictionary と医学史、看護史から述べて、この稿を終えたい。

「ケア」という言葉は由緒正しい英語であるが、日本語において外来語として使われるようになったのは比較的新しいようである。日本には、オクスフォード英語辞典（ＯＥＤ）のような初出年と初出文献とを明記した確実な辞典がないので私には差し当たって調べようがない。しかし、『広辞苑』（第四版）には「（1）介護、世話、（2）手入れ」とあり、簡単な用例が添えてあるだけである。『大辞林』（初版）には（1）の意味しかない。いずれにも「こころのケア」という用例はない。公的な機構に「こころのケア」という言葉を冠するのは、一九九五年七月に発足した、阪神・淡路大震災復興基金による兵庫県精神保健協会「こころのケアセンター」が最初なのはいうまでもない。

医師ならばcureとcareという対立概念が真先に思い出されるであろう。しかし、この二語が対立概念として人口に膾炙するようになったのはカナダ出身で、二十世紀初頭に米国医学近代化の始祖としてジョンズ-ホプキンス大学を建設し、後にオクスフォード大学教授となった内科医サー・ウィリアム・オスラーの言葉としてよく引用される、「われわれは稀に治癒させ（cure）、時に改善させ、しかし、常にケアはできる（but we care always）」以来である。

家庭におけるケアは人類以前からといってよいほど古いが、医療の世界で病人を看取るということが意義を持つのはキリスト教以後である。特に、ベネディクト会の修道院は、「祈りかつ働けOra et labora」の標語のもとに、ギリシャ・ローマの医学を保存しつつ、薬草を採取・栽培し、病者や精神的に悩める人を受け入れてきた。他方、東洋には看護という概念が成立しなかったけれども、中国医学には、初病以前の「未病」に対するケアを行い、疾病の発現を予防するか、少なくとも遅らせるという発想があり、また、西欧にはない「養生」の概念があった。

看護が世俗的職業となったのは、プロテスタント諸国において修道院を廃止して以後であり、特に病院の発達する十九世紀に、看護尼を持たず、看護者の不足に悩むプロテスタント圏においてである。しかし、現在でも、ドイツ、オランダにおいて看護師をシスターと呼ぶのは看護尼の伝統が地下水脈のように流れているからであろう（Krankenschwester——ドイツ語、ziekenzuster——オランダ語）。和製ドイツ語では看護師をPflegerin《プレーゲリン》、略して「プレさん」と呼んでいたが、このことばが現在のドイツで「看護師」として使われるのは稀であり、主に「管理者」「オーガナイザー」（スイス）の意味である。

careがcureとの対立概念となったのは二十世紀であろうと先に述べたが、これはcureのラテン語の語源が忘れられてきたためであろう。cureはラテン語のcuraから出て、これはcareの意味、動詞のcurareはto take care ofである。ちなみにcuratorは英語で博物館や図書館の館長であり、管理者であって、まさにPflegerである。

OED（オックスフォード英語辞典）を見れば、cureの初出はウィクリフの英訳聖書（一三八二年）で、「世話をする」意味と「病気を治癒させる」意味、さらには「修復する」意味に用いていている。その後長らくcureはkillの対立語であり、「生命を与える」意味であったが、次第に「治癒させる」意味に特化していった。面白いのは、日本語の「養生」には建築業界語としてコンクリートを固まらせる過程や建築物が工事中に「破綻しないように保護する」意味があるが、cureにも類似の意味があって「養生」と訳していることである。

cureがラテン語由来であるのに対して、careは純粋なゲルマン系の語である（もっとも印欧祖語まで遡ると二つは同源になる可能性がある）。ゴート語では「厄介（trouble）」「悲嘆（grief）」「世話（take care）」の三つの意味があった。英国最古の文学である叙事詩「ベーオウルフ」では「苦悩」の意味である。それは「悲嘆を訴える」「恐怖、心配、疑惑、不安、動揺などの精神的負荷を負う」を経て「精神的責任を負う」「心配する」「注目する」「用心する」となり、現在の「ケア」の意味に次第に近づいてゆくが、最後まで「心配」「不安」「憂慮」「注意」「配慮」の意味を残している。

このように、cureとcareが同義語から出発して、次第にそれぞれ今日の意味に収斂していったことは、言語の歴史にはよく見られることである。しかし、語源の跡は特にゲルマン系の「ケア」に残っている。必ずしも内容の明確でない不調の相手（「厄介」「悲嘆」）に対して、そぞろな気持ちを抱き、苦悩しながら、危険に用心し、慎重な態度で、心配し、配慮し、管理し、世話をするという意味の広がりを「ケア」は持っている。日常の用法、たとえば「One must be careful these days」（きょうびは慎重でなくちゃ）のように「対象」よりもまず「態度」「姿勢」が優先するのが「ケア」である。専門家的であることは二次的であるということができる。これは心的外傷へのかかわりにおいて「ケア」の語が特に選ばれた理由ではないだろうか。

（「兵庫県ヒューマンケア研究機構年報」七巻　二〇〇一年）

都市、明日の姿（対談者・磯崎新）

神戸の街の輪郭

磯崎　昔、中井さんが「へるめす」に、「神戸は東南に開け、裏に山を背負って、両側を支脈に囲い込まれ、前に海がある。この地理感覚は風水ではないか。神戸の中国人は、この地形のせいでここに住み着いたのではないか」と書いておられましたね。まだ、建築や都市計画をやっている連中はだれも「風水」なんてあまり関心をもってなかったころで、僕は非常におもしろく読ませていただきました。

中井　神戸大学には、中国や韓国、朝鮮の学生が多くて、帰化している方を加えたら、さらに多くなるでしょう。そのなかには、やはり「神戸の位置がいいから来た」という人もいます（笑）。

磯崎　こんどの本（『1995年1月・神戸』）では、「神戸がリニア（線状）な形をした都市だったことが幸いした」と書いていらっしゃいましたね。

中井 ええ、神戸という街は、横に長く広がる一次元都市なんですね。縦の交通は歩いて行き来できる、二キロも逃げれば山か海に行けますから、煙に囲まれてやられたという人はきかないんです。

神戸の場合、西国街道と、それと直角に交わって有馬のほうに行く有馬道というのが昔からの幹線としてありまして、いまではローカルな道になっているけれども、この二つの古道が震災で崩れなかった。渋滞を避けるために、僕はこの二つの道の組み合わせを最大限に活用して、医師や看護師たちの通勤のための地図を書いた。長い年月のなかで踏み固められたのか、そもそも地盤の安定したところだったのか、周りが崩れていても、とにかくこの二つの道は、全然被害がなかった。見事なものです。

こうした歴史的な景観が残るというのは、非常に感動的なものがあります。山ひとつ越えれば、六甲山の北側の道は全部生きていたし、神戸の人たちが覚えていた、海と山に囲まれた風水的な街の輪郭というのは、全然動かなかった。このことは、めちゃめちゃにやられた人たちにとって強い心の支え、精神的な安定を与えたと思います。

磯崎 今度の震災では、たくさんの人が避難されて、避難所で共同で生活された。体育館やテントでの大変な暮らしのなかで、清潔感とか身の回りをきれいに整えることへの気遣いとかは、どうだったんでしょう。

中井 日本人は人前で不潔なのはいやですからね、避難所でも清潔は心がけていたと思います。ちゃんと自分の縄張りを決めて、きちんとふとんを畳んで、そういうところはお行儀いいですよ。

家にいる人にとって、いちばん問題だったのは、水洗便所を流すということでしょうね。使った水を捨てずにポリバケツにためて、最後は水洗便所に流す。どうしてもだめな場合は、排泄物をビニール袋に入れて積み重ねたり。

磯崎 そういう手当てをみんな工夫したわけですね。

中井 ええ。二番目の問題は風呂。風呂への要求というのは強いですね、わが国民は。少しずつ少しずつ水をためて、わが家でも風呂を沸かしましたよ。一〇階建てぐらいのマンションにも、みんなで担ぎ上げたわけです。自衛隊の給水車から水をポリ桶に入れて、自動車で少しずつ運んでくる。ボランティアはそれにかなり役立ったんですよ。

磯崎 二カ月めにやっと僕は、神戸の街を訪れることができました。そのときに「新聞やテレビに出なかった最大の問題というのはにおいでした」と言われたんですけれども……。

中井 いまでも三宮あたりは、排泄物のにおいで満ち満ちてますが、避難所では、それほど問題にならなかったんじゃないでしょうか。

あるかなと思って、ほとんどなかったのは野糞なんです。これは驚くべきことです。まあ、どっかではしてるんでしょうけど。ただ、別の都市だったらわからんような気がしますよ。いまでも野糞ありますから（笑）。

磯崎　ヨーロッパの都市だって、つい前世紀ぐらいまでは、糞尿は窓から外に放り捨ててたわけです。

中井　ヨーロッパは夏でも乾燥してますからね。意外とくさくないのかも分からん。着たきりでヨーロッパ旅行したあとに、成田に着くと、みるみるにおってくるからね（笑）。

磯崎　においっていうのは、人間どうも慣れちゃうんですね。

僕は新制になっての二回目ですが、旧一高時代からの東大駒場寮で、それこそネズミとゴキブリといっしょに暮らすような、掃除なんか絶対にしない生活を一年半やりました。歯も磨いてるし、洗濯もちゃんとしてるつもりで、自分では全然くさいと思ってないんだけど、そのあと書生として下宿させていただいた仏文の渡辺一夫先生のお宅で、「おまえ、猛烈にくさい」と即座にいわれました。何カ月か経ってから、寮に忘れた荷物を取りに帰ったら、たしかに玄関から一五メートルくらいの辺りからもうにおってるんですよ。あげくに、「においがなくなるのに、半年はかかったよ」とあとに御家族から言われました（笑）。

中井　とにかく今度の場合、冬だったからよかったです。

磯崎　六甲アイランドとかポートアイランドは、幕張と同じ、人工の埋立造成地ですね。

中井　規模は小さいですけど。

以前は、神戸は埋め立てられないという先入観があったんです。海が深いので、西洋人が神戸を港として見つけた。それを、海が深いなら山一個まるごと移せばいいじゃないかという話になって、ダンプを使わずにベルトコンベアで直接山から土を運んで、まさに山をなくそうということから始まっている。

神戸に留学してきた中国人が、神戸を称えるときに、毛沢東の「愚公山を移す」のせりふを出して称えるんですよ（笑）。最近はもう、ある程度に抑えてますけど、依然として、廃物じゃなしに（対談当時は）山の土で埋め立ててます。だから、神戸人は震災のときの液状化現象でも、「東京では何が吹き出してくるかわからんけど、神戸ではちゃんと六甲の土が吹き出してるぞ」と負け惜しみをいう（笑）。

磯崎 ああいう人工島は、神戸の街の人から見ると街の中なんですか、外なんですか。

中井 神戸の人間は、一本新しい川をはさんだ街ができたと、そういう見立てで楽しんでる感じですね。

磯崎 街中では、プラタナスなどの並木が、火事の延焼を食い止めたところが多かったと聞きました。

中井 そうなんです。神戸は六甲山沿いの小さな扇状地の集りなんです。六甲から海に向かって、小さい川や沢がたくさん流れてきている。地下水が豊富なんですね。プラタナスとか、街路樹が非常に大きく育つ。桜も水を好む木ですけれど、非常に早く大きくなっています。

戦後、土管で埋めたりしたので、一見するとわかりませんけど、神戸の街を気をつけて歩けば、ひときわ緑が濃い木の列があって、ここは昔、川が流れていたんだな、地下水路があるんだなということがわかります。湊川なんかも、いまは埋めちゃって見えないんですが、少し高いところから木の緑の濃さを見れば、川の跡は一目瞭然にわかります。

磯崎 造園をやる人から教えられたんですが、明治時代には六甲山ははげ山だったとか。

中井 そうなんです。おそらく、はげ山になったのは製鉄先進地帯だったからでしょう。小さな山一つからとれる炭で、やっと日本刀一つ作れるというぐらい、木炭による製鉄というのは木が必要なんです。

以来ずうっとマツ山だったんですが、マツ枯れで千年に一度ぐらいの景観変化が起きちゃって、いまは照葉樹林の多い山になっています。

磯崎 松はもともと、荒れた、肥えてない土地に生えるものですね。

中井 白砂青松ですからね。

磯崎 照葉樹林は、むしろ肥えた土地に生える。ということは、もともと肥沃だったわけではない、あるいは山が肥沃になったのか。

中井 マツの死骸が、多少の肥やしになったかもしらんけど（笑）。

照葉樹林は、本当にみるみるもどってきたという感じですよ。一〇年かからなかった。照葉樹林のほうが暗くて陰々滅々ではあるけれど、四季の変化が多いですね。マツ山というのはいいけれども、住み慣れると、四季の変化の乏しさに少々飽きます。

磯崎　日本の山に入ると、よくまぁこれだけ針葉樹を植えてしまったと思うところが多いですね。

兵庫県が建設した播磨科学学園都市の中心部のプランをお手伝いしたときのことですが、すでに開発が進められており、山を崩したあと、やっぱり景観をきれいにしないといけないというので、ハーバード大学のランドスケープの専門家を呼んで、一緒に見に行ってもらったんです。で、森を再生しよう、リ・フォレスティングというんですが、森をベースに街をつくり直そうと、そこは意見が一致した。で、具体的に詰めていったら、彼は「日本のスギ林がとてもきれいだから、是非そこにも植えよう」と提案してきました。

ところが、スギ花粉の問題もあって、街の関係者は「スギはもう結構だから、照葉樹林にしてくれ」といいます。僕は中に立って、彼に日本の状況を説明して、アイデアを変えろと言うはめに陥ったことがあります。実際問題として、照葉樹林に近いかたちでつくろうという風潮にはなってきているんです。

たしかにある範囲できれいなスギ林があると、ビジュアルとしては非常に格好いいんですね。日本の照葉樹林のよさというのは、外から来た人にはなかなか理解できないかもしれません（話題の場所と思われるところはポプラになっていた。もともと水辺の木なので、根本には給水チューブが何重にも取り巻いていた）。

中井 実感として伝えるのが、難しいでしょうね。

スギ林で、僕がいちばん美しいと思ったのは、鎌倉のお寺の散在している辺り。鎌倉の海の明るさの光の名残りが、あの辺りに感じられて、「ああ、海辺にある比叡山だ」と。ギリシャ神殿の柱なんかを連想したぐらい、光が神々しくていいと思いました。同じスギ林でも、比叡山は暗いんですよ。

京都では、賀茂川が、高野川と合流するところに、糺《ただす》ノ森という森があって、その先に下鴨神社があるわけですが、社殿に近づいていくと照葉樹林がだんだん落葉樹林に変わっていって、中に清流が流れていて、心がほっとするところがある。どこまでデザインされたものかわかりませんけれども、実によく考えられているなあと思いました。

磯崎 そういう形で自然とでき上がった森とか、風水的な立地とかが、都市のフレームになっていけば、理想的だと思いますね。

最近ある国際音楽祭のために、音楽家たちが集まれる芸術施設をつくるための場所探しで、中国地方の山間のひなびた町をいくつか見て歩いたんです。そうすると、だいたい周りは全部囲われていて、裏側は小高い山で、ふもとは今はもう耕されていない田んぼがある、そういうふところのような谷間に、自然と行き着きます。

かつて我々の祖先が山から下がってきて、完全な平地まで行かずにちょうどその境い目に住むところを探したのは、一つには、農耕的な視点もあったんじゃないか。原初の灌漑を、谷間とか、沢の辺りから開発していったんじゃないでしょうか。水利のいいそのエッジに住むことが日常生活の上でも重要だったし、また、後ろに山があって防御的でもあります。風水なんかが中国から入ってくる前に、直感的にそういう場所を探していたのかなという気がしました。

人間が創造する都市像の限界と可能性

中井 神戸の震災のインパクトは、関東大震災のインパクトとはまた違うんでしょうか。

磯崎 関東大震災は、日本の都市計画に大きな役割を果たしたといわれています。明治時代の都市計画は、まだ江戸の城下町のパターンを強引に壊すとかまでは、できなかった。大正に入って、ヨーロッパ的な都市計画の手法や、都市の制御方式を導入して、日本も新しい都市づくりをするべきだという気運が高まっていて、ちょうどそこに首都の大震災が起こった。

そこでひとつのモデルになったのは、ドイツの都市計画です。構造は単純明快で、市街には直線道路で四角く区切られた街区が整然と並び、道路沿いに建物を並べていけば、中庭が残って広場ができ、都市が自動的に構成されていく。いっぽう都市の中心部には、市庁舎や文化施設が、街のシンボルとしてデザインされる。

これは十九世紀の民族国家の概念を体現したものです。いまだにヨーロッパの都市計画の議論のなかでひとつの「べし」論をなしているものです。ベルリンや、オスマンのパリ改造が、典型的なお手本となって、各都市がミニ首都的な街づくりを形成しました。

中井 あのボードレールが哀しんだ、古きパリの裏街の喪失を、オスマン男爵がもたらした……。

磯崎 かなりの部分、そうです。

中井 オスマンというのはドイツ人なんですね。

磯崎 ストラスブルグとか、あの辺りの境い目あたりの人です。

このドイツそしてアメリカの都市計画手法を、関東大震災以降、日本は国土の広さとか、国家のあり方とかとは無関係に、都市を整備する法体系の側に、どんどん取り入れてしまった。

関東大震災のあとには、減歩という区画整理をやって、土地を持っている人から、何パーセントかの公共用地を供出させて、インフラとしての道路を引いた。この非常時だからできたやり方が、いまだに日本の都市開発のベースとして続いている状態です。

東京湾を埋め立てた幕張のように、ゼロからの計画では、最初から道路も引けるし、街区もつくれます。こんな場合は別にして、日本のほとんどの街では、ナポレオン三世のつくったパリみたいに、軍隊総出で街をつくりなおすこともできないし、まっすぐな道も引けないし、街区も構成できない。なのに、街区を前提とした法があるので、奇妙な矛盾が起こるのです。

中井　都市を計画的に細密充塡させようと考えた場合、やはり道と街区の組み合わせになるんでしょうか。

ヨーロッパの古い都市に行くと、馬車を入れる必要から大きな入り口があって、中を見ると、あれは確かに中庭ですね。北京の四合院というのもそういう形をしているし。人間の頭というのはそういう構想をつくるようにできてるんでしょうかね。

ずいぶん昔、筑摩叢書の『ユートピアの歴史』（ジャン・セルヴィエ著、朝倉剛・篠田浩一郎訳）という本を読んで、なるほどと思ったのは、ユートピアというのは未来ではなくて、過去を志向しているんだと。バビロニアとかメソポタミアの都市で部分的に実現していたものに、人間はあこがれて、そこに戻ろうとしているんだという主張ですね。

バビロニアの都市の想像図を見ると、なるほど変わらないなあと。手塚治虫さんの漫画に描かれている未来都市でも、そういうところから抜けられない。都市を人工的に創造するときの人間のイマジネーションは、どれだけの可能性、どれだけの幅を持ちうるんでしょうかね。

磯崎　ほとんどネタは限られているという感じがしますね。

中井　いっぽうでは、モロッコのカスバとか、蜂の巣みたいな、自然発生的な都市というのもあるんでしょうが――。

磯崎　一九二〇年代に『メトロポリス』というドイツ映画がありました。これは二〇年代における未来都市のイメージで、表現派風にデザインされているんですが、その基本的なイメージはバビロンですね。上部に貴族が住んでいて、地下に労働者がいて奴隷的に仕事をさせられている。未来のメトロポリスを考えたときに、やはりバビロンに戻る。『ブレードランナー』という映画がありましたね。これは八〇年代における未来都市のイメージですが、これでもピラミッド状のバビロンが、都市をコントロールする中枢基地になっていて、片方に秋葉原風のアジア的なスラムがある。スラムのほうがリアリティがあるものだから、物語はひたすらそこで進行するんだけれど、背後にはそびえ立つバビロンが見える。こういう世界ですね。

映画なんかに出てくるのは、非常に単純な未来都市像です。五〇年経っても、七〇年経っても変わりません。いまの建築家や都市計画家が考える都市像も、案外みんな、そういうところに行き着いているようなものが多いですね。空想を駆使してもいい場合であっても想像力が不足しているとしか思えません。むしろ、十九世紀のユートピアンと呼ばれている人たちのほうが、もっとリアリティのある構想を出しています。例えば、フーリエが描いたファランステールという理想都市は、非常に小さい単位のコミュニティまで考えて構成されているし、ロバート・オーエンの提案には、社会構造そのものから組み立て直した、リアルなプログラムがありました。

中井　フーリエもオーエンも、農村とか、職人村とか、いろんな労働形態での暮らしを重視してますね。江戸の城下町なんかも、そういうところがあったでしょうね。

磯崎　神戸でも一部では街区計画をやり直さざるをえないわけですが、少なくとも関東大震災とは違ったインパクトを、都市計画に与えなければ意味がない。とりわけ現行の都市計画の抱えている矛盾や限界を、もう一度考え直すべき契機にしないといけないのではないかと私は考えます。その点からすると、いま行政が提案している再建計画は、あまりにも雑駁で無理が起こります。

中井　もしも神戸の復興が、神戸という都市の自然性を、少なからず壊すことを志向しているのだとすれば、僕はちょっと、ショックですね。

都市には必ず、自然都市の記号というものがあるわけで、それは一見、無駄だったり、不完備だったりするわけですが、そういうものが都市の経験的な積み重ねの中で、最適な記号になってる場合のほうが、本来多いのではないかな。

磯崎　近代の都市計画の公共性は、デモクラシーの一つのシステムとして保証するという点で意義があるわけです。だからこそ、そのための法体系があり、その法体系に基づいて計画を実行する手段の体系みたいなものがあります。

これは本来、国家の論理、正義の論理ですから、余りがあるといけない論理なんです。ところが実際の人々の生活は、割り切っても割り切れない、余りみたいなものがたくさんあって、特に現代社会では、それも一つの要素に取り込んでいかないと、きちんとした解決が生まれない。そのことは、わかってはいても、すくい上げる法体系も手段の体系もないものだから、結局は本筋と言いうるものだけが正当化されて、残余というのは間違いだという形になってしまう。そういう法のメカニズムそのものが、いまの日本の都市計画にはあるように思います。

中井 矛盾していたら物が建たないから、非常に整合的なものを追求される、と。

それにしても、不整合を消去するのにあまりに急でありすぎるんじゃないでしょうかね。建築の設計図とか電車の線路は整合的じゃないと困るでしょうけれども、都市計画になると、波と波がぶつかり合ったりという、不整合というか、矛盾というか、初めにはそういうものがあって、それがどこかで隠し味のように生きていって、ヒューマンな街になるかもしれないのだから。

たとえば「下町」の記号というのは、家の前にトロ箱や発泡スチロールの箱なんかを置いて、そこに花やちょっとした樹木を植えてあることではないでしょうか。東京の墨田区、江東区でも神戸の兵庫区でもまったく同じです。こういうものを取っ払えとはさすがに誰も言わないがおのずと消えてゆく傾向がありますね。

都市・人間・精神を繋ぐもうひとつの都市論

磯崎 人間臭さとか、人間の近づきやすさというふうなものは、工学的なレベルでの計画ではすくい切れないものがあるように思います。都市を記述したりすると、どうしても計量化とか物工学部の人間が、都市を論じたり、都市を記述したりすると、どうしても計量化とか物理的なレベルにとどまってしまって、人間臭さとか生活臭さのない、実感の希薄な表現しかできません。

そういう工学サイドからの読み方に対して、歴史散歩であるとか、歴史に出てきた街のイメージであるとか、文学者たちの書く都市の本が二〇年ぐらい前からはやってきた。それはそれでおもしろいんだけれども、読み物に終わってしまって、都市論の域にまでならないような感じがしています。

僕は、中井さんの都市について書かれた文章の、そのどっちでもない見方をされている点に非常に感心しました。

中井 僕の言わんとするところに、いちばん近いのは、カルロ・ギンズブルグが『神話・寓意・徴候』で書いた、あの方法論じゃないでしょうかね。都市の中でどう人間が動いているか、あるいは動いてきたかということを考え、その枝の上に、いろんな対象がある。ギンズブルグは、この方法論で歴史を書いたり、シャーロック・ホームズを論じたりしてますが、これに近いんじゃないでしょうか。「路上観察学」とかもその系列でしょう。

磯崎 風水には、だいぶ前から関心をもっておられたんですか。

中井 韓国人の家に三年ほど下宿していたせいもあるかな。でも僕の場合、風水のような定式化よりも、人間が肌で感じる土地の相のようなものに興味がある。

たとえば僕は、都市の真ん中には住めない人間で、家はいつも街のふち、住宅地のなかでもいちばん端っこの家を選んじゃう。これはなぜだろうと。考えてみると、精神科医、精神分析学者の多くは、平野と森（山）との境に出てるんです。ユングもフロイトもアードラーも。日本でいうと、土居健郎先生も山と平地の境い目ですし、河合隼雄先生も篠山です。山の真ん中に生まれたりすると、精神分析よりも神秘思想家になっちゃったりして、ちょっと違うんです（笑）。なるほど、そういうことかと。

僕は、そういう土地のゲニウス（地霊）みたいなものに興味があるんです。

パリの文学者でも、パリ生まれで、パリ育ちの人というのは、あんまりいないのね。文学者にしても、アンドレ・ジイドというのはノルマンディーの英仏海峡の辺り。サルトルだって、シュヴァイツァーのいとこだっていうんだから、半分ドイツ人で、アルザス人の血が入っているんですね。ロラン・バルトといったら、スペイン近くの人でしょう。ポール・ヴァレリーなんて、お母さんがイタリア人でお父さんがコルシカ人で、砂州でつながってる島みたいなところに生まれた人です。

磯崎　ゲニウス・ロキ（地霊）とかかわる話になるかどうかわかりませんが、土地には妙な癖がある気がします。どこまでほんとか嘘かわからないですけど、お化けが出るとか、あそこに行くと必ず病気になるとか、呪われた家というのがありますよね。怪奇小説のなかだけの話じゃなくて、ヨーロッパにもどうもあるみたいですね。近頃はそれは地磁気の流れの乱れた地下の地層が関係しているという説なんかもありますが、定説ではありません。風水も気の流れをいいますから、何か関係あるかも知れませんが。

中井　子どものころ僕は、阪神間の住宅地で育って、どれも同じような家なんだけど、住み主がひんぱんに変わる家と、子、孫の代にまで及んでずっと住み着いている家とあるわけです。運命とか偶然とか言えば、そうなのかもしれないけど、長く住むような気がしない家と、人間との相性が非常にいい家と、きっとあるんだろうなあと思うんですね。それは、お化けとか呪いとかいうほどはっきりしたものじゃないけれど。

磯崎　住みにくい家とか部屋というのは、明らかにあるでしょうね。

中井　各地のホテルを泊まり歩いても、ホッとするのと、そうじゃないのとあるわけですけど、あれは、微妙な空気の肌ざわりとか、においとか、光とか、微妙な総合感覚で、何かひとつというものじゃないですね。

磯崎　やはり、中井さんの患者を診察する見方と、街を観察する見方と、どこかに共通するところがあるんでしょうね。

中井 たしかに、共通するものがあるかもしれませんね。

僕は往診するとき、そこの家のペットや植物とか、家具のたたずまいなどを見ます。これはなかなか役に立ちますよ。上等な額が掛けてあるんだけど、ゆがんでいるとか、だれも入ってない部屋があって、空気が肌にやさしくないとか、そういうときは、どうしてだろうと考えますね。

磯崎 精神的にいろいろ問題が出てくる人というのは、住まいの雰囲気が反映していることがありますか。

中井 それは一概には言えませんね。病気というのは自然的な原因が大きいですから。むしろ、病気が一時的なもので済んでしまうのか、そこの環境の中に根づいてしまうのか、そういう区別のほうが眼目でしょうね。それを言葉にあらわすのはなかなか難しくて、試みてはいますが、あまり一般化しすぎると、ひとり歩きしそうで、やや筆を抑えているところがありますね。

磯崎 『ニューヨーク・タイムズ』で建築批評・都市批評を担当しているポール・ゴールドバーガーが、去年来日したときに、東京を一緒に歩いたんです。彼は、新宿がおもしろかったから、もう一度行きたいというのでつきあってやったら、「西側の高層ビル街はもう結構」と。もっぱら歌舞伎町の側がおもしろい、東京の中でもその辺がいちばん関心があるという。そこから離れないという状態でしたね。

中井　盛り場っていうのは、都市計画には乗りえないものらしいんだけど、パチンコ屋にしてもゲームセンターにしても、これはもう人間、街に放っといたら、うじゃうじゃ寄っていくところなんだな。でもそういう溜まり場っていうのは、じつはいちばん深いコミュニケーションを交換してるところじゃないかと思いますね。

磯崎　新宿にしても、六本木にしても、ぐじゃぐじゃ人が溜まっているところもあったり、人の流れもぶつかりあうものになってる。そこで営まれる人々の行動や生態が優先されて、都市という気分が立ちあがるのでしょうね。

中井　人間、しゃべるだけではないんだなあ。人臭いところへ行きたい。ゴキブリだって集まってて、別にしゃべらなくても、においを交換したりしていて、あれでコミュニケーションになってるんだよなあ。

以前、ある精神病院で、庭園をつくったけれども、さっぱり患者がそこへ行かない。それなら病院の中に患者さんを全部放して、どこに自然に集まるか見たらどうかと言ったんです。そしたら、患者さんが集まるところならわかってる、人通りのにぎやかなのが見えて、松林やちょっとした祠がある、そこへ集まるんだと。人が集まる所は知っていたのに、庭園は全然離れた所につくっちゃったわけです。患者さんは、人間が好きなんです。人間を見たいんだけど、見られるのはいやだからそこに集まる——これは患者さんに限りませんが。なのに人目から遠くて静かだとか、景色がいいからとか理由をつけて、むりやり来さそうとしても、それは全然だめです。

磯崎 それは都市公園をつくるときの問題そのままですね。

中井 そうなんですか。何か知らんけど、人間を放ってみたらいいだろうと僕は思ったんです。ともかく泳がせてみないとわからない（笑）。実験精神。

東京都のリハビリテーションセンターで、いちばん使われているところはどこかというと、もっともらしい名前がついた大きな部屋じゃなくて、リハビリの経験者が集まるOB室に、いちばん人間が集まってくる。八畳くらいのところですかね。

磯崎 でかい空間ではなくて。

中井 そう。OBが来るということがそもそもお目こぼしなんだという理屈で、やむなく空いている部屋を使ったので、狭くて何にもないし、おカネもかかってない。そこで何が行われているかというと、情報交換なんですね。職の情報、友人の消息。異性の友達を探しに来るやつもいて、一種の広場なんです。そういう場所を先取りして、つくってみればいいじゃないかと言ってるんですがね。

磯崎 虫の動きとか、ロバ道とか、それにあたるもののほうが、生活に近いものが見えてくるかもしれないですね。ロバを山に放ると、ロバはいちばん傾斜の緩い歩きやすいところを探して歩く。ロバ道というのがいちばん楽な道でしょう。

中井 ウォーターフロントでも、フナ虫というのは平等に集まってなくて、フナ虫が好むスペースがある。小さな児童公園でも、子どもが全然いない広いスペースと、子供が取り合いしているわずかなスペースとに分かれているような気がしますよ。

磯崎　こんなクネクネしたロバ道はだめだ、人間の理性による、もっと幾何学的にきちんとしたものが偉いんだとか、そういうあとから押しつけた概念で都市を割り付けるんじゃなくて、自発的に生成されていくような都市のパターンを、あらかじめ見つける方法があれば、これは、すごくおもしろい、革新的な方法になると思いますね。

生きられる建築と都市

磯崎　都市も建物も、人が住まなくなった瞬間に、本当に寒々しいものになりますね。だれも使わずに放置していると、二、三年で廃屋になって、崩れ落ちてしまうし、人のいなくなった都市はすぐに廃墟になってしまう。それが、中に人がいると違うんですね。中に住んでいる人間と呼吸がつながっていて、生き延びているんじゃないかと思うんです。

中井　建物というのは、人間と呼吸し合いながら生きていますよ。僕は、実感としてそう思ってる。書斎でも、一週間もいないと荒れてしまう。空気がザラザラして来るという感じがします。住宅公団でも、一週間に一回、空き家の風通しをやるために人を雇ってるそうですね。

磯崎　それは絶対に必要なことですね。木造でも、その気になって手入れさえすれば、コンクリートや石の建物よりも長く残るんです。京都の桂離宮は、木造の技術からみても、壊れやすい雑なものなんですが、手入れがいいし、修復もよくしますから、びしっと残っています。

これは我々が常に嘆いていることの一つですけど、建築の設計をやって、建物ができ上がったあとに、期待どおりの役割を果たしているかとか、使われて起こってくる欠陥はないかとか、そういうチェックをしながらあとあとまで面倒をみれる余地が、いまの公的な計画手法のなかにはないんです。

伝統とか風土とか自然のなかに、建築が馴染めばいい、住み込めばいいというんだったらまだしも、この建物をきっかけに街が全部変わってもらわなきゃ困るという、新しい大きなスケールを期待される建物になってくると、結果を見ないと、よかったか悪かったか判断もできない。

だから、修正を想定してくれればいいけど、してくれないと本当に行き詰まってしまうことも起こりかねません。

中井 絶えず軌道修正するようなところがあってもいいのにね。「これはしまった」というところは必ずあるわけで、ちょっと手直しすれば生きるんだから。

磯崎 例えば、新しい街ができた場合でも、予想しなかった別な要素が入り込んできて、最初の状態から変質します。いま目に見えているもののある部分は崩れ、ある部分は残るかもしれないし、廃墟となるかもしれない。そういう変質というのは、どんなかたちにせよ、当然予定されて然るべきものです。

都市も建築も、でき上がった瞬間の、あのよそ行きの顔を最後までずうっと保つことは、まずないのではないか。こんなぐあいに僕はあきらめてかかってるところがありますね。

中井 それは大事なことじゃないですか。僕の友人の彫刻家は、石を彫って、八年ぐらい庭に置いて、雨に打たせてから出すんですよ。本人の目にも耐え、雨にも耐えたやつを出すんですね。あれは大事なことかもしれない。

そうすると、建物にも都市にも、管理費とか修繕費とかいう消極的なものではなくて、「生活費」のようなものを考えていく必要があるということがいえるんじゃないか。

磯崎 それはすごく重要。その「生活費」というのは、じつにいい言葉ですよ(笑)。

中井 建築も都市も、ただでは生きていけないんだという認識が広まるといい。

磯崎 建築は、いくら追求してもこれが完璧な正解だと思うような答えには行き着かない。もちろん、その場所の条件、建物にかかわる人たちの考え方、素材、技術……、さまざまな要素を組み合わせて、可能なかぎりベストな答えを見つけようと努力をするわけですが。

中井 ときどき僕も、病院の設計の意見を求められたりしますけど、病院と裁判所と警察というのは何か反機能的。建物の中が非常にわかりにくくできているんですね。人民はその中でいろいろ迷って、やっと目的の部屋にたどり着く。そうすると、ホッとして、医者や役人なんかも偉く見えるだろうし、緊張したあとで気が緩んで油断してしゃべってしまう（笑）。そのためにできてるんじゃないかというのが僕のジョークなんですけどね。

病院をつくる場合にはやはりシンプルがいちばんです。入院したその日のうちに頭のなかに建物のレイアウトが入ってるようでないと、患者さんは落ち着きませんよ。

三〇〜四〇年前ですけど、ある有名な建築家がつくった精神病院がありまして、患者さんというのはマンネリズムに陥ってはいけないから、絶えず驚きがあるようにつくろうというので、非常にわかりにくい病院になってしまって。職員も迷うし、ここは三階かと思ったら実は二階だったとか（笑）。

磯崎　震災で焼けちゃいましたが、東京に「二笑亭」という、変なので有名な家がありましたよね。

中井　深川かどこかですね。式場隆三郎さんが写真を撮ったり、図面を起こしたりして、本を出していますね。

磯崎　行き止まりの階段とか、不思議なものだらけで、あれはもう一種の病気というか。

中井　持主には城下町の袋小路みたいな防衛の意図があるかもしれませんが。

磯崎　常識とか理性を超えた感覚が生み出したもののおもしろさ。いくら建築家が頑張っても、あるロジック以上のものへ踏み外せない限界を感じてしまいます。

二笑亭までいければ、これはデザインを超えたデザインといいうるんじゃないかと、そういう非合理的なものを創りたいという願望を、僕もたしかにもっています。日常的に自分がやっているデザインの合理性の、その裏が欲しいという思いです。それに、変わったものに対しての単純な好奇心、両方絡んでますけどね。

神戸のインパクトがデザインをどう変えるか

磯崎　建築デザインからすると、関東大震災は、近代モダニズムのひとつの契機をつくったのかもしれません。

関東大震災のいちばんの歴史的な成果は、同潤会アパートだったといわれています。日本の集合住宅を、無装飾で、社会的な要請で供給するという趣旨で、デザインもあの当時としては最も単純明快なシンプルさでいってます。

中井　あの当時は、シンプルな小学校建築なんかもできましたよね。そういう戦前のモダニズム・デザインの小学校は、関西にもいくつか残っています。明治とか大正の小学校にくらべたら、ぐっと装飾を排したものなんでしょうけど、戦後の小学校建築よりずっといい。

先日新聞に発表されていた阪急三宮駅の建て替えプランは、階段のところに曲線のガラスを使って、わりとシンプルな、昭和初期の小学校みたいなデザインでしたね。あらためて、もう一度本格的なのを建て直すようなことは言ってますけど。

磯崎　阪神・淡路大震災のインパクトは、デザインをどう変えるか、そのことに僕はいま、非常に関心があります。

　バブル期のポスト・モダンと言われていたデザインは、華やかだったけれど、その華やかさが失われてきつつあるというのが、この数年の僕の実感です。いわゆるポスト・モダンという様式は、八〇年代に欧米ではやり始めて、日本にはバブルのときに及んだわけです。ロシアのコンストラクティズムの建築様式と、フランスの哲学者ジャック・デリダのデコンストラクション（脱構築）という思想が重なって、デコンストラクティビズムというファッションになりました。ちょっとズラしたり、壊れたり、ひねったり、そういうものを組み合わせることで、近代的な機能主義に対抗しようとした。

　とにかくバブルのときに、東京では、この通称「デコン」と呼ばれる一連の変わった建築が、湾岸とか港区とかの辺りにいくつか建ちました、これは大手のデベロッパーよりも、バブルで潤った街のちょっとした不動産屋さんとか、地主さんとかが、一風変わったデザインで衆目を集めたいということで始まった。日本の若い建築家や、外国からも何人か呼ばれて、突如として常軌を逸したデザインが立ち並びました。ところが、往時は華やかに見えた建物も、バブルが終わった途端、街行く人の視線も冷たくて、いまや東京の粗大ゴミという感すらある。

いまだに世界には、そういう建築を一生懸命やってる連中が何人かいます。僕はこの間、彼らに、「神戸の震災の跡の光景のすさまじさは小手先のデコンなんか及びもつかない。自然の力が人為的なデザインを超えてしまった」「デコンのファッションはここで打ち止めなんだ」と言ってるんです。どんなにデザインで頑張っても、災害で打ちのめされてしまった都市の姿、近代ビル群の姿を、我々は神戸で見てしまった。これだけの強いインプレッションを、デザインの新奇性で与えることは、絶対に無理だ。

とはいえ、僕にも、一〇年ほど前に海外の設計コンペで、審査員としてこのデコンのはじまりのような案に賞をやったという間接的責任はあるんですけどね（笑）。

中井 なるほどね。バブルというのは神戸を素通りしていったんだな。「デコン」ビルがない（笑）。地価の暴騰というのもあまりなかったし、それはすぐれて東京的現象だったんでしょうね。

磯崎 とりわけ「デコン」はそうです。

中井 神戸の地震はそういうインパクトを与えたわけですか。

磯崎 あれで決定的にとどめを刺したんじゃないかという感じがします。文学の世界のデコンストラクションにしても、神戸が真打ちじゃないかというぐらい、インパクトがあったと思います。

中井 筑波の学園都市ができたころは、どうだったんでしょうか。

磯崎 デコンのはやる一〇年から一五年ぐらい前の、ポスト・モダンがいわれ始めたぐらいの建築があるでしょうか。僕も、つくばセンタービルのシアターとか、やりました。

中井 筑波は、以前行ったことのあるハンガリーのソ連時代の都市計画に似ていると思いましたね。筑波大学自体がアカデモグラードとかいうソ連の学園都市をモデルにした都市らしいんですけど。

幕張はポスト・モダンとは関係ないのかな。

磯崎 幕張は関係ないことはないかも知れません。とくに最近建っている建物はポスト・モダン風のものが多いですね。だけど、都市計画ではまだもう一時代前のかたちが温存されている、安心できるかたちです（笑）。

いま、建築を含めて、あらゆるデザインが、徹底した合理性とか論理性に対する、反動を求めたいという傾向にあるように感じています。

最近は建築でも、あまりきれいに仕上げないで、鉄骨の安物を張りつけた建物とか、そういうのが意外にはやりなんですよ。デザインもバラック風とか、そんなものを一生懸命デザインしている傾向がありますね。

中井 昔のポンピドー・センターのようなものですか。

磯崎 あれなんかは、まだきれいにおさめようとしている。もっとおさまりのつかないようなものを、志向しているように見えます。

それに関連して思うのは、オウム真理教のサティアンというのは、いかに迷路を組み立てられるかとか、手探りでもわからないようにするとか、人間を極限状態に追い込んで住まわせたらどうなるかとか、通常では考えつかないような空間になっていますね。

中井 あのプレハブのような、要塞のような建物は、宗教建築としては非常に特殊なことに、あらゆる虚飾が排除されています。

磯崎 飾りといえるものは何もないですね。意図されてああなったんでしょうか。

中井 殺風景の極致というところに、彼らにとっては何らか意味があったんでしょう。宗教建築というのは、宗教によって違いがなければ意味がないし、また、その宗教をどこかで象徴するものでなきゃいけないんだけれども、あの神殿は、アンチ宗教建築の権化みたいなものです。

もし意図されたものだとすれば、「もうこれしかない」と思って選んだんだとしか考えようがない。宗教建築の様式は、歴史的にすでにくみ尽くされちゃったということを意味しているのかもしれませんね。

磯崎 宗教建築にもう新しい様式はない、と考えたわけですね。

中井 仏教建築、キリスト教建築、それの擬似的なもの、戯画的なものを含めて、どれももう選べない。亜流の亜流の亜流しかない。そうすると、あんなことになっちゃうのかと
も、いまふと思ったんですけどね。

転換する歴史と都市の普遍性

磯崎 たしかに、このところの建築やデザイン、商品も産業も含めて、何か全部使い尽くしちゃった、見尽くしちゃった、もう何も見るものはなくなった、見えるものもないという気分がある。本当に必要なもの、そぎ落とされたものだけあればいいじゃないかと。もしかすると、そういう気分が、ひとつの様式に行き着くような動きがあるんじゃないかと思うんです。

歴史の転換を振り返っても、ロココみたいにきらびやかに飾っていたものが、フランス革命のときにスパッと切り落とされて、単純明快な、石の壁しかないような新古典主義に切り換わったんですね。もちろんナポレオン政権のもとで徐々に組み立てられていったものですが、そのときのテイストの変更というのは、ここまで剝いじゃっていいのかというぐらい裸にしてしまうわけです。

同じようなことで、一九二〇年代に華やかなアール・デコの装飾が広まっていったのが、不況の直後、三〇年ごろに突然、建築デザインも何もかも機能主義一本に、美術や音楽のほうで言うとノイエ・ザッハリヒカイトの時代に、スパッと変わってしまう。瞬間的と見えるぐらいにパッと変わるんですね。その変わり具合は、時代の気分とかなりつながってるように思うわけです。

神戸とサティアン、この二つをきっかけとして、もしかしたら、デザインや様式のかなり重大な問題が、いまここで生まれてくるんじゃないか、何かそういう変換が見えてくるんじゃないかという印象を、個人的には持っています。

中井 歴史を振子運動とみれば、そういう時期にきてるのかな。いま起こってる現実が、そう歴史にうまくあてはまるのかどうか、よくわからんところもありますが（けっきょく、超高層建築がふえてきた。これとサティアンとの共通性はまず入りにくさ。外部に対して閉ざされているところ。シンプルにみえて、中に入っても迷いやすい。暗証番号のたぐいが多くて、内と外の区別がはっきりしている。そして幾何学的）。

磯崎 日本だけの特徴かどうかよくわかりませんが、この国で新しい何かが起こるときには、それはすべて外から来ている。その影響とか原因は、すべて外部から来ているんだという説があります。それは実感です。

日本で時代的に目ざましい事件が起こったときは、たいがい外圧のもとに文化的な輸入がなされ、それまでの伝統的な日本文化のエネルギーが、いったん消えてしまっているという説――奈良時代、鎌倉の初期、戦国、明治、それぞれの時期の変わり目には全部似たような反復がおこりました。

外部があって、はじめて内部が成立する。そういう刺激をいつも必要としている国のような気がします。そのことは今後、都市を生きさせていくうえで、どういう意味をもつのだろうかと思うんです。こんどの震災は内外の区別など超えてむしろ自然現象そのままですが、そのインパクトをこそ大きい変化の契機とみるべきでしょう。
　僕は、田舎に住んだ期間の何倍か、東京に住んでいるわけですが、あまりにも大きくなりすぎて、かつて恐竜が死滅したみたいに、いっぺん壊滅しないと、再生不能なのではないかという印象を、東京に対してずっと持ち続けています。

中井　壊滅するより先に見えなくなるのかもしれません。

　たしかに僕も、東京に住んでたときには、ふだん自分が使ってる電車二、三本分ぐらいの東京しか、認知してなかったです。人間の想像力というのはある限界がありますから、都市がある大きさを超えると、これはないのと同然になってくるでしょうね。車に乗りなれている人は地下鉄がどこにあるのか知らない。渋谷中心に生きてる人は、常磐線なんてないのと一緒なんじゃないかな。

磯崎　もしかしたら人間は、都市をリニアにしか認知できないのかもしれませんね。平面も立体も、リニアの重なりとしてしか捉えられないんだとしたら、それはとてもせつないことですよ。

中井　人工的な都市をつくろうとした場合には、そうかもしれません。しかし、都市とは永遠に、人間に対してある輪郭をみせつづけ、ある気分を与えつづけるものであると思うし、またそうでなければ、都市に生きる人間は癒されない。

私が神戸へ来て感じたのは、空が青いでしょう。海が青いでしょう。山が青いでしょう。要するに額縁がいいんですよ。これだけ額縁がよければ、たいていのものは何とかおさまっちゃう。それが証拠に、海が見えないところ、あるいは山が見えないところ——たとえば元町の繁華街の辺りというのは、東京なりどこなりの日本の都市とそう変わらんのです。同じなんですね。

患者さんに絵を描いてもらう治療でも、周りに枠を描くと、途端に患者さんが描きやすくなる。あるいは面談でも、医師と患者の治療関係が安定していれば、安心して自分を出せるようになる。そういう枠づけの効果ということを、僕は、ひとつの学説として出したこともあります。

磯崎 そういう額縁のもつ、より抽象的な、都市の枠組みとしての意味を、僕もたいへん重要に考えています。

建築というのは、突き詰めれば、建物がみずからの輪郭をおさめるための、枠決めをする作業なんですね。その枠をどういうものにするかというのが、建築という作業の始まりであり、また終わりである。それで建築のすべてが決まっていくようなものですから、都市がいかなる額縁をもっているかということが、都市の構造的な安定性をキープするし、その大きい要素になるんじゃないかという感じがしますね。

中井 額縁そのものも、おさまるものも、時間とともに、都市の風景は、われわれの意思の及びもつかないところで変わっていきますしね。

磯崎 新しい都市であれば、大きな骨組みとか壁が、逆に侵食されていくような、何か別なものが入り込まないといけないだろうし、それが入り込むには、時間が要るということはあるんじゃないでしょうか。

中井 そうでしょうね。法隆寺とか、ギリシャ建築とか、木造建築でもそうですが、時間をうまく受けとめるようにできていますね。時間がしみこむということね。都市も建築も、あるいは人も生き物も、すべては、この時間がしみこむということなしには、つくられない。

(「幕張アーバニスト」1995 October. 千葉県企業庁　一九九五年八月二五日)

Ⅳ

私の日本語作法

これは、三田医局長（神戸大学精神神経科、一九八四年当時）からの質問に答えて、私なりによい日本語を書こうとする時の心構えとして漠然と頭の中にあったものを引き出したものです。ですから、こう書けというのではありません。ご参考までにということです。それから、私の書いた文章があてはまっていないといって批判されるのはおおいに結構ですが、けしからんとまではいわないで下さい。なぜなら、あれらの悪文をたくさん書いてから到達した助言であり、こういうことを決めてから日本語を書き始めたのではないのですから。

1　文—文接続水準

文章の流れをよくするためには、次の文章への接続を考えること。形式としては、（一）この文章を受けて、同じことを別の表現でいうのか（並立）（namely : that is）。少し詳しくいうのか（解説）（as you know, etc.）。あるいはすこし違った角度から光を当てるのか（in other words）。先行するいくつかの文章をまとめるのか（要約、総合）（in summary：conclusively：etc.）。

（二）時間的あるいは論理的に次に進むのか（順接）。その際、ただ続けるだけか。すこし話をふくらますか。逆に、しぼってゆくか（単純順接）（拡大順接）（収束順接）（and：therefore：so：etc.）。

（三）逆の例もあることをいうのか（部分逆接）。その場合、逆の例の大きさ（比重など）が同等であるのか（but）。それほどでもないのか（however――ただし but と however の違いが単純にそうだというのではありません。ここの英語は、理解のために添えただけで、これは英語の書き方ではありませんから念のため）。逆の論理あるいは該当しない事態があることをいい、対比的に（あるいは立体視的に）事態全体を浮かび上がらせ、叙述範囲を拡大するのか（全体逆接）（while：on the other hand：whereas）。

（四）いままでの三つだけだと、文章の流れが直線的になりすぎるので、ところどころに少し違った事態を持ってくる。これは文章に一種の休止符を与えることです。ある論理のまとまったところには休止符的な文章があるほうがよい場合があります。

（五）いうまでもないことは「飛躍」します。とくに主題ではない、副次的なことに入りこみ過ぎると、この人は何をいいたいのか、わからなくなります。随筆のように、それが許される場合もありますが、よい随筆は、ずーっと離れてゆくように見せて、最後は、長い潜水の後で思わぬところに顔を出して、それがよく考えると出てしかるべきところであったと分かる、という具合に、元に戻って、結論になります。

（六）現文章が、実は否定したい内容であることもありうるので、当然「反論」もありえます。文章のつながりの中で時々論争を行うこと、単に誰か別の人間相手でなく、自問自答的に論争を行うことは、著者の射程の広がりを示し、低次元の反論を予防します。

2 パラグラフ水準と文章（エクリチュール）

（一）パラグラフ単位で展開するのが、よい文章です。一パラグラフは一思想、一アイデア、一連の事態――とにかく一つの定式（formulation : formula）で表現できるようにするのがよいと思います。このために、小見出しを先に決めて置いて、その分量まで決めてから書くのがプロのルポ作家です。時にはこの方法を使うのもよいでしょう。使える人と気質に合わない人とがあります。しかし、これがルポ作家の方法であることを強調しておきます。つまり、事実の叙述に適しているのです。逆に、小説家は一般に、長さを決めず、作中人物にも一人歩きさせて、自分でも思わぬ展開を自分に許容します。創造的な方法です。われわれは、両者を使い分けるのがいいのでしょうが、そう器用には行きません。

（二）私の作文順序

私は①思いつきをそのへんの紙に書き付けて袋に入れる（診察中に閃いたことでも書き

ます)。②この紙片を床に(あるいは机に)並べて順序や配置を決めます。③それをフローチャートに書きます。④関係のあることは線で結び、付け加えることは、自己批判せず(ブレインストーミング式に)書き添えます。⑤それを文章という一次元の上にどう並べるかを考えます。⑥何を主題とするかを再吟味します。KJ法という、川喜多氏の始めた方法が別の場合のために取っておくこともあります。枝葉を容赦なく切り捨てますが、KJ法は、前から人のやっていたことを定式化したものです。たいていの新方法はそうですがりますが、あれは集団でもこういうことがやれることを示しています。実際には、KJ法は、前から人のやっていたことを定式化したものです。

——。ここで、配置されるものがパラグラフ水準であることをいいたいのが、私が作文順序をここにいれた理由です。

(三)最初のパラグラフは短く。ヘミングウェイの文章作法だそうですが、彼はジャーナリストから聞いたそうです。

(四)文章水準と同じく、パラグラフ水準でも、並立、解説、要約、総合、順接、逆接、休止、飛躍、議論、反論などのパラグラフがあります。さらに導入、展望、紹介、叙述というパラグラフ種が加わります。一パラグラフに解説と議論、叙述とその例外(逆接)などを入れないこと。

長さは、主題的なパラグラフを長く、副次的なものを短く。副次的な内容の長い文章はポイントを落とすか、注に繰り込むか、そう明言するか(「以下しばらく本題と離れるがぜひ言っておきたいことにこういうことがある云々」など）です。ルールを外れる時は、一般に明言するほうがよい。なお、ポイントとは字の大きさです。この文は八・五ポイント、普通は九、症例などが八です。七は注です。印刷費用は七以下がかえって高価になる。念のため。

叙述は長さの許容性がもっとも大きい。論理的展開は細か目に改行するほうがよい。展望や紹介などは、主題を「食わない」程度に。

一エクリチュール全体では、最初と最後は短めの揃え気味に、中央は長いめのものの間に短いのを時々混ぜると常識的なエクリチュールになります。

なお、日本語では、文章というと、主語と述語と補語から成る文法的単位（センテンス）をも、一つの論文あるいは随筆などの、まとまって書かれたもの（エクリチュール）をも指しますが、これでは不便です。以下では、センテンスをS、パラグラフをP、エクリチュールをEとします。そして、一つのエクリチュールで書きたい内容でまだ星雲的なものをΣとします。こういう意味でも「文」という言葉を使いますから。

今のように、改行だけでは、まだ「飛躍性」が足りない時は一行明けを使います。明治の文章では「閑話休題」と書きましたが、今はちょっと特殊な文でないと使えないでしょう。似た意味の「さて」「ところで」などはどうしても使わなければ気がすまない時だけにします。

（五）ほんとうに言いたいことは三度書け、と文章のプロは申します。一度では読者の頭に残らないそうです。論文は重複を嫌いますが、表現を変えて、二、三度言っておくほうがよいと思います。

（六）E＝集合（P）でE＝集合（S）ではないことを再強調します（これは違った表現法で言い直したわけです）。

（七）ぜひ使いたい名文章が浮かんでも、恰好のはめこみ場所がなかったら容赦なく切り捨てることです。

3　Eの構成

（一）Eを構成するには、人それぞれの方法があります。

①　神がかり法。神さまにとりつかれたように一気に書く方法です。流れは一般によく、全体の配分（叙述と議論などの）、構成、論理性を後で補います。宣言や主張や恋文に向きます。論文の場合は締め切り直前のやけくその時でしょう。

②　純粋構成法。章、節、小見出し、その分量と決めてから書く方法です。論理性は一般によいのですが、流れが単調になり、深みに欠ける欠点があり、これを後で補う必要があります。啓蒙E、解説Eに向きます。

③　油絵法。あっちを塗り、こっちを塗り、下塗りをし、削り、上塗りをし、遠くから眺めては修正し、最後にニスを塗って仕上げる方法です。ある程度以上長いEでは、神がかり法では身体がもたず、純粋構成法では「こく」が欠けるので、これがいちばんよいと思います。実際、無意識的にこの方法を使っている人が大部分でしょう。ワープロが到来してから、油絵法が非常にやりやすくなりました。

(二)以下、主に油絵法について述べます。

まず、やると途中で投げたくなるからしないほうがよいことを挙げます。

①　最初から完璧な文章を書こうとすること。これはしない。

②　序文から書くこと。序文(本では第一章)は防衛的なものです。最後でもよろしい。壮大な序文を書くと後が続きません。完成しても、門が大きくて家が小さいようなEになって自己嫌悪に陥りがちですから、精神健康によくありません。これもしない。

③　最初から独創的な文体で書こうとすること。

特に二十代は、好きな文章家の文章にほれこんで模倣をするのがよろしい。ピアノでも、ツェルニーとかハノンとかをやるように。また、好きな文章家の文章というものは自分が表現したいことが大体表現できるものです。こまったことに日本の作家は情緒的ですから、志賀直哉、谷崎潤一郎ではわれわれの目的に合いません。他方、精神科医の文章も、独創すぎてまねしにくいものが多いのです。事実本位の作家でファナティックでなく対象に少し距離を置いた端正な文章を書く人がよいでしょう。癖のある作家では、直接模倣ができない（テクニックが高等に過ぎますし、心理的に模倣でなく、とりつかれるおそれもあります）。私は阿川弘之氏の文章から学ぶことが大きかったと思います。この作家は海軍できびきびした、無駄のない文章を書く修業をしたはずです。それから優れた翻訳家による論理的で、かつイメージの湧く文章、たとえば高橋泰邦氏の英国海洋小説翻訳（ラッセルは名文ですが、まったくイメージの湧かない文章を書きます。彼自身、イメージというものが自分にはないと告白しています。その代わり毎晩悪夢を見たそうです。大作家の文体が乗り移ってしまったら仕方ありませんが、大作家の文体はモデルになりません。たとえば森鷗外の文章です。阿川弘之氏は、「第三の新人」の一人として登場されたばかりの時期の文章です）。

④　Ｓの途中で主語を、Ｐの途中で主題を変えること。Ｅも二主題でないほうがよい。

とりあえず以上です。

さっきのことばと矛盾するようですが、改行にあまりこだわらないこと。改行は後からしなおすチャンスがあります。最後にできたＥが、Ｐのよい集合になっていればよいのです。足場的な文章はあとで削ればよいことです。段落の新設は、接続部分を数文字いじれば大体いつも可能です。

＊若い医師にたのまれて書いた走り書きのワープロ原稿。

（未発表、一九八五年）

翻訳に日本語らしさを出すには――私見

順不同

（一）日本語にあって西欧語にない、対語（高低、遠近、寒暖など）を使う。これが、日本語の文章に安定感――バランス感――を与える。フランス語のように「深い」はあって「浅い」がない国語もある。一般に日本語の可能性をいろいろ駆使すると日本語らしくなるのは当然といえば当然だが、訳していると、原文を活かすというもう一つの使命と葛藤を起こして日本語の持つ多くの可能性を閑却してしまう。

（二）日本語の特徴である、動詞の複合形が簡単にできるという点を活かす。西欧語では、名詞をつらねることはできる言語は多いが、動詞はつらねられない。つまり、日本文法でいう連用句を使って動詞を重ねてゆくことだ。「伸び悩む」「慣れ親しむ」「かけのぼる」等々。これは日本語の大きな宝物である。日本語の中心は連用形かもしれない。下手に使うと、だらだらした文章をいくらでも続けられるという意味においても。

（三）西欧語の抽象名詞（たいていはもともとは動詞からつくられている）はほどいて動

詞にして訳すとよいことが多い。ここで、日本語の、動詞をくっつけてゆく能力が生かせられる。

(四)複数の形容詞が一つの名詞にかかっている場合、その順序は、西欧語と逆にすると、とおりが良いことが多い。名詞、特に抽象名詞の羅列の場合も同じである。どうも、何を先に何を後にするかという感覚は西洋語と逆らしい。住所の書き方が逆なのを思い出す。彼らは番地から始める。

(五)一つの節くらいの範囲では、文章のかたさを揃えるとよい。とりわけ、一つの文章の中では、漢語なら漢語、和語なら和語で揃える。主語と動詞の場合も、あまりにかたい主語とくだけた述語動詞にしないことのほうがよい。日本語の文章は大体、五、六種の「硬さ」のレベルがあるようだが、それのどれで書くかを考えることである。

以上は特別の効果を意識的に狙う場合は別である。

(六)二重主語(というのか何というのか)を活用する。「象は鼻が長い」式文章である。翻訳では「象の鼻は長い」式になるが、前者に替えるとよい場合がある。「は」を提示格という人がいる。「問題提起の助辞」(大野晋)ということだ。関係代名詞のない日本語の欠陥を補って長く複雑な構文を可能にするために発達したものであろう。まず、「……は」とだしておいて、それについて説明文を構成するのである。説明文には、提示格においたものと同じものを、「これを」「これに」ともう一度格を明確にして出す方法もある。

日本国憲法をはじめ、法律によくつかわれている方法だが、乱用しなければ文意を明確にするためによい。

(七)(六)の場合や、他の場合にも、「……は、……は」と「は」が二度続く時は、最初の「は」を「には」に替えるとよい。

(八)なぜか「の」はいくつ続けてもよい。「足引きの山鳥の尾のしだり尾の……」である。ところが「に」は続けると違和感が生じる。「は」はこの二つの中間である。

(九)「……して、……して」と続くのは違和感がある。「……し、……し、……し」(連用形はすべて同じ)と続け、最後だけ「……して」(連用形プラス「て」)とするとよいようだ。

(一〇)文章を並べてゆく時の接続詞の順序は、「また」「なお」「さらに」の順序であるようだ。「また」と「なお」は逆の順序でもよい。「そして」は、第一番目にはつかえるが、あまり使うとだれる。小学生の綴り方には「そして」の連続が多い。「だが」「しかし」「けれども」「とはいえ」はこれほどはっきり順序がなさそうだ。

(一一)「こと」が一つの文章に二つあると違和感が生じる。「の」その他で置き替えるか、別の工夫をする。

(一二)文章がかたくなりすぎたと感じた時、二度よまないと意味が通じにくいと感じた時には、どれかの語の後に「というもの」あるいは「ということ」をつけると通じがよくなることが多い。これは、一般論を正面きって論じるのが日本語は苦手であるために生じる困難を避ける一方法である。終止形で終わる文章を続けると息づまる感じがするのは、日本語のこの苦手の現われである。文章が書きにくい時には「というもの」を乱発して、後で消すとよい。ある種の議論文を書くにはよい方法と思う。「というもの」は英語の定冠詞 the の代りに使える場合がけっこうある。

（一三）文章を書き悩む時には、また、こういう方法もある。まず、「ます」調で書く。これは、たいていの人には「である」調より書きやすい。会話は「ます」調だからだろう。そして、後で「である」に直す。

「ます」調がいけないというのではないが、文章にすると語尾が単調になるのと、形容詞の終止形の処理に困る（「汚いです」は日本語としてくだけた言い方に過ぎる）のと、論理不明のまま意見を押し付ける感じが出るので注意する。一般には「である」調がよいと思う。

（一四）「のである」を動詞終止形の後に付けると、文書が書きやすくなるが説得調になり、しばしば、文章の品が下がる。そこで、スランプの時は「のである」を乱発して、後で消すとよい。「のである」は、「前の文章をもう一度振り返って下さい」という記号だけに使用するくらいに留めるのがよいようだ。好みかもしれないが、なくてもいっこうに困らない「のである」の多い文章は信用も下げる。自信がないのに力みかえっている感じである。なぜか、デビュー当時の批評家の文章に多い。まず自分を説得し納得させようとあせっているのだろう。

（一五）翻訳の際には、特に前の文章とのつながり（接続）に注意する。論理的水準の接続、文のかたさの水準の接続にも気を付ける。つながりを翻訳しないと、いわゆる翻訳調になる。

（一六）時々は調子を変える。論弁的な文章と叙景的な文章、あるいは叙情的な文章が同じ調子ではいけない。変える時は使用する単語に気をつける。法律に使われそうな語を叙情的な文章につかわない。そぐわない語でつくられた文章の起こす興ざめな感じに敏感になると、おのずと内容と文体とが一致してくる。

（一七）翻訳に苦労する時は、著者の伝記、住んでいた家、執筆（あるいは講演）された部屋やその情景を知ると容易になる。特に情景を思いうかべながら訳すると、文体がおのずと決まる。著者の年齢も重要である。老人の書いた原文には、考えすぎるとおかしいことになる乱れがあるものだ。似た年齢の原著者の文章が訳しやすい。

（一八）時には、単純な言い切りの文を、「であるまいか」「かもしれない」と訳すほうがよいことがある。単純な言い切りだけで数個の文章を続けると、肩が凝る（そういう効果を狙うなら別）。さきに述べた日本語の欠点で、「だろう」をどうしてもいれたくなるが（多少はいれてもかまわないが）、文章の「だれ」を引き締めるために、「のである」と

「だろう」は後で掃除する必要がある。強調は「のである」よりも「ではないか」を、しかし稀に。

（一九）どうしてもこなれない文章は、一度それ以上には分解できない「原子命題」にまで分解してしまう。つまり「何々は何々である（ない）」「何々は何々する（しない）」の集まりにしてしまうのである。それから、それらの「原子命題」間の関係を考える。やむを得なければ、それをそのまま記述する。文章構成は全然別になるが、論理あるいは意味は伝達できる。

（二〇）しかし、たいていは、なるべく返らないで、文章を頭から訳すほうがよい。文と文との接続が自然になるのである。

（二一）「だ」で終る文章は特別の場合だけ使う。「である」に「だ」を交ぜる場合は薬味程度に。「体言止め」も同様。

（二二）日本語でもある程度頭韻（アリテレーション）を活用するほうが（英語ほどでなくとも）通りのよい文章となる。「てっとうてつび」など、熟語には頭韻を踏んであるものが多い。

（二三）音読に耐える文章をこころがけたいものである。逆に、西欧語は、音読に耐えることを前提にして書かれているので、音のよさにひかれてことばを使うということがあるようだ。そういう場合のあることを頭に置くと原文についての無駄な考えすぎがはぶけることがある。

（二四）ドイツ語やロシア語の抽象名詞は、ラテン系の語を思いうかべながら使われている場合があるので、それを推測すると分かることがある。日本語でも起こっている現象ではないか。

（二五）一見しかつめらしい論文にも、結構、皮肉やジョークがあって、同じ内容の日本の論文よりいきがよい（あるいは行儀がよくない）場合が多い。作者の性格を想像して訳するとよいが、それは文体から推し量る他なかろう。これは循環論法だが、循環しているうちにわかってくる何かがある。形容詞をみると著者に好意的か冷笑的かが分ることが多い。

（二六）結局、西欧語のある特別の文体に、日本語のある特別の文体を対応させているのが翻訳である。原文に対応した日本語の文体が（理想論だが）あるとして、それに近づく努力も必要だが、自分のもっている文体がこの仮想的な理想文体と両立する範囲内で翻訳しないと、そもそも文体のある訳文にならない。両立が不可能なら、訳を引き受けないことだ。

（二七）日本語および対象言語のうちで好きな文体の作家（批評家その他なんでも）の文章を音読すると、翻訳の疲労からすくわれる。若い時に影響を受けた人の文章なら特に。

（二八）翻訳といえども、圧倒されるような大人物、強烈な人格の持主のものを訳すと、自分の文体にも後戻りできない変化が生じる。翻訳の反作用はかなり恐ろしい。

（二九）複合文の場合、いちおう文法とはなれて、著者の主張したいことが文章のどちらの部分にあるかを考え、残りの部分が、別の言いたいことを付加しているのか、言いなおしている（敷衍）か、さきの部分で言いたいことの一部を拡大している（補強）のか、あるいはかりそめの反対論を持ちだしていいたいことを強調しているのか、反対論をおとしめ、あざわらうために持ちだしているのか、を考えると論旨の一貫性がたもてる。逆に、論旨の一貫性から上の判断を下すともいえる。ただ学校文法にたよっていると逆になる場合がある。

（三〇）「する」と「している」の区別は、翻訳の際にこちらで判断して区別するべきものである。しばしば「する」を無反省に使用するために訳文がぎこちなくなってしまう。

（三一）英語では、文法上過去に置かなければならない場合があるので、これを直訳しないことが必要である。一般に、一つの文章の中に二つの過去形がある場合（「したことがあった」「しあげた時がついにきた」など）においては、一度、どちらか（たいていは前）の文章を現在形にしてみて、どちらが順当か考えてみるのがよい。「したことがあった」がよいか「することがあった」「したことがある」がよいか、である。

（三二）英米圏の文章で、こちらにはさっぱりわからないのに、原文ではたいへんよくわかって言うまでもないという感じの短い文章や節に遭遇したら、聖書か、シェイクスピアか、ナーサリー・ライムズ（英国わらべ歌）か、海事用語かを考えてみるとよい。これ以外は、引用語辞典になければ、おてあげである、すくなくとも私には。

（三三）いろいろ述べたが、以上のことは一旦わすれて下さい。構造化と脱構造化の二つの契機を秘める文章が一番自然な文章なのだと思います。

（三四）定冠詞の代りにはしばしば「　」、〈　〉あるいは「ということ」を使い、関係代名詞の欠如を「――……――」「（……）」で代用することができます。

（三五）ものの成り行きや仕事の手順は読んで目に浮ぶ順、頭の中で（あるいは実際に）組み立てられる順、極言すればビデオにとれるように。

（未発表、一九八六年）

＊共訳者となる同僚にもとめられて書いた初歩的なワープロ原稿の覚書である。

大戦下からのヴェルヌ

昭和七、八、九、十年頃の人には妙に博識の人が多い。雑学がこの世代の一つの特徴ではないかという気がする、専売ではないにしても。

その根だが、戦争中に小学校高学年だったくらいの年齢の者は不治の書籍飢餓に駆り立てられていると私はにらんでいる。昭和九年生まれの私にも確かにある。中年になってからだが、書店で「今、買っておかなければなくなる」と叫んで家族に笑われたことがある。同じ年代で、ごっそり買いこんで家はもちろん、車庫が本で占領されている重症の人も何人か知っている。

どんな本でもかまわずに読むということも書籍飢餓の一面だ。私の家の本は手当たり次第だった。「主婦の友」の付録で女性の生理を小学四年の時に知り、友人に話したら「女性にはそんな恐ろしいことがあるのか」という驚きの余り近くの池を暗くまで考えながらまわったと、後で告白された。明治大正の三省堂の百科事典は家には初めの五巻しかなかったから、私の知識の量は「な」行あたりの前と後で違っていた。この事典は発行所の財政がゆきづまって長らく中断していたらしいのである。わが家では後半を購入しなかったのだろう。ジェーンの海軍年鑑の一九〇四～〇五年版のを大叔父から貰った。英語の発音をローマ字から類推したので、theを明治初年流に〃トヘ〃と読みつつ読み解いた。唐詩選を江戸中期の木版本で読み、最初の西洋文学体験はアナトール・フランスの『舞姫タイス』だった。タイスが男にブドウの粒を口うつしにするシーンが小学生の私に最初のエロス的感覚を理解させた。

新刊の本が手に入るのは奇蹟そのものだった。その中で天文学の本が多かったのは、検閲をまぬがれやすかったからだろうか。あの時代に読む赤色巨星やアンドロメダ星雲の話は今日のブラック・ホールくらい戦慄的だった。星空を見ると戦争の現実が実に小さく思えてすっきりした。

精神科医になってから、統合失調症患者の絵に多いテーマの一つが宇宙であることに、私の当時の体験を重ね合わせた。そのとおりらしく、ある患者が宇宙を描いて「ここから見ると私の悩みも小さく見える」といった。なるほど地球の外から見ると、対人関係をめぐるはかないが深刻な悩みも矮小となるだろう。

最近まで何度も読んだ当時の本はさすがに一冊だ。ヴェルヌの『海底二万里《リーグ》』である。小学三年、昭和十七年の父の出張の土産である。父はまもなくラバウルからソロモン群島の戦場へ出た（応召の主計大尉である）。

古めかしい挿絵に初めがっかりしたが、すぐ虜になった。記憶を繰るとネモ艇長の姿ばかり出てくる。一人ピアノを弾き、海底の墓場に誘い、貧しい真珠採りと会う。このやさしさの反面、烈しい復讐の念を実行に移してやまない。その時は教授らをきっぱり退ける。私はネモに同一化して大戦下にヴェルヌを熟読したらしい。自分分析は誤まつ運命だから、当たっているかどうか。

さて、当時ヒットラー・ユーゲントの日本版の大日本少年団なるものが私の日々の悩みだった。はじめいじめられっ子だったが、疎開学童たちがくると彼等の〝顧問〟を買って出て、いじめられないで家に帰る回り道や食べられる木の実を教えた。いじめっ子に復讐したかったと思う。

もっとも暗いことばかりではなかった。昭和十九年、二十年となると空襲で授業はないも同然。教師の規律もひそかにゆるんでいた。あの時ほど本に読みふけったことはなかった。敗戦間近、「本土決戦」準備の過程で小学生は「員数外」だった。秘密結社めいた世界がいくらでもつくれた。

ところでネモ艇長がインド人であるのに最近まで気づかなかった。フランス人ヴェルヌは当時はまだ記憶に鮮やかだったインド兵の反乱への同情からインドとしたのだろうが、ネモは、結局何人《なにじん》というよりも、国籍をすてた知識人の象徴であるところが相応しい。私の共感もそこにあった。おさない私は野卑な愛国心の充満する周囲が非常にうとましかった。私が精神科医となった道をさかのぼれば、そこに行き着くはずだ。

（「無限大」65号　一九八四年）

私のユング風景

ユングクラブから何かエッセイを書けといわれて、はたと考えた。私にとってユングとは？　と。

ユング派の人たちとは、河合隼雄先生とも、山中康裕先生とも御親交を願っていた。東京在住時代には秋山さと子先生にも何度かお会いした。カルフ女史の何度目かの来日の折であったか。それに、絵画療法や箱庭療法にそう短かくない歳月たずさわってもいる。箱庭療法はもちろん、絵画療法やイメージ研究にはユングあるいはユング派の影響が否定できない。そういう次第で、私はユングあるいはユング派の考え方にはかなり接してきたというのが事実である。

しかし、私がユングにたいしてアレルギーを持たないでおられるのは、河合先生や山中先生の御人柄をとおしてユングを垣間見ているからかもしれないのである。御二人ともユンギアンであることは間違いないし、公言もしていられるのだが、ユングのプロパガンディストではない。ということは、ダーウィンにおけるハクスリやヘッケルのごとくではないのである。「ユングもこういっているけれども」という時の河合先生は、心なしか、声を落とされる。そういうデリカシーのあるユンギアンでなければ、ちょっとかなわないのではないかという気がしないでもない。

ユングの著書は、邦訳でも、どうも読みとおせないのである。それは、私の頭が悪いという単純な理由以外にも何かありそうである。たしかにユングの著書は読みやすいものではない。『変容の象徴』など、読みはじめると、いったい私はどこへつれてゆかれるのだろう？ というかすかな当惑の気持から離れられない。ドイツ語で読もうとするとデモーニッシュな感覚に圧倒されて、困惑の只中にほうりだされるような気がする。

個人的には、私はたまたま、ユングが親近感を覚えたグノーシス派であるとか、グノーシス派のひとつの根である新プラトン学派とか、大乗仏教とか、チベットの宗教のほうを、ユングの名を知らない若い時期に少しかじったことがある。そういうものと重なってユングを読んでしまうのであろう。

それは、全く偶然に図書館で手にとったものであるが、オルダス・ハクスリが晩年に編集した『永遠の哲学』（*Perennial Philosophy*）の邦訳であった。一九五二、三年のことではなかったか。すでに挙げたものの他に西欧中世キリスト教神秘家やスウェーデンボルグや禅家などを加え、それらに共通なものを抽出して『永遠の哲学』と銘打ったものである。こういう神秘主義的なものはほとんどすべての宗教にある。回教神秘主義などは最近脚光を浴びている。怪力乱神をかたらぬ現世主義の中国にも道家がある。もっとも、ハクスリの本自体は、今読めば、おそらく井筒俊彦先生の著作の厳正さと深遠さの前では影がうすくなる程度のものではないかと思う。当時の私を引きつけたのもアンソロジーとしてであったかもしれない。とにかく私は、田中美知太郎先生の名訳でプロティノスの『一者について』を読んだり、山口益先生の仏教史を読んだりした一時期を持った。しかし、私の中で根づよく逆らう反流があった。それは、「永遠の哲学」に参入するには、いささかなりとも、パスカルのいう sacrificium intellectus（知性の犠牲）が必要なのではないか、それは困るというささやきであった。それは、当時の私がひとつのよりどころにしていたフランスの詩人・思想家ポール・ヴァレリーの引力圏からのささやきであった。当時のヴァレリーはデカルト的伝統の最後の継承者としてフランスの知性の代表者だった。彼がスウェーデンボルグを愛読しつつも、神秘主義への傾斜の誘惑と絶えず闘っていたことは、ずっと後に知ったことである。第一、彼の有名なノートはまだファクシミリでさえ公刊されていなかった時代である。

若い時の思いは根づよく残る。私はこちこちの科学主義者ではないし、漢方をはじめとする非正統医学にも関心と敬意を払う者であるけれども、「永遠の哲学」は私の風景の中では遠景から歩み出てくることはついになかった。ひょっとして今後あるとしたら、初老の私が死へのおそれを遠ざけるためであろう。やや軽率な知性の旗手だったオルダス・ハクスリの晩年に『永遠の哲学』を書かせたものは、迫りくる死の恐怖もかなりあずかっているだろうと今の私は想像する。

ユングの像はひとつではない。彼は哲学者よりもまずたいそう臨床的直観にめぐまれた実際家であったことは、エランベルジェのいうとおりであろう。ただ、私には、ユングの像が血の通い、体温のあるひとつの等身大の人間像にならないのである。これは、私があまりに早く「永遠の哲学」に近付いたためもありそうである。実際、私にはグノーシス的な神秘主義が、ある時には圧倒的な壮大さを示し、ある時には、あえていえばキッチュに近いものに映るのである。ちょうどチベットのマンダラや如来とシャクティ像が、この両面を以て私には感じられるようなものである。ユングも、私には、それに似た両面を持っているようである。

それは、スイスの風景に通じるかもしれない。私は山中先生らと一九七七年にスイスに行った。平地には西欧の都市があり、大学があり、精密工業や化学工業があった。しかし、常に近くに森がせまり、前山がたちはだかり、そして遠くには届かない高みに永遠の雪山がそびえていた。そして、その間の谷々には古い村があった。その村々は、魔女狩りが最初に始まり、最後に終わった地域、キリスト教以前の信仰が西欧でもっともながく残った地域であった。実際、今日でも、容易に外来者を容れない村祭りに我が国の「なまはげ」そっくりの仮面や左義長ばりの火の儀式が登場するのが、西欧のどこよりもまずスイスである。ユングにはそのいずれの要素もがあって、スイスの風景さながらに入り組みあっているのではないか。遠見からはそう見えなくもないのが、私の「ユング風景」である。

（「プシケー」六号　思索社　一九八七年）

一つのまとめ

統合失調症に回復がありうるかというのが、私が精神科医となった時からの関心事であった。それを患者が実感し、精神医療者も納得するものは何だろうか。

患者が口で述べても精神科医をなかなか納得させられない。「病識」を語る言葉は、患者から見れば精神医学への降伏かもしれない。懐疑家の私はそこまで考えた。幻覚や妄想は感覚の雑音かもしれない。であるとすれば、症状を中心とした面接は、いわば雑音に注意をいっそう集中させることにはなりはしないか。

もし、精神科医が回復を観察するとすれば絵を描くのはどうだろう。私はたまたま紙屑籠に絵が捨てられているのを発見した。患者は絵なら進んで描くといった。

この二人の患者との出会いが始まりだった。

面接の時、指導が少ないのは、指導嫌いの私をひきつけた。日本では徳田良仁先生が主題を与えて描かせていた。正確に記憶しないが、「世界と私」「男と女」など。これは驚くべき絵を生んだが、説得性を高めるには絵を描く人の率が高くなくてはならない。自分から絵を描く人の率は二〜三パーセントだそうだから、私は徳田の主題から分割彩色法を使い、箱庭療法から風景構成法をつくり、マーガレット・ナウムブルグからスクリッグル法、ウィニコットからスクイッグル法を取り入れて、描画する人を担当患者の七〇パーセント以上にした。

その後も多くの人が新しい方法を提唱している。

私は、これを当時の構造主義の分類を借りて、投影法と構成法とにわけた。投影法とは狭い意味であって、ロールシャッハ・テストがその代表である。構成法は箱庭療法が代表である。

絵は回復を眼に見えるようにしてくれた。それは言葉では得難いものであった。当時は学園紛争のために研究費が余り、絵を選んで下さったのが安永浩先生、撮影したのが東大専属の写真家というぜいたくさだった。

安永先生は卓越した精神病理学者として登場しつつあったが、当時はいまだ一部にしか知られていなかった。私の仕事に気づかれていたかもしれないが、まだ、まとめて話したことはなかった。先生の選定がいかに貴重だったかを知ったのは先生が二〇一一年に亡くなられた時である。先生の選定は虚心坦懐でありながら、重要なものばかりを選んでおられる。私が選んだシリーズの迫力と説得性が私自身に対しても低いのは、私のセオリーに当てはまるようなものを選ぶ浅ましさが働いてであろう。他の先生の絵画材料のシリーズを見る機会があったが、同じことが起こっていた。順序を変えてあったのであるが、一見もっともらしくてそうでなかった。もとの順序どおりのほうが腑に落ちるのはあたりまえの話である。

私は統合失調症については、別に素朴な疑問があった。それほど患者を悩ますものならば、

一、どうして睡眠を妨げないのか。
二、どうして夢に出てこないのか。
三、胃潰瘍などの心身症を起こさないのか。
四、西欧のレディのように失神したらいっそ楽ではないか。意識喪失が救いの手をさしのべないのはなぜか。
五、生命を短縮するなど、身体に悪影響がないのか。

それを解く鍵は看護日誌にあった。東大分院の看護日誌は詳細であったし、ついで勤めた青木病院も東大分院よりは簡略ながら看護日誌は通り一遍ではなかった。

結論からいえば、これらは皆起こっていたのである。健康な睡眠からただちに発症することはない。幻覚妄想の出現に先立って睡眠障害があるのが普通であり、普段よりも頭が冴えて、自分は眠らなくてもよい人間になったなどと考える。

夢は次第に悪夢となるようである。たとえば富士山が正面に聳えていて、それに向かって延びている道があるとしよう。彼は同じ富士シリーズの夢を告げるが日にちを追って内容が悪化する。富士は次第に雲に覆われ、道の両側はすべて満々と水をたたえ、最後には富士そのものが見えなくなる。

妄想はそのままの形では夢に出てこない。この大学院生の妄想は、学閥と学閥との暗闘の中にはさまれて困っているという世俗的なものだった。

胃潰瘍、高血圧、眼圧亢進（緑内障）、閉経、頭痛、便秘、下痢、円形脱毛症など、心身症とされるものが勢揃いである。ただ、特徴は、突然始まって最高値に達し突然消えること、多くの心身症と精神症状とが連動することである。円形脱毛症を挙げるならば、それが数日、せいぜい数十日で消えるので、皮膚科医は信じられない。円形脱毛症というものは数年かかって治るか治らないかだという。このように突然はじまり、直ちに最高潮に達し、またすっと消えることとは、統合失調症の精神症状としてはつとにオイゲン・ブロイラーが指摘しているところである。この突変性が、身体症状や行動も含めて統合失調症全体の特徴かもしれない。

痙攣発作ではじまり、てんかんとして治療を受け、二度目以後は三十年以上もずっと統合失調症である例を一例経験している。統合失調症者の、てんかんの持続状態 Status epilepticus による死を私は二例、友人が一例、発作を一例経験している。ある精神病院長の会合で、統合失調症患者のてんかん発生を経験している方に挙手を求めたら三分の一以上の方が手を挙げられたから、けっこうありうることなのであろう。私が本人の母の死を告げた後など、ぼそっと「うそでしょう」と云って自室に帰り、すぐ発作を起こした人もあった。なお、重大な事件にこのように無感動に答えるかにみえる時期がてんかん様発作にさきがけていることが多い。感情のはけ口が他に全くないという感じである。しかし、巧みなメッセージもある。この人はある時、プルーストの『失われた時を求めて』と志賀直哉の『暗夜行路』を貸して下さい、という。貸したが、いっかな読む気配がない。ある時、はっと思った。この二冊の本の題が合わさって私へのメッセージなのだ。「失った時を求めて暗い道を歩いている」ということである。私は心の中がしーんとした。

致死性緊張病といわれた超高熱緊張病は薬剤によるものとされているが、全部が全部そうとは断定できない。瞳孔まで強直した重症例に、やさしく声をかけているうちにすっと縮瞳が起こったこともある。その人の幻想はメルヘン的なもので、コンラートのいう世界対自己という構図はなかった。体温を刻々計りつつ、四十一度から三十五度へまた逆にとそれぞれ最高限と最大限の間を数分おきに上下するようになって、これは体温調節の自律神経系がアウト・オヴ・コントロールになりかけたとみて、ラボリの低体温実験を頭に思い浮かべつつデキサメサゾンを静脈注射したところ、ほんとうに即座に正常化した。遠巻きにしていた他の患者たちから同じ劇的な変化を起こす注射を口々にねだられて閉口したぐらいだった。私はそれまで何十時間か、冷却と隣室からの軽いノックを続けたが、患者はノックしつづけているのが私だとわかっていたそうである。

この例では彼女は初めは弟の付き添いであって、たしか薬物は使っていなかったと思うが、三十年以上前の経験であるから断言しない。患者の私への感情はいいのだが、担当医は別のセンセイにお願いする、恥ずかしいから、とあられもない姿を見せてしまったことへの羞恥心がつのる。一九六〇年代では全国に年三百例といわれていた。私は三例を経験している。三例とも「回復後の羞恥」があった。

私の経過グラフは、横軸は上が時間（日、月、年）、下が事件や絵、夢である。縦軸はうんと考えて、無分類にした。つまり、一級症状、感情障害その他、いっさいの精神医学的分類をやめて、発生順にした。こうすると、リレー式に交代する症状の鎖が見られる。また、臨床的発病の直前には上記身体症状、心身症の集中する時期がある。それを越えると、症状が全く訴えられなくなることが多い。

回復の場合は逆であって、たとえば幻聴を夢の中で聴くことは幻聴が消える前兆であることが多く、この時期にも悪夢を見るが、これはむしろ好ましい事件である。心身症や違和感は長く続くこともある。私のグラフからみて、睡眠障害、悪夢、心身症などの集中する時期を臨界期と命名したが、この現象を臨床に利用したのは、医師よりも、青木病院の看護師たちであって、私が神戸に来てから二十年後も、あの図式が言い伝えとして残って、経過を予言したりしていたと聞く。考えてみれば経過論は精神病理学よりも精神看護学に属するのかもしれない。そもそも、私のグラフは多く看護日誌のおかげなのである。

図については、岩崎学術出版社の『中井久夫著作集第1、2巻』、みすず書房の「ヘリテージ・シリーズ『統合失調症』一、二巻をみて頂きたい。

グラフの縦軸が無分類であることは、今初めて述べることである。誰も気づかなかったとすればふしぎなことである。ついでにいえば、「X＋10」など、実年代を伏せた日時表記もたぶん私が始めたものと思う。患者さんたちの絵のスライドは手元にわずかしか残っていない。十年以上たってからの風景構成法でも克明に何を描いたかを記憶しているので、患者が見るような書籍にするのをはばかっているうちに多くが紛失した。おそらく神戸震災の後片付けの中で行方不明になったのであろう。私のその後は研究よりも教育であった。神戸大学、兵庫看護大学、甲南大学のいずれにおいてもそうであった。

その後の気づきでここに付け加えるべきものとしては、作用反作用の法則が治療に働いていることである。ある治療行為は、それを打ち消すような働きたとえば悪夢か不安を呼びおこすということである。では事態は進行しないかというと、作用と反作用とは作用点が違うので事態は動く。これはさまざまな働きかけが必要であることを示唆している。

また、症状が単純化してきたならば、その全持続時間を十日ごとに合算して積算グラフを描けば、直線に並ぶ。それは時々勾配を変化させ、次第に急峻な勾配になる（図7）。この勾配が変わるところ（変曲点）に悪夢が集中する。これは水面下で進行中の再発過程で、プロツェス（疾病の中核的過程）の自己貫徹かと思われる。基本的には生理学的な過程であると私は思う。これらは若い世代のヒントになるであろうか。なお、症状の発生時刻は昼間労働者の場合、四時から七時に集中する。夜勤者、夜間学生の場合は夜中まで続く。けれども、突変性は変わらない。なお、強い恐怖発作だけは夜半を越えて翌朝に至ることがあるが、朝の訪れとともにふっと眠ることもある。しゃっくりの止まる時はふっと気づかないのに似ている。

臨界期とは統合失調症的状態になることを防ぐシステムを仮定して、それが働いていると考える。それは統合失調症が進化の最近の出来事ならば、既存のシステムの転用であること、膵臓のランゲルハンス島がアミノ酸代謝から糖代謝に変わったごとくであるからかもしれない。

サリヴァンは統合失調症はもっと困った事態を防ぐためにあるのかもしれないと述べていたそうである。

この本の他の部分は精神医学史に直接間接に関係している。この時期はさまざまな試みをする必要があった。

【具体例】（『最終講義――分裂病私見』〔みすず書房〕を参照した）

図1

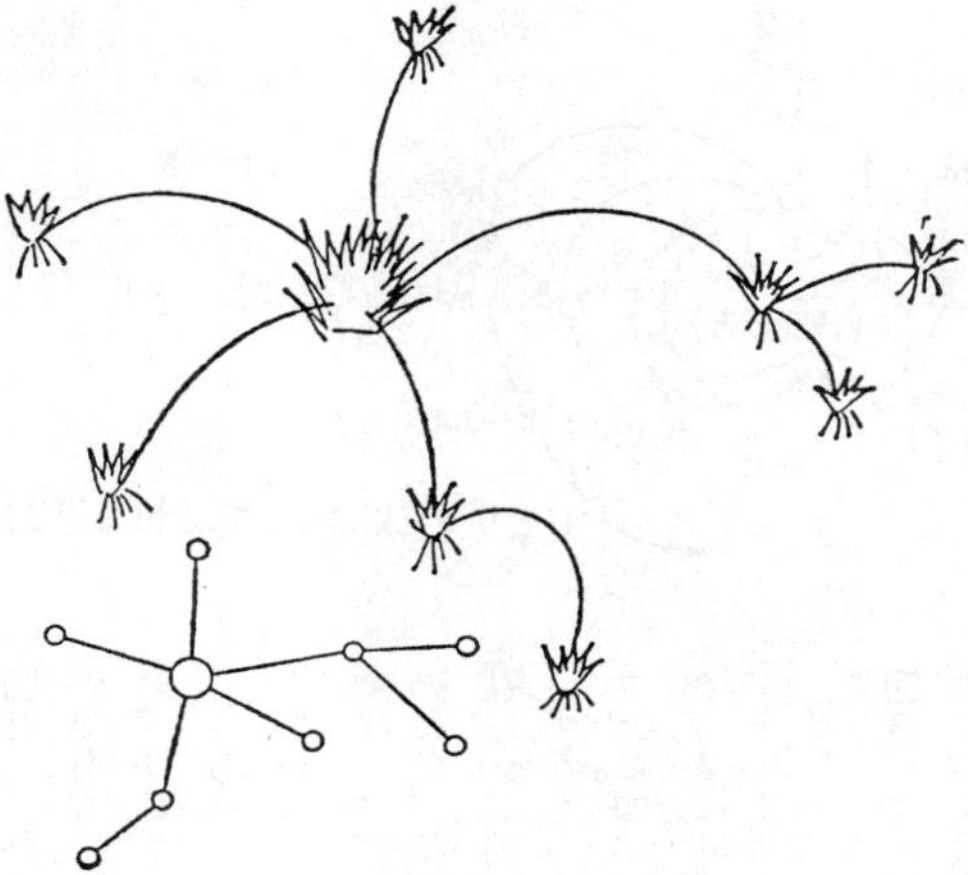

図1　同心円的生活拡大が、むしろ、うつ病や強迫症（の全部ではないが）の回復形態であるのに対して、〝オリヅルラン〟的生活拡大が分裂病の回復過程を特徴づける。これは精神科医・鈴木純一との討論の中でヒントを得たもので、実際の多くの患者について確かめた。

なお、精神科医で臨床心理士である山中康裕によると、これは子ウサギがはじめて巣穴から出る時の行動を思わせるらしい。氏によれば、子ウサギは穴からまず最初の草むらに行き、また穴に戻り、それをくり返してから、もう一つ遠くの草むらに進出し、最初の草むらを経て穴に戻り……ということをくり返して生活拡大をし、一人立ちしてゆくそうである。

図２　渦巻グラフ

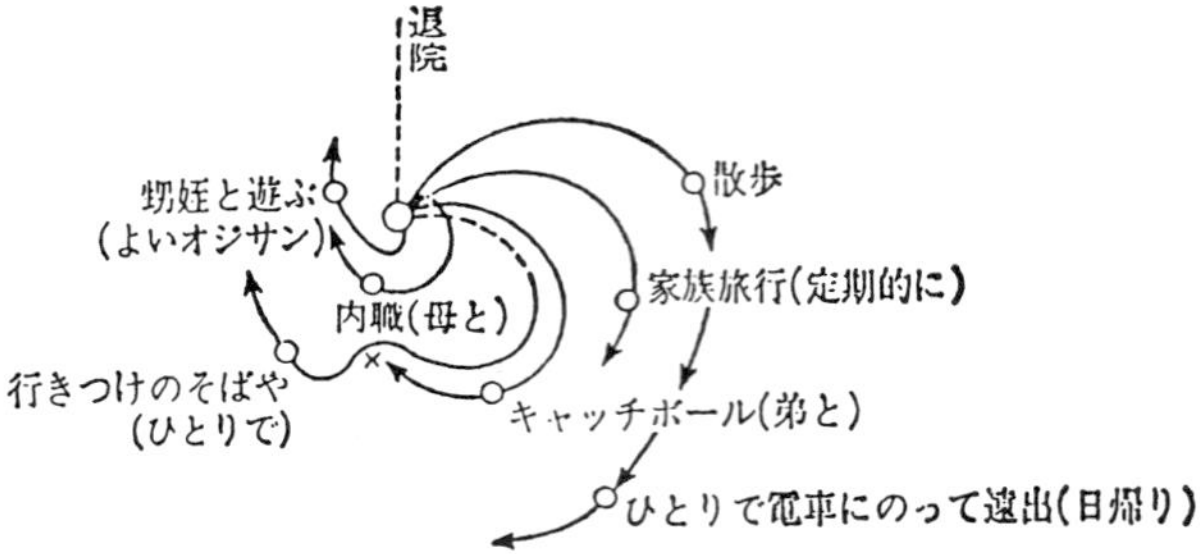

図２　これは、回復期の再社会化を示すために考案したものである。いろいろな次元、つまり職業や、家族との生活や、ひとりでの行動があり、それぞれにも複数の系列がありうる。

　むろん、渦巻グラフも等高線グラフも、ふつうの直角座標グラフで表現できないことはないが、患者や家族に示すのには、このほうがよく、示さなくても治療者の頭の中に描くのにも、こちらのほうがよい。患者・家族・治療者、いずれも〝士気〟の維持向上が重要である。そして、グラフとは頭の中で経過をどう把えているかを外に表わしたものである。直角座標グラフだけでは直線的な時間の流れで、ダイナミズム（はずみ）を欠くおそれがある。

図３　これは私が書いた経過グラフの第一号である。予後のよい緊張病で、すでに大体生起した順に描いている。四月末に行ったＨＴＰ（家と樹と人とを描いてもらうテスト）が多量の自発描画を誘発したことがわかる。治療を中心に置いているのは上半分の症状と下半分の描画との関連

図３　緊張型的経過：緊張病的興奮を示した例（男子，昭和Ｘ年において26歳）

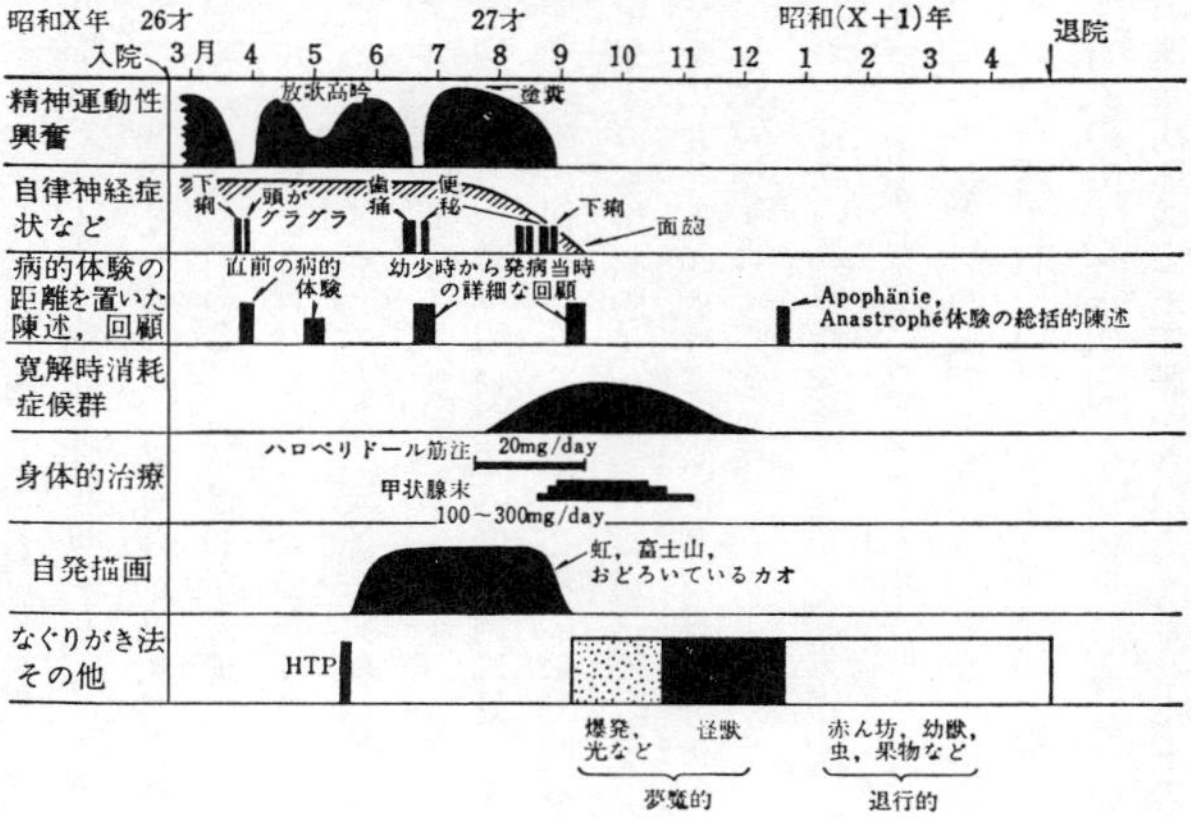

フローチャート式まとめ

インターバル ↓↑ 緊張病性興奮 → 描画の悪夢化　下痢，寛解時消耗状態 → 退行的描画，行動の正常化 → 能動型的行動

がみやすいようにである。しかし後年ほど、グラフの科学的意義を十分把握していたわけでなく、この時期では配列はむしろ直観的なものである。年齢と性以外の個人情報は伏せることにする。

ここで注目されるのは、精神運動性興奮が数日止むたびに身体症状が現われ、またふつうに会話ができることである。会話は順序を追ってその回ごとに深まる。当時の薬物治療は、ハロペリドールがようやく普及しはじめたころである。二〇mgという選択は、この薬が四〜一〇mgでは逆説反応を起こすからである。実際、実験的治療では七mgを用いたために患者がいっせいに不安定になったと、関与したナースから聞いていた。甲状腺末はノルウェーから始まった戦前からある緊張病治療で、私は用いたすべての例に効いているのだが、いつもとっておきの方法として最後に使うので、使わなくても治るころに来ているのではないかという疑いが消えない。しかし、私は電撃よりも甲状腺末を選ぶ。電撃は、せっかく意識が清明である分裂病患者の「体験の連続性」を失わせるということもあり、精神分析的には「父（母）親による処罰」（〝ゼウスの雷電〟）という含みをぬぐえない。

なお、行動の鎮静と入れ代って、「なぐり描き法」に、爆発、光（「宇宙を貫く光」「原子爆弾の爆発」「二挺拳銃のガンマン」）が描かれていることに注目すべきであろう。この交替を当時の私は、ロールシャッハ法でよく動きがちな人に静止反応が、じっとしていがちな人に運動反応が出やすいのを連想していた。また、同時に、「周囲からの〝波動〟によって腕立て伏せをさせられている着衣の男」「周囲からの〝波動〟になすことなくお手上げの裸の男」が描かれた。いずれも直前の緊張病体験を主体側から示そうとしたものであろう。絵画は怪獣→怪獣の子どもをつないで歩く（コントロールができつつあることを示唆している）、退行的と続く。症状が消えてからほんとうの回復過程が始まって八カ月続くことに注目してほしい。

なお、「宇宙を貫く光」はいかにも妄想的に聞こえそうだが、描く現場にいた私は、初め、当時は新しい事件だった新幹線「ひかり」号を描こうとしたこと、描くうちに次々と気が変わり、彼自身も全体として何を描いたのかといぶかった上での命名であることを知っている。出来上りが、〝わけのわからない絵〟であっても描く過程に関与して見ていると、そうでない場合は他にもある。題名自体には彼の宇宙的体験の残り香はあるだろうが――。

図中にあるApophänie（アポフェニー）とは、自分が世界の受身的中心で、なすことなく世界に動かされていると感じる状況、Anastrophe（アナストロフェ）とは、自分が世界の能動的中心で世界を動かせると感じる状況で、いずれも他者は不在である。いずれも二十世紀半ばのドイツの精神病理学者クラウス・コンラートの用語である。

図4（次頁）　この男性のケースは、たいていの薬物に対して皮膚が過敏性を示すため、安全性を確かめて一貫してフルフェナジン一・五mg、ジアゼパム六mgのみを用いた。当時使える他の薬物は皮膚テストを行って予備の薬物がないかを探したが、すべてリスクが予想された。この薬物量が最低量以下なので、代りに治療者が泊り込んで、特に回復の初期はほとんど終日そばにいた。

注目すべきは昏迷の最高潮で治療者が入室するとほとんど瞬時に昏迷が解け、代って高血圧、眼圧上昇、微熱が出現したことである。この〝Lucid interval〟（清明な中間期）は一時間続き、母

図４　緊張型的経過：急性期―臨界期のみを示す（昭和Ｘ年において38歳）

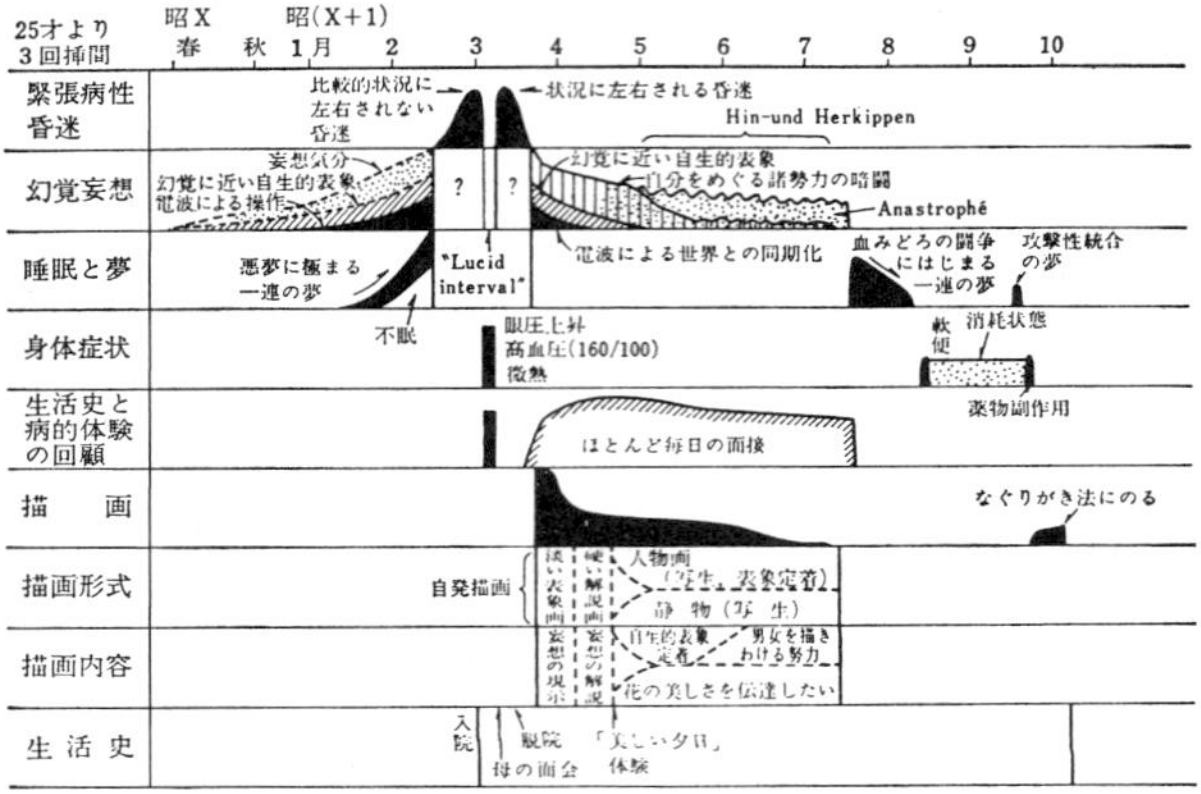

過敏性のため，薬物は一貫してフルフェナジン1.5mg，ジアゼパム６mg，のみ．

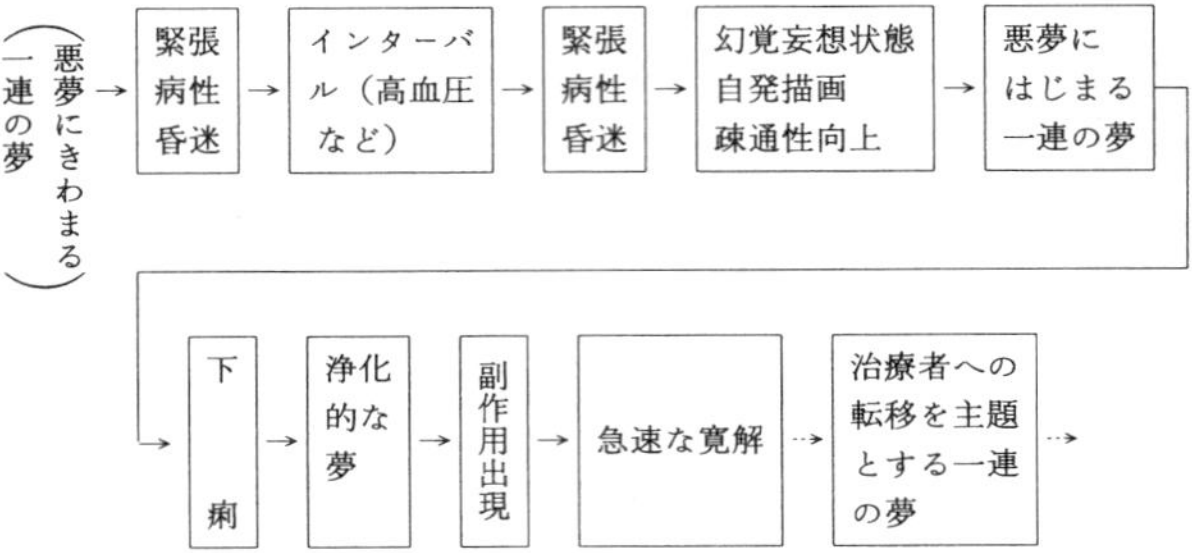

親が入室してくるとともに終わった。しかし、その後の昏迷の程度は状況によって左右されるようになった。

第二列の Hin-und Herkippen とは蝶番《ちょうつがい》が風か何かで動いてドアがバタバタすることで、妄想世界（偶然がない）と自然世界（偶然がありうる）との間を往復する、コンラートの用語である。昏迷が解けると彼は自然的に絵を描きはじめた。まず茶色のクレヨンで淡く根と枝が対照的である細長い樹木を二本ずつ描き、これを自室、さらには廊下に張り出した。また壺のような絵も同じ色で淡く描いたが、これは〝宇宙〟を表わしていたようである。

次に彼をめぐる諸勢力の暗闇をヴェン図表で表わす時期が続いた。これは理科系の研究者だった彼をめぐる諸大学の暗闇を表現したものである。彼はそのことに過敏であった。

この時期は廊下からみた美しい夕日を絵に描き、その感動を描くことで終わった。それは実にやわらかな筆致で、上下に雲をめぐらし、日輪の縁は金色に輝いている。宮本忠雄の太陽体験論が発表されるのは数年後である。

次に、人物を写生したり、また自然に脳裡に訪れてくる人物の顔の写生を鉛筆で克明に描いた。それは若い男性か老爺であった。ナースをモデルにしても男性になってしまうのに彼はしばらくいらだっていた。ついにナースの絵をみごとに描けた時、彼はとても満足し、絵画は終わり、ついで血みどろの闘争にはじまる一連の夢をみる。彼は死屍累々たる中に生き残る。それとともに軟便が起こり、消耗状態に入り、刀を持った人同士の和解の夢で、彼はにわかにさめた人のごとくになる。

その後、治療者はなぐり描きを試みるが、彼はもはや興味を示さない。「絵画の時」は終わったのである。

彼は人物画と同時に花を写生していた。「花の美しさを伝えたい」と彼は語った。その絵を自室に飾っていた。

もっと説明的な絵も彼は描いた。たとえば、はじめて外出した時、向うから来る人があたたかいまなざしを送ってくれるように感じたことである。このような〝向日性〟を彼は持っていたのだった。

この人にとってはこれが第二回か（ひょっとすると三回目）の急性状態であったが、その後、眼圧が上った時に治療密度を上げることで、再発することはその後三〇年間ついに起こらなかった。ただ、緑内障はかねてからのもので、不幸なことに結局視力はほとんど失われたときく。

図5 これはリューマチズムへとマーチしていった人が（X＋三）年に特によく示した〝発作〟である。「人がこわい」は通常の対人恐怖ではなく、群衆である。もともとは純粋な恐怖に近かったかもしれない。それが一〇分続くと、目がかすむという「入力制限」と口がぶつぶついうという「行動化」（何らかの常套句をうんと低声でいっているように思える。「アホアホ」のようにも聞こえたが定かでなく敢えて確かめないことにした）。二〇分後には脚がふるえ動悸が打つという緊張の身体化が出現する。これとともに人々の中でがまんしていることができるようになる。六〇分後には服薬（cloxazopam 二mg）しようと意志できる余裕が生じ、同時に金縛りに近い状態が

図5

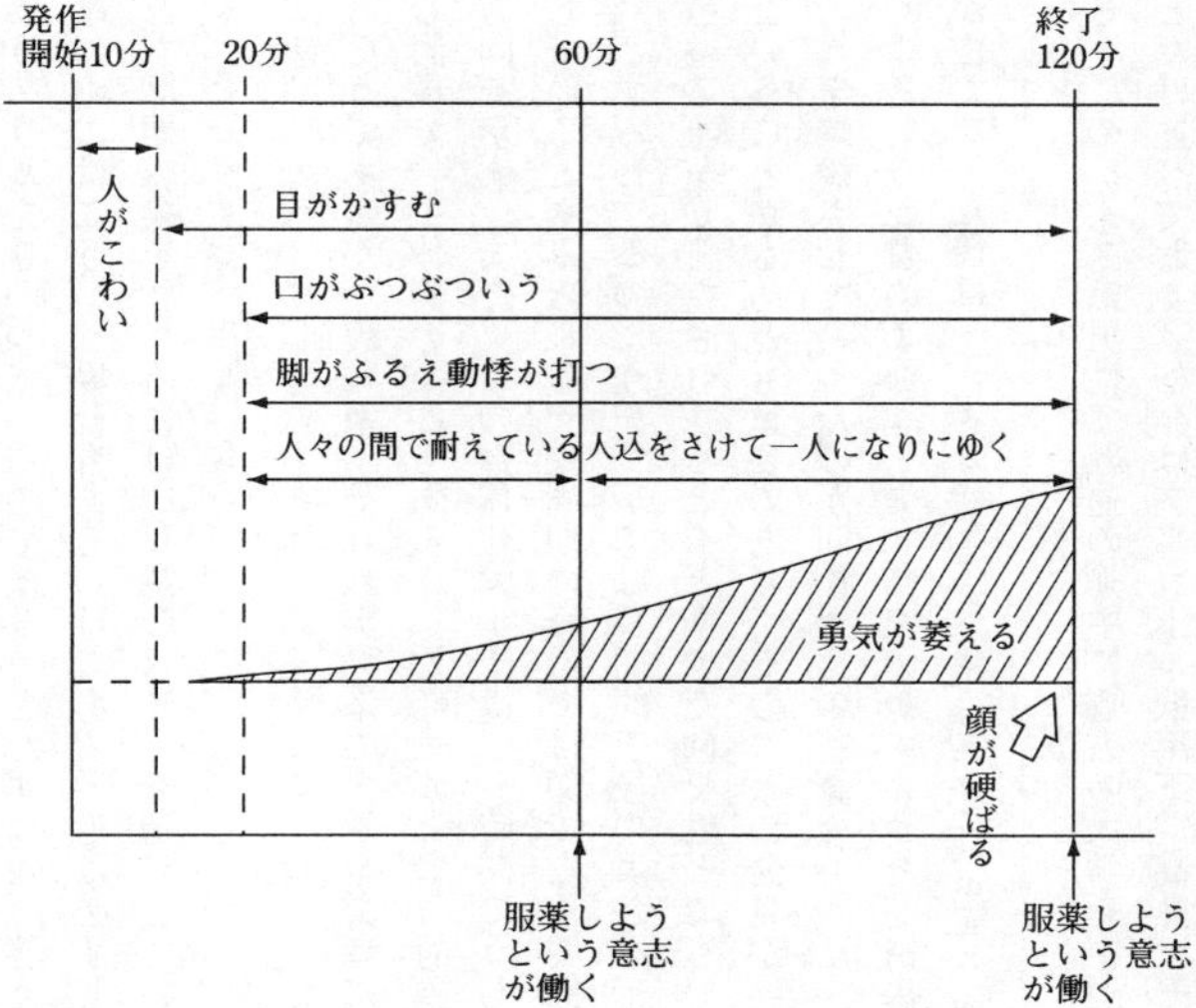

解けて一人になれるところに移動する。

これらによって〝勇気〟〝気力〟が使いはたされてゆき、その弱りが次第に自覚される。一人でじっとしていると、二時間目に顔が硬ばってきて服薬しようという意志がまた働く。服薬するかしないかに（時にはする前に）目のかすみ、口のぶつぶつ、脚のふるえ、動悸、人を避けるといった現象がいっせいに消失し、彼女は〝自由〟になる。

なお、この人は当時面接中に急激な話題転換をして私を一瞬戸惑わせることがよくあった。ある時、はっと気づいて「この不意打ちに相手がどう反応するかわからないというスリルを味わっているのでは？」とたずねた。答えは肯定的であった。意表をついた語りかけの中にはこういう場合もあるわけである。逆は必ずしも真ではないけれども、患者が文脈を外れた話題転換を行う時には、一瞬のスリルを追求している可能性がある。にわかに〝患者のレベル〟を云々するべきではない。

このようなマーチはかなりの率でみられるのではないかと思うが、正確に報告するのは、この人もそうであるが、理科系、それも実験系の大学卒業者に偏っている。これは山口直彦のケースでも同様で、主体側の条件であろう。言語表現という行為は「対象化」で、それ自身が健康化への方向を示す。また、この身体化マーチは、二時間のうちに、この人の年単位の身体化過程を集約しているともみられる。長周期の経過では顔でなく関節がこわばってゆくのであるが――。ひょっとすると、このようなマーチは長期的予後のよさを示しているのかもしれない。もちろん、治療への士気が維持され、もともとあった向日性とでもいうべきものが次第に再び表面に出てきたということがもっとも重要であり、そのことの発見が「心気的な訴えを延々と語る患者」からこの人を蟬蛻させていったのが回復過程の基調であった。ユーモアが現われてだんだん人の気を軽くするような質のよいユーモアに変わっていった。裕福な人で働く必要はないのであるが、母親が亡くなった後は一人ずまいをこなし、友人と外出し、買い物にも出ていた。

図6　このケースは男性で経過の途中に遠方の大学を中退して別の大学夜間部に自宅通学していたとだけ述べておく。初発はアルコール飲用下、高熱カゼ様症候群とともに、錯乱で始まり、急

速に回復し、回復の途中（私の初診時）には初対面の私に距離ゼロの甘えと馴れ馴れしさを示した。その後は礼容も正しく、ことばはメリハリのある内容と自然な抑揚で、眼差も生き生きしていた。ただその眼差の奥に不安の影がかすかにあったが――。「眉目秀麗な好男子」というのが助手たちを含めての印象であった。けいれん発作と思われた報告もあり、長らく症候性精神病状態の回復期とみるのが妥当と思われた。

第二回のエピソードも似た形であったが、その後、このような短時間の〝例外状態〟が始まった。その内容はさまざまであるが、内容は弱い〝注察念慮〟から、見るものが泡つぶの集まりにみえるという、ほとんど純粋な知覚変容までの幅があったが、山口直彦の「知覚変容発作」の定義にあてはまり、「発作」と同じくその都度 cloxazolam で消失した。しかし、永続的効果はなかった。しばしば翌日あるいは数日後に同じように起こるのであった。そして馴れは一時的なものであった。

次第に私たちは、まだ経験したことのない、かりに他にはあってもおそらく世界で誰もこういうものと認識したことのない状態に直面していることがわかってきた。一般に「知覚変容発作」を示す患者は予後がよかったのである。また、彼は通学し、交友も多く、スポーツを行ったり観戦したりしていた。この経過は数年にわたる経過のグラフ（未発表、おそらく永久に発表することはないだろう）のごく一部（三カ月）である。この間に、相つぐ強烈な夢と急激な体重減少の後に緊張病体験と同じ内容の夢をみて急速に落ち着く。このようなことを繰り返したまま最後は不幸な転帰をとるのであるが、もし薬のない時代であったらどうかと想像してみると、緊張病の

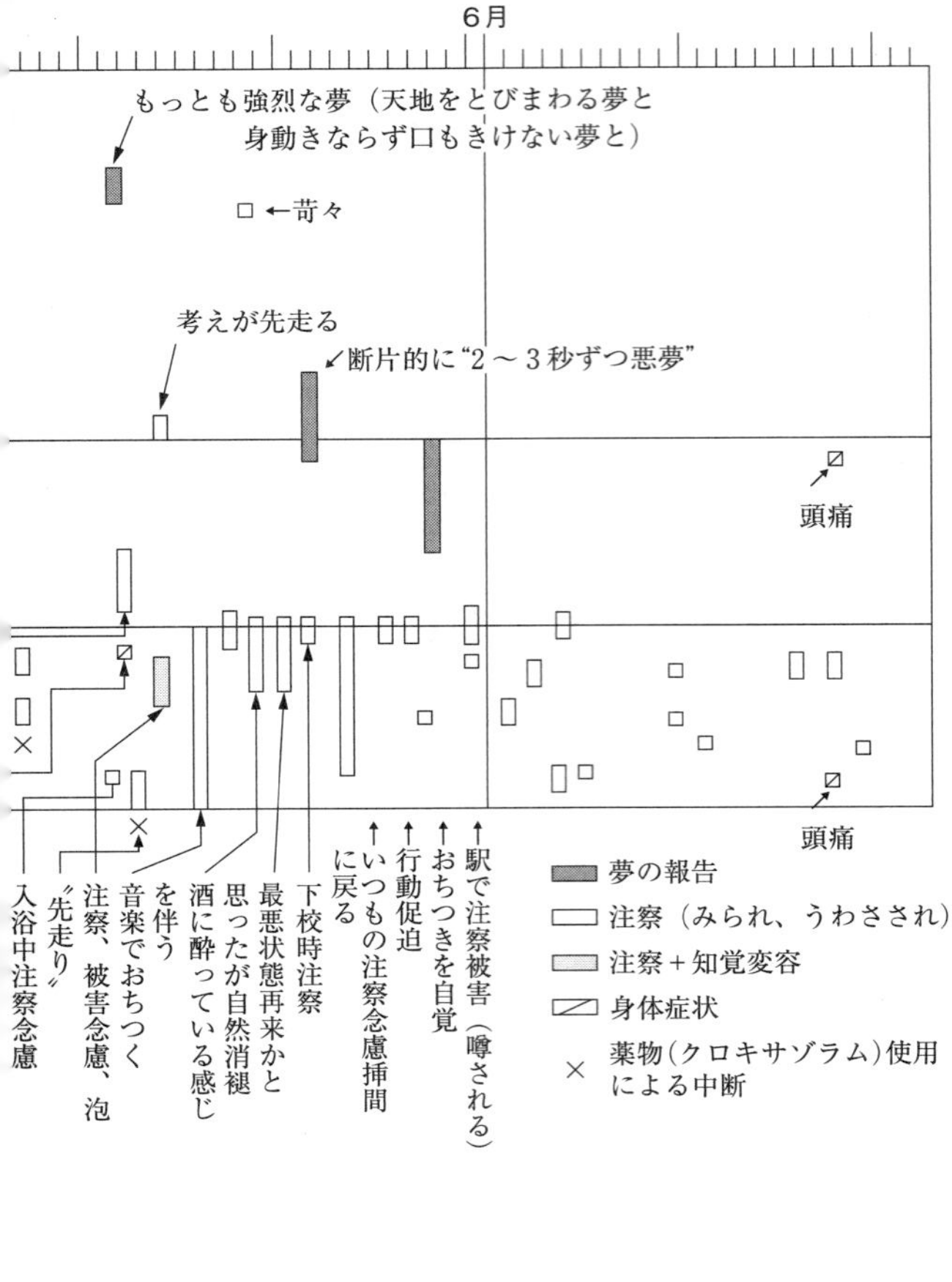

6月
もっとも強烈な夢（天地をとびまわる夢と
身動きならず口もきけない夢と）
←苛々
考えが先走る
↙断片的に“2～3秒ずつ悪夢”
頭痛
頭痛
駅で注察被害（噂される）
おちつきを自覚
行動促迫
いつもの注察念慮挿間に戻る
下校時注察
最悪状態再来かと思ったが自然消褪
酒に酔っている感じ
音楽でおちつくを伴う
注察、被害念慮、泡
〝先走り〟
入浴中注察念慮
夢の報告
注察（みられ、うわさされ）
注察＋知覚変容
身体症状
×　薬物（クロキサゾラム）使用による中断

図６　頻繁な知覚変容発作の場合　第５病年のサブクリニカルなシュープ

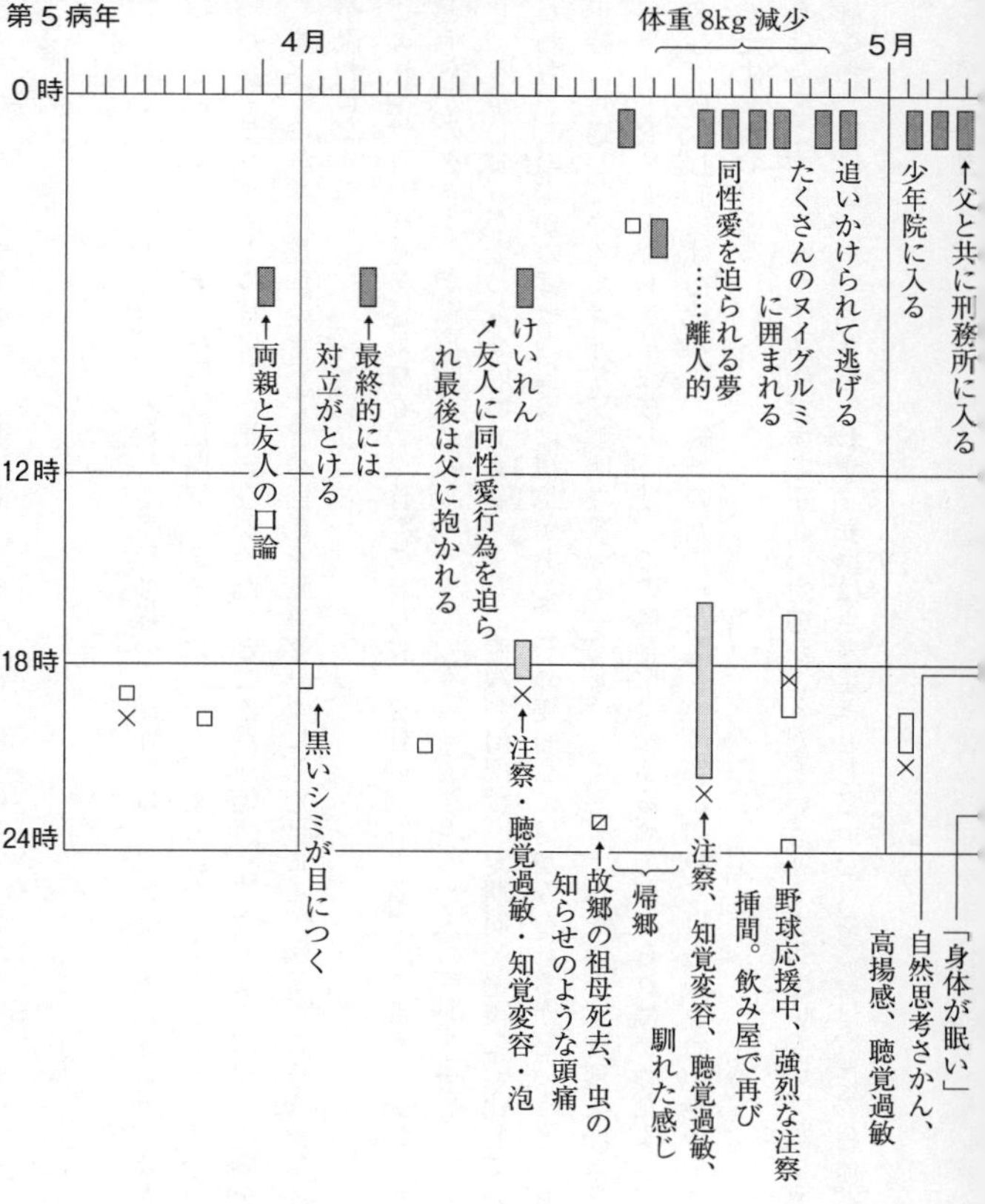

図７＊の箇所について、頻繁な知覚変容発作の場合

病像のどれかを呈したであろうかと憶測される。非常に頼りにしてくれただけに心の残るケースである。

図7　図6（三八二〜三頁）にみられる多種多様の〝発作〟は一見ランダムに起こり、ランダムな持続を持つようにみえ、法則性は期待できそうにないと考えられた。事実、いろいろな試みを行ったが、ランダムな過程にしか見えなかった。ところが、延べ時間数でなく、また内容を問わず、すべての種類の発作の十日ごとの回数を積算グラフにしたところ、**図7**のような直線的グラフが現われた。

この法則性は、一見多種多様な〝発作〟の背後に、発作の内容と長さとを問わず発作の起こるつど何らかのダメージが線形的に累積していっていることを示している。それはcloxazolamで中断しようがしまいが変わらないのである。そして直線の勾配は一定期間経過後に変化している。すなわち、この未知の蓄積過程には緩急がある。その変曲点に何がみられるかというと、もっとも正確に対応しているのは非常に鮮明な夢である。必ずしも悪夢ではないが、強烈な印象を与えるビッグ・ドリームである。最後の時期、この過程には〝ゆるめ〟がみられはじめたようであるが、しばらくして彼は初秋の朝、紅葉の始まった美しい渓谷に向って自らの生命を絶った。かえすがえすも残念である。

私は今もこのようなケースに対する正しい対応がこうだという答えを得ていない。彼は私の知る最後まで快活な少年らしさを失わず、表情は生き生きとしていた。あるいは、この生命的な力

図7　一患者の一月ごとの累積回数（ある期間にわたって直線性を保っている）

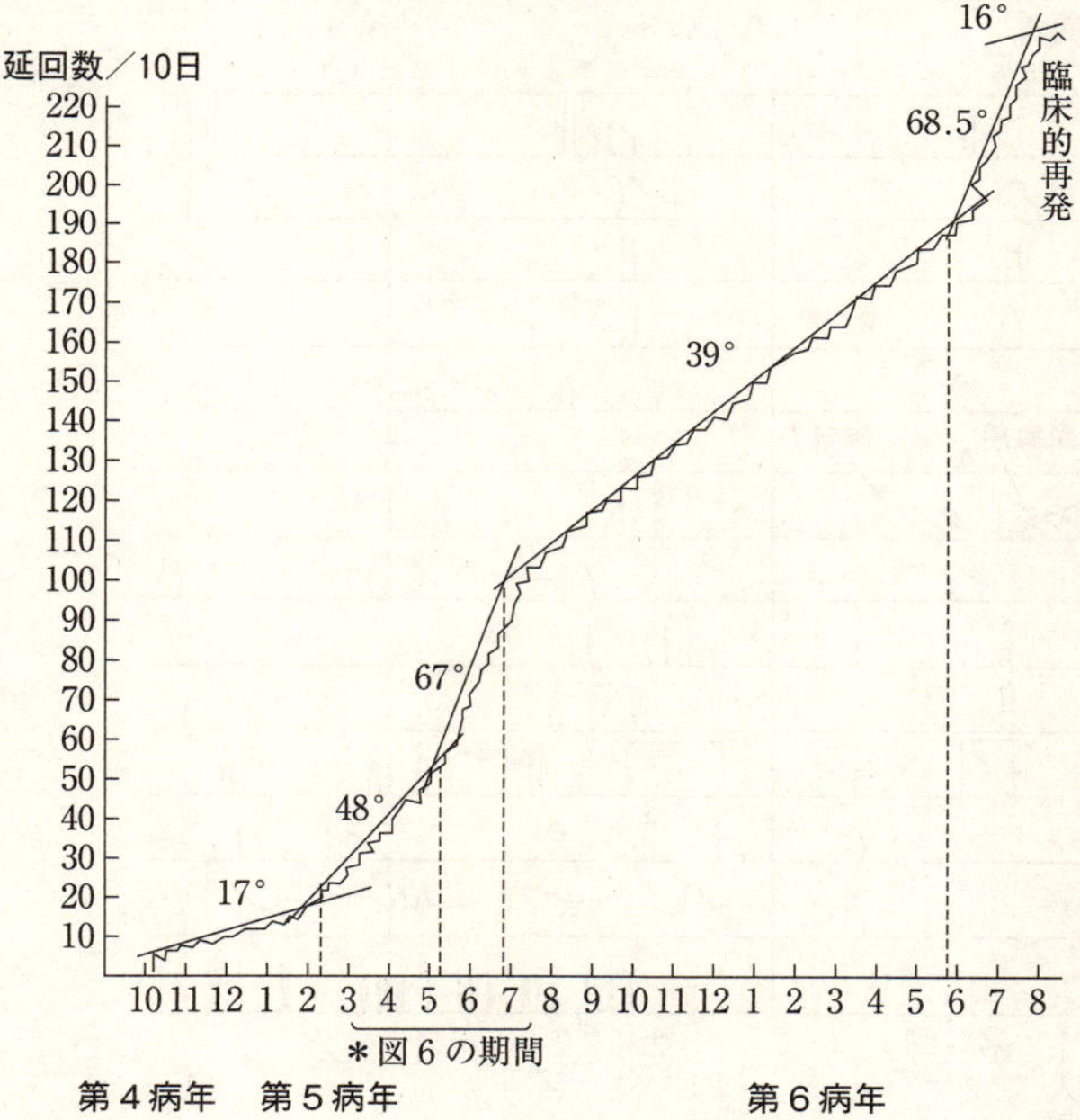

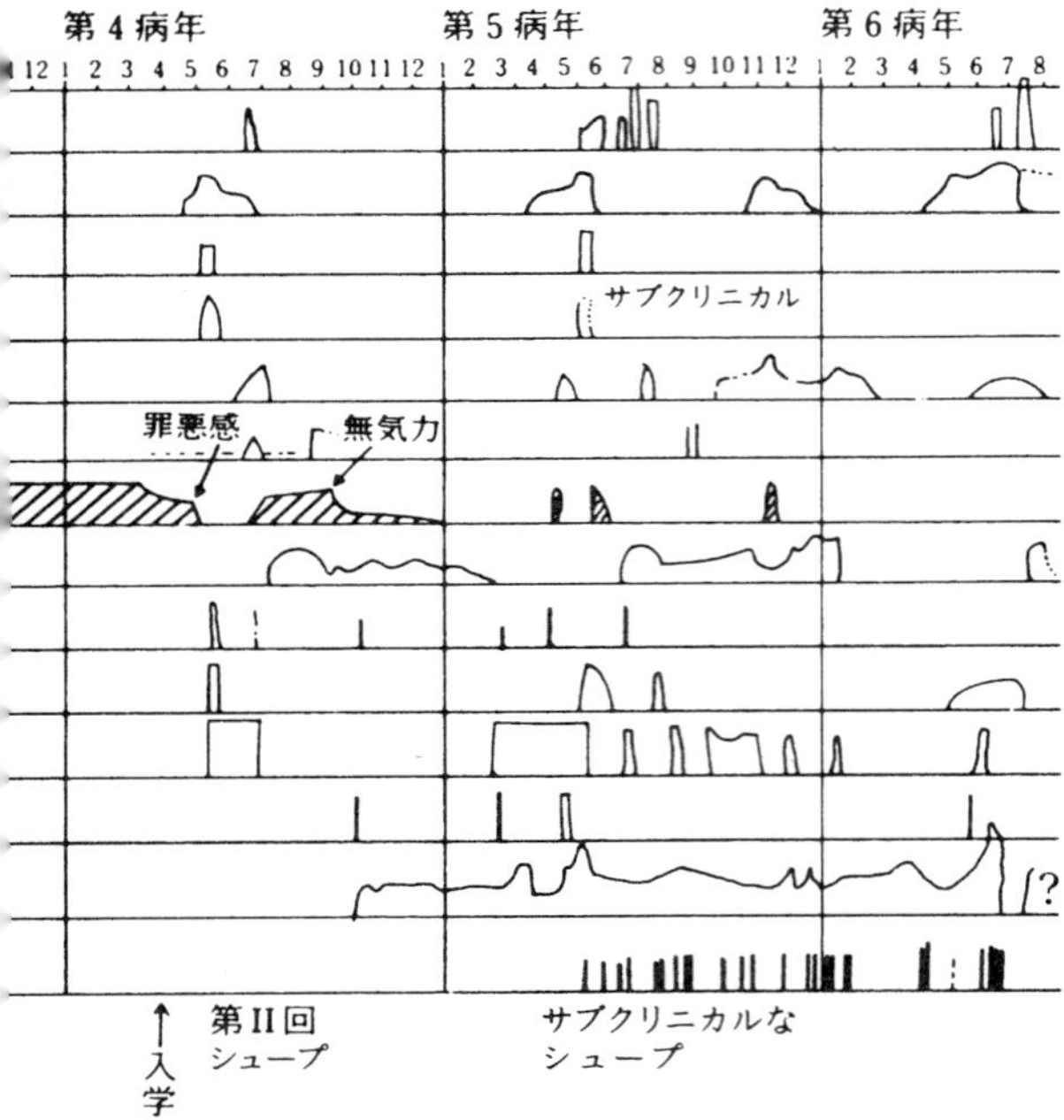

第4病年
第5病年
第6病年
12 1 2 3 4 5 6 7 8 9 10 11 12 1 2 3 4 5 6 7 8 9 10 11 12 1 2 3 4 5 6 7 8
サブクリニカル
罪悪感
無気力
?
↑入学
第II回
シュープ
サブクリニカルな
シュープ

図8　全経過

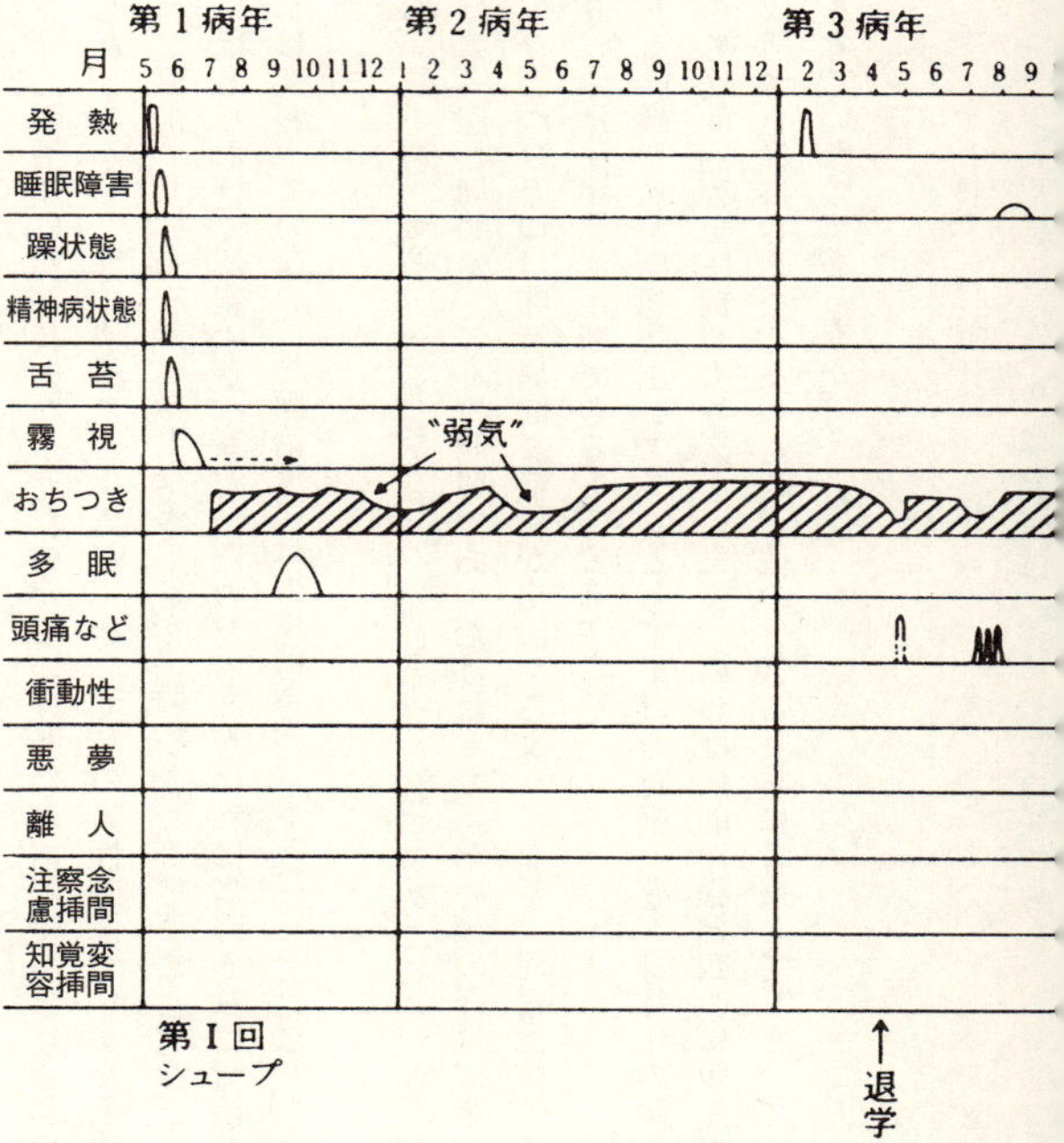
第1病年
第2病年
第3病年
月
5 6 7 8 9 10 11 12 1 2 3 4 5 6 7 8 9 10 11 12 1 2 3 4 5 6 7 8 9
発　熱
睡眠障害
躁状態
精神病状態
舌　苔
霧　視
"弱気"
おちつき
多　眠
頭痛など
衝動性
悪　夢
離　人
注察念慮挿間
知覚変容挿間
第I回シュープ
退学

による、一見健常な日常時間と病的過程との落差の大きさ自体が症状を超えた苦痛（“trans-symptomatic suffering”）を構成していたのであろうか。私が、この格差を身を以て覚ったのは翌年の正月、自分がある強烈な夢をみて〝生還〟した直後であった。

なぜ入院治療に切り替えなかったのかという問いがあるであろう。私はその後たえずそれを自問した。しかし、彼の快活さと生気が、そして私の陽性感情が、また最後のころには病棟の取りこわし直前でしばらく無病棟となることが当時の私に入院を全く考えさせなかったのであろう。

夢はとりあげて解釈するべきだったのだろうか。私は当時それは冒険だと感じたし、今もその考えは変わっていない。絵画治療には彼は消極的であった。これは強いてやるべきものではない。

図8（三八六～七頁）　全経過を示す。第四病年の前五分の二ごろに第二回のシュープがあり、それは第一回と同じく、ごく短期間であったけれども、その後の経過は第一回と異なり、さまざまな、ひとつひとつは非特異的な症状が出没するようになる。注察念慮挿間も数十分から数時間であり、cloxazolam で中断できるものであった。

あるいは、私が発病防止システムとして挙げた睡眠、夢、身体化の働きが、第二回のシュープののち病的過程を圧倒し去りえないまま、いわば病的過程と四つに組んで動かず、その疲弊が彼の快活さを維持しえなくなった時、彼の生きる美学に背反してしまって、彼の生きようとする士気をくじいたのであろうか。

図９　一回の分裂病性挿間における舌の変化

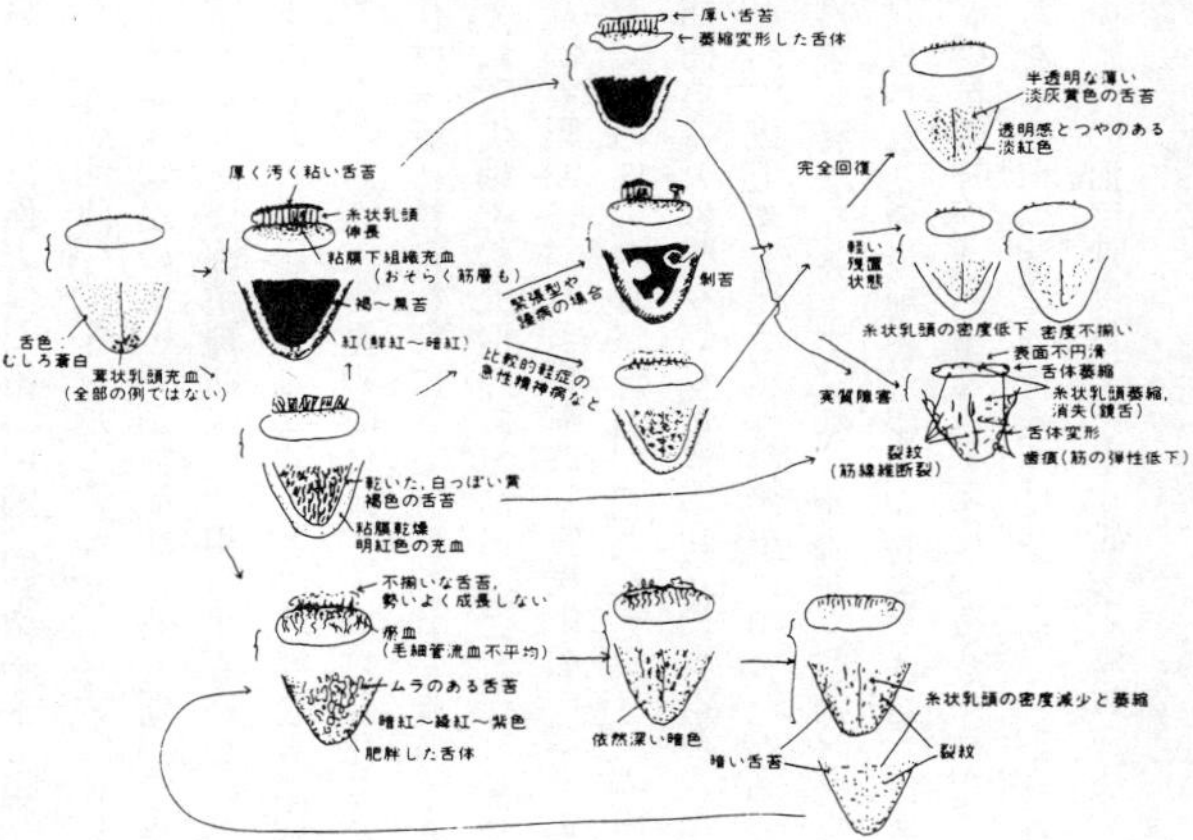

ストレス学説	第Ⅰ期	第Ⅱ期	第Ⅲ期	第Ⅳ期→第０期（回復）
侵襲学	屈伏の構え	反撃の構え	消耗	反応能力喪失
心身医学	hypergia	hyerergia	hypergia	anergia
中医学	虚１，実	実熱	虚２，虚実混合，寒～熱	虚

図9　これは徐志偉（当時中国国費留学生、現・広州中医薬大学学長）との二年にわたる全患者合同診察にもとづいて作成したものである。

ストレス学説の第Ⅰ期が前駆期、第Ⅱ期が急性精神病期、第Ⅲ期が回復期、第Ⅳ期が消耗回復状態あるいは慢性精神病状態に相当する。この図式は、ほとんどすべてのケースがどこかにあてはまるといって過言ではなく、どの状態にも滞留する期間はまちまちで数日から数年までの差がある。もちろん、再発の時には、すでに変化した舌の上に新しく急性の変化が重なって起こる。変化は一般に精神状態に四、五日遅れて進行する。したがって再発を予告するものは茸状乳頭、とくに舌尖端部の充血のみである。これは、徐氏によれば中医学が見落としていたものである。これは前駆期における警戒的知覚過敏の一環であり、それが肉眼で見えるのはこれだけだと思う。なお、この部分の茸状乳頭が肥大していて、充血のない人もあるが、それは過去にあるまとまった期間あるいは繰り返し警戒的知覚過敏のあったことを想定させる。

なお、以上の変化は精神科疾患に限ったものではなく、私は内分泌障害および幼年時代の感染性疾患（腸チフス——これば超限的交感神経緊張状態と小腸のリンパ装置であるパイヤー板破壊に代表される免疫前への侵襲が特徴である）の既往の場合に類似の変化を診ている。——また、患者の抗精神病薬服用による変化がありうるが、まだ定式化できない。

ちなみに担癌個体の舌変化は全く別で、やせた蒼白に近い舌に深部の紫色の斑点（おそらく毛細血管内の血流速度低下）とが特徴と私はみている。

図10（三九二〜三九三頁）　この女性は三十歳前後に入院中発病し、約二〇年後に回復に向ったものである。X年は私の初診の年を示す。それまでの長年月に引き続いて（X＋一）年には心気的なものとマイナーな身体症状がたくさんあったが、大量の婦人科的出血以後、一種のマーチを起こし、二年近くかかって関節炎となり、その三年後リューマチズムの診断を受けた。この人は何か異常を感じるとすぐ優秀病院に赴き身体科にかかって徹底的に検査を受ける人なので、診断が遅れたというのはありにくいことである。

現在、精神医学的な訴えは「もの忘れがひどい」だけであるが、年齢相応である。

免疫・内分泌・神経系は相関・連係したシステムといわれ、とくに分裂病とリューマチズムとは〝相性がわるく〟、統計的に分裂病と共存することの少ない病気は唯一つ、これだということになっているが、それにしてもふしぎなことである。

なお、リューマチズムの確定診断に先立つ数カ月に、ごく短期間（週単位）の強迫症状が出現し、速やかに消失しているのもふしぎなことである。

この人の発作もマーチを起こしていた。

図11（三九四頁）　これは私が一九六〇年代後半に描いた、回復にむかっての絵画スタイルの変遷のフローチャートである。段階はクラウス・コンラートの『分裂病のはじまり』（*Die beginnende Schizophrenie*, 1958）を採用していた。私自身の段階論（『分裂病の精神病理2』『同3』東京大学出版会、ともに一九七二年）はまだ文字になっていなかった。

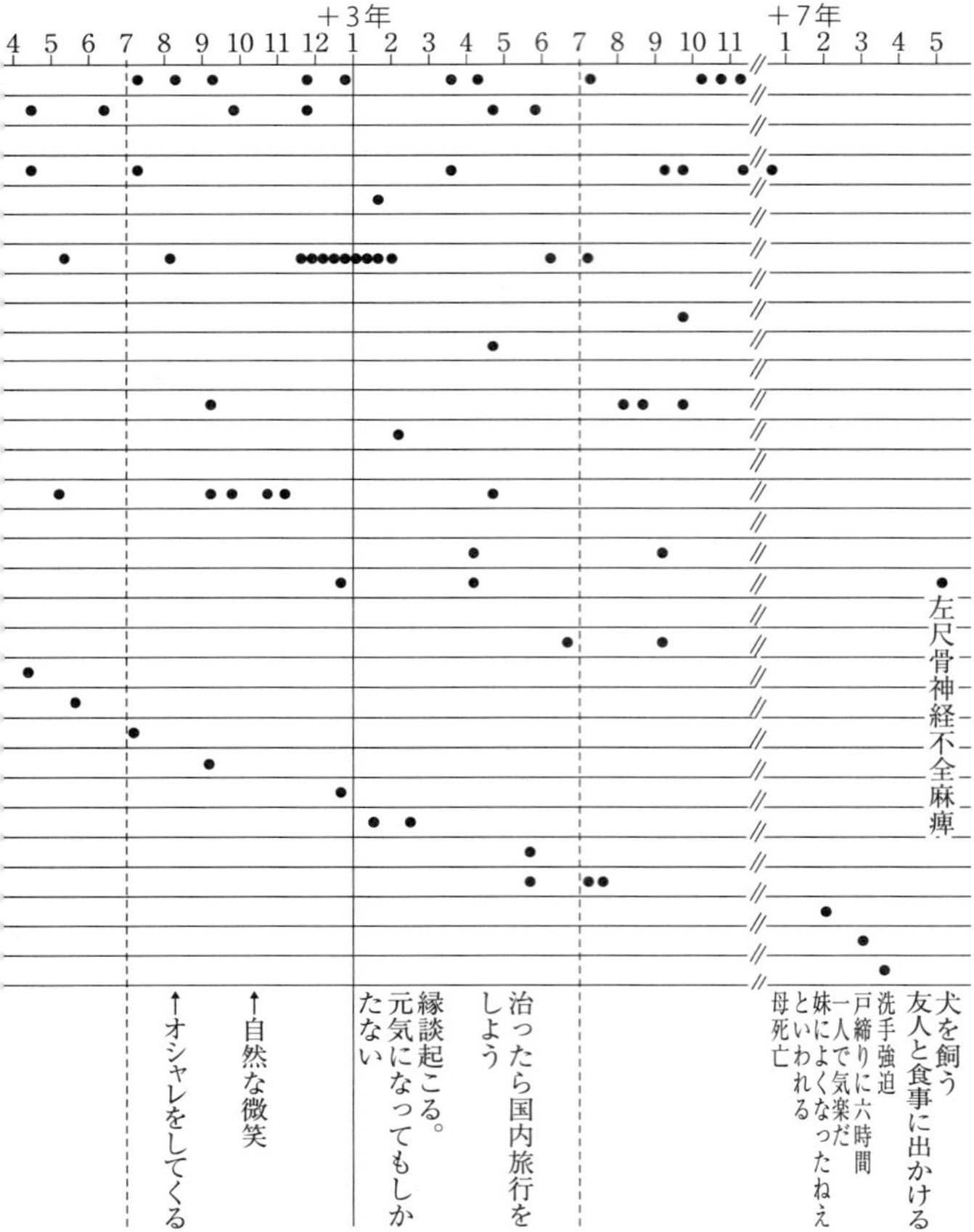

＋3年
＋7年
4 5 6 7 8 9 10 11 12 1 2 3 4 5 6 7 8 9 10 11 1 2 3 4 5
左尺骨神経不全麻痺
犬を飼う
友人と食事に出かける
洗手強迫
戸締りに六時間
一人で気楽だ
妹によくなったねえ
といわれる
母死亡
治ったら国内旅行を
しよう
縁談起こる。
元気になってもしか
たない
↑自然な微笑
↑オシャレをしてくる

図10　一患者の心気状態から関節炎に至る部分を拡大して示したもの

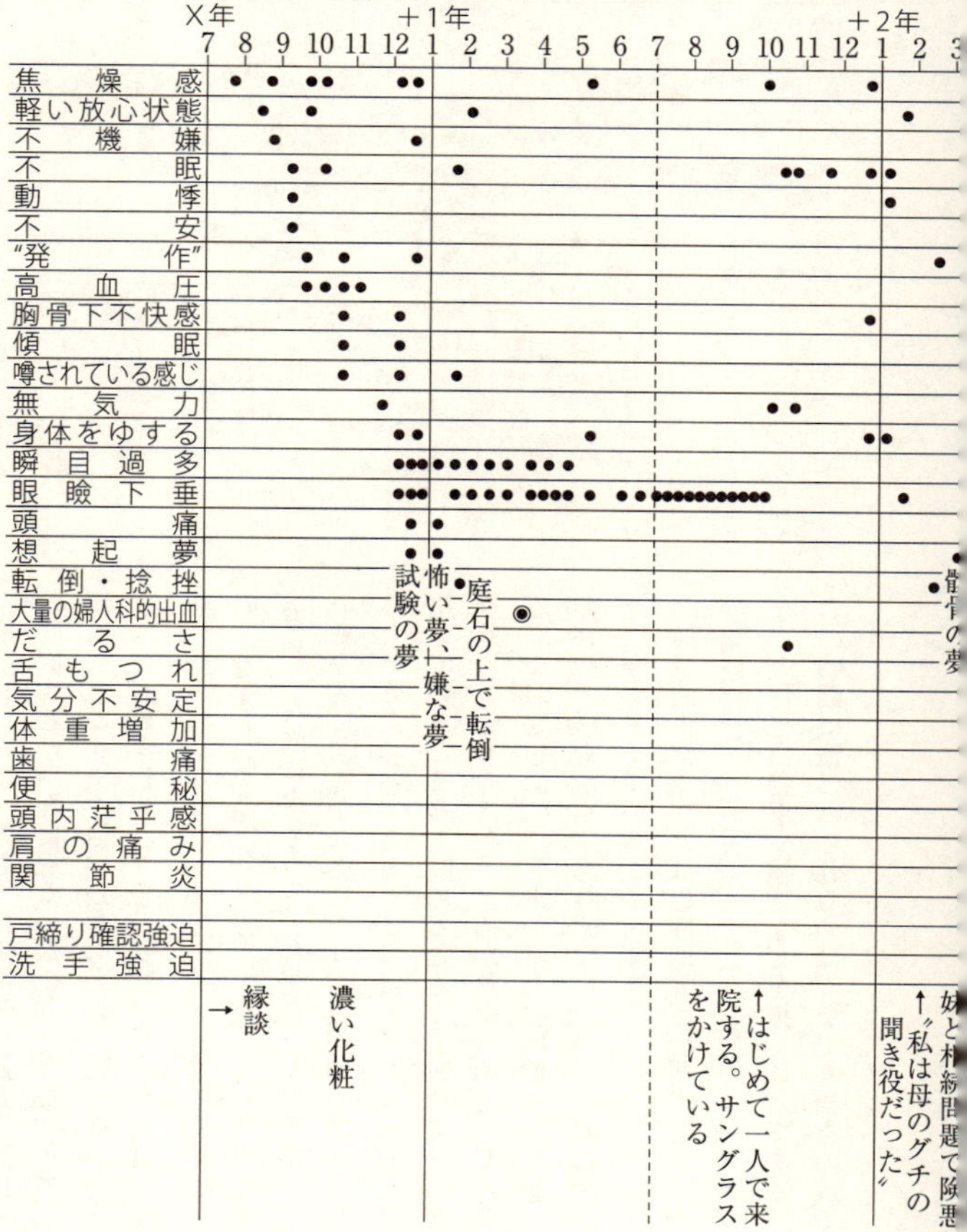

図11　分裂病の経過と描画（自発的描画）

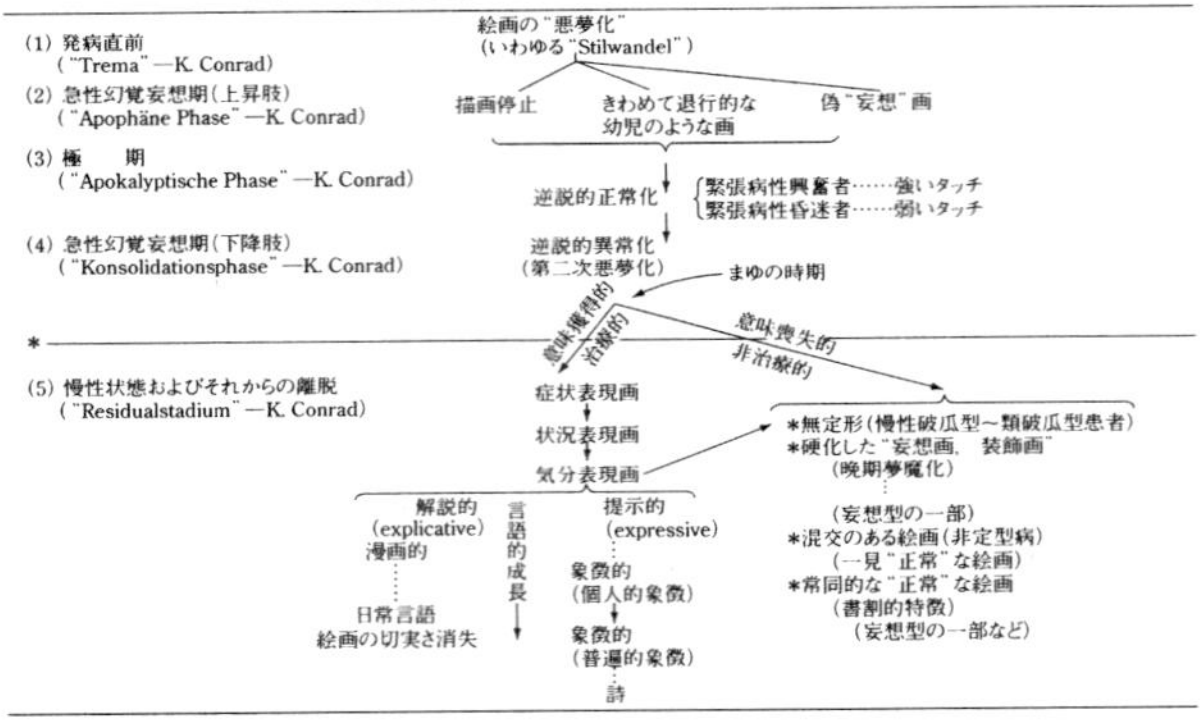

〝悪夢化〟とは、たとえば上高地の風景画を黒く塗り直すとか、今にもくつがえりそうな、小さな壺に大きな花束を活けたものとか、人の間を魚が泳いでいるとか、といったものである。偽〝妄想〟画とは、描いているうちに、すでに描いたものに対する認知が変わっていって、結果として〝奇妙〟な画になるもの。花を活けた壺を描いているうちに、壺が人面になり、花が髪のようになるというたぐいである。これはデイルームなどで描いているところを眺めるともなく眺めていると意外に多いものである。描かれたものだけでは誤る。なお妄想に〝　〟をつけたのは絵には妄想、非妄想の区別が本来ありえないと当時の私は考えた（今も考えている）からである。

〝逆説的正常化〟とは急性幻覚妄想期、とくにその極期にごくふつうの（おおむねステロタイプな）人物や自動車や建物などを描くことである。この時期に他にみられるのは、なぐり描きの線や文字を含む〝らくがき〟である。英語が多いのは、情動をゆさぶる母語から遠ざかろうとしているのかもしれない。

〝逆説的異常化〟とは、急性幻覚妄想状態の鎮静と入れ替りに絵が〝悪夢化〟すること。〝宇宙的〟な絵や爆発がみられる。

〝まゆの時期〟は後から加えたもので、一時分割彩色や幾何学図形を描くことがある。

〝症状表現画〟とは、周囲から押しよせる波動や耳に集まる赤い波（幻聴）や幻想的勢力の縄張り、あるいはきわめて淡く模糊とした風景に表わした非現実感などである。

〝状況表現画〟とは、たとえば自分の状況を全体的に暗夜に提灯を下げている羽の生え揃わない天使とか、羽が生えそろわないうちに蜘蛛にかかってしまった蝶である。状況表現は回復とともに脱衣、入浴図や洗濯物を示す図、お尻の青い赤ん坊、昇る太陽などになる。また、ピアノが舞台に準備され聴衆は満席なのにピアニストは登場しない――といった社会的な含みをも併せ持つものもある。外は春なのに家だけ雪をかぶっているというのもある。家だけ冬なのであろう。

〝気分表現画〟とは、いっせいに咲いた花とか、乱れ飛ぶ蝶とか、去りつつある嵐とか解放感のものが少なくないのであるが、さびしい、あるいは暗いトーンのものもありうる。ぼろぼろの人が暗い中におぼつかなく立っているといったものもある。

解説的・漫画的とは、たとえば対人関係の図示である。それがことばに置きかわり、絵画は次第に顧みられなくなるが、それでよいのである。

〝提示的〟というのは、〝これみてさとれ〟というようなコミュニケーションの形が絵に表われたものである。局所的、日常的状況の表現が少なくない。

〝個人的象徴〟は説明してもらわねばわからないもので、それでもわかりにくいことがあるが、〝普遍的象徴〟はふつうにわかるものである。後者は、たとえば、長い耳のウサギが目ざとい警戒と用心を表わしているとか、鳥と魚とが交替して現われるのは引きこもろうか打って出ようかの行きつ戻りつを表わしているとかである。これらの言葉での説明もすっとわかるのがふつうである。

これらの絵画の変化は、段階的に変化することもあり、漸進的なこともある。前段階の場合は、ここから引き返すことも大いにありうる。また、回復時の夢の変化もおおむね、この流れに沿っている。また思いがけないメッセージの形をとることもある。ある患者が『暗夜行路』と『失われし時を求めて』を貸してくれといった。貸してもいっこうに読もうとする気配がない。ある時、はっと気づいた。「暗い道を長い間歩いてきて、今から治っても失われた時間を取り戻せるだろうか」ということだったのかとたずねると患者は深くうなずいた。本の題がメッセージだったのである。

意味喪失系列は、治療場面で関与的に観察されるものでなく、孤独の中で独りで描かれるものである。ヨーロッパの学者たちが〝精神病理学的絵画〟として評価し、私の関心がそこにないものである。それが意味を再び獲得してゆくことも稀に経験したが――。

私が微分回路と積分回路との特性を初めて知ったのは一九九七年に物故された佐貫亦男（東大・日大航空工学教授）の航空計器について書かれたものによってであったと記憶する。飛行機

図12　微分回路と積分回路との特性比較

微分回路	積分回路
先取り．予測．きめこまかな変化を反映	時遅れ．照合．雑音吸収
ゲイン小．無理に拡大するとグロテスク	ゲイン大．拡大に耐える
不安定	おおまか．安定性大
$t=0$ における精密な予測を求めるとノイズを意味あるものとして拾って混乱	ノイズ吸収力が大で，それ自体がノイズを吸収するフィルターとして使われる
過去のデータを必要としない．（系統発生的先行性，個体発生的先行性が可能）	過去のデータの蓄積，依存
出力として使うと急速に衰弱	強大な出力源を長期にわたって維持
失調は，いわば「アンテナの病い」というべきか	失調は，いわば「コンデンサーの病い」というべきか

の速度を測るピトー管などは微分回路で解析するわけである。佐貫教授の文章はつねに明快で、それは九〇歳に近づかれても変わらなかった。ここに学恩を記すゆえんである。

図12　私は一読して、分裂病親和者の行動特性と微分回路と、うつ病親和者の行動特性と積分回路とがそれぞれ実に似ているのに強烈な印象を受けた。微分回路の先取り性、きめこまかな変化を認知するが、無理に増幅するとグロテスクになる不安定性など、一つ一つが危機の時の分裂病親和者その人の行動特性をみるような思いである。リアルタイム（$t=0$）での絶対予測を求めると潰乱するというのも、発病の直接契機そのものではないかと思った。過去のデータを必要としないというところも幼少年の予測にふさわしい。個体発生的に先だというのはその意味である。表情を読む（特に母親役の）のは微分回路的認知であろう。系統発生的に、というのは進化論的に先、ということであるが、小動物は少ないニューロンで俊敏に行動しなければならないので、装置が小さくてすむこちらのほうが優勢ではない

だろうか。変化のみを認知するのは、ハエとかカエルの視覚がそうであろう。人間においてリアルタイムにおける絶対予測を求めさせるものは「不安」である。私はここで分裂病の病因論にふれていないが、失調すると何になるかという確率を決める要因であろうかと思う。出力として使うと長もちしないというのも、分裂病親和者のくたびれやすさを思い起こさせる。

積分回路のほうは、新しいものは過去の厖大な累積の中に消え失せるわけで、テレンバッハのいう「インクルーデンツ」(同一状況の中に包まれてある時安定する) と「レマネンツ」(つねに時おくれ) とをよく表わしていないであろうか。

なお、日大精神科の川久保講師からは、微分回路の独走には積分回路の麻痺が並行していないかという指摘を受けた。また数学に詳しい京大物理卒の友人・村沢貞夫君からは、厳密には「差分回路」であるという指摘を受けた。いずれももっともであろうかと思う。また、当時名古屋市立大学教授・木村敏先生の「アンテフェストゥム」「ポストフェストゥム」概念とは同時進行的であった (私はその助教授であった)。

あとがき

この本は、精神医学関係としてはコレクションの最終列車であるので、最後に乗りおくれないような駆け込み加筆が多い。寛容して下さった筑摩書房編集部の湯原法史さんの見識ある編集に感謝いたします。

なお、統合失調症気質（病質）などというのは、とても使う気にならないので、可能な限り「スキゾ気質（病質）」とした。「スキゾフレニア」は候補題名三つの一つとして選定されていたものであるので、お認めいただきたい。また、あちこちに「医師」の代わりに「医士」という置き換えを行った。これを「医師」と比べて感じの差を味わっていただきたい。

次の巻はヴァレリー論など書評をふくめて精神医学以外の分を集め、それでこのコレクションは完結する予定です。読んで下さった方々に感謝いたします。湯原さんにも改めて。

二〇一二年一月十六日

阪神淡路大震災の十七年後に七十八歳の誕生日を迎えて

中井久夫

解説　「中井連峰」を遥かに望んで

江口重幸

　本書に収められているのは、中井久夫による長短二二編の論文でありエッセイである。正確に言うなら、それには対談やアンケートの回答記事も含まれている。初出の年代を追うと、一九七一年から二〇〇一年のものまであるが、（七〇年代に書かれた三編と、九〇年代、二〇〇〇年代に書かれた各一編を除く）一七編のものは、すべて一九八〇年代に発表された論考ということになる。

　私はひそかに、「奇跡の」という語を冠して中井の一九八〇年代の一連の著作をふり返ることがある。この時期の中井久夫の著書や翻訳は、その質・量ともに（ひとが一生かかっても到底紡ぎだせないような）膨大なスケールのものになって現れている。それらはまた、精神医学の世界に棲む者にとっては黄金の時を刻むものであった。つまりこの時期に臨床に携わった者は、その臨床知やふるまいの根底に、中井から贈りものとして差しだされた発想の多くをはぐくみながら、時に強烈な、あるいはゆるやかな、目に見えぬ力に突き動かされるようにその日常臨床を治療的なものへと変容させていったに違いない。そう思うからである。
本書は、その黄金の時の著作群からセレクトされたエッセンスなのである。

＊

「奇跡の」一九八〇年代と言っても、私の思い入れが勝った誇張表現にすぎないのではないかと疑う読者もいるだろう。そういう読者のために、かつて私は中井の著作の大要を紹介したことがあるが、くり返しになることを恐れず、著書や翻訳およびそれらの背景について触れておきたい。というのも、そうした「地」を背景にして、本書に収録された論文やエッセイの「図」が浮かび上がると思うからである。

まず中井の経歴から見るとき、一九八〇年代というのは、東大病院分院・青木病院時代（一九六六七年〜七五年）と、名古屋市立大学医学部精神科で助教授を務めた時代（一九七五年〜八〇年）に続く、神戸大学医学部精神神経科の教授に就任（一九八〇年）して以降の一〇年間ということになる。この神戸大学時代は、さらに九五年一月の阪神・淡路大震災をはさみ、一九九七年の退官まで続く。その後は、一九九七年から二〇〇四年までの甲南大学文学部で教鞭をとった時期と、二〇〇四年以降三年間、兵庫県こころのケアセンターの所長を務めた時期へとつながっていく。

＊

中井の一九八〇年代の著作と翻訳書群は、それまでの名古屋市立大学医学部精神科における教室を挙げての翻訳作業をまとめた、歴史的名著であるエレンベルガーの『無意識の発見』上下巻（木村敏氏との監訳、弘文堂、八〇年）の出版がその幕開けであった。

その二年後の八二年には、「微分回路」や「再建の倫理」という今日人口に膾炙したキータームの原典となる『分《マ》裂《マ》病と人類』（東京大学出版会）を著わす（これにはさらに詳細な図や写真が加わって『西欧精神医学背景史』（みすず書房）としてのちに一冊の書物となる長い一章が含まれている）。同年には、今もって精神医学領域における初学者の最良のガイダンスとしてその地位が揺らぐことがない『精神科治療の覚書』（日本評論社）が上梓されている。

翌八三年、シリーズ本の一巻『精神の科学8・治療と文化』（岩波書店）に、のちに文化精神医学の最高峰の著作である『治療文化論』のオリジナルとなる長文の一章「概説――文化精神医学と治療文化論」が登場する。

この年には、サリヴァン『精神医学の臨床研究』（みすず書房）の翻訳（共訳）が刊行され、八五年と八八年にはペリーによる（これもまた熱烈な愛読者が多い）名著『サリヴァンの生涯』全二巻の翻訳が、その間の八六年には「アンテナ感覚」という訳語を広めた、サリヴァンの『精神医学的面接』(ともにみすず書房)が、翌八七年にはプレセットの『野口英世』(星和書店)(これも絶対にお薦めである)が、いずれも中井を中心とする翻訳グループ(共訳)によって刊行されるのである。

さらに加えるなら、八二年には、その三年前に開催された谷口財団主催のシンポジウムの英文プロシーディング『History of Psychiatry : Mental Illness and Its Treatments』(Saikon Publishing Co.)に、来日し参加したエランベルジェの論文とともに、中井の、のちに「アジアの一精神科医からみたヨーロッパの魔女狩り」(『徴候・記憶・外傷』〔みすず書房〕所収)となる論文の、英語版が掲載されている。

これらと並行して、八四年には精神看護学の教科書(のちに中井の未使用原稿を加えてまとめ直した『看護のための精神医学』〔医学書院〕として復刊され、今日第二版を数え、広い領域の読者に読み継がれている)の分担執筆が現れている。そして一九八四年と八五年には、七〇年代の主要論文のほぼすべてを継時的に網羅した『中井久夫著作集(第Ⅰ期)』三巻(岩崎学術出版社)が刊行され、のちにはこれに八〇年代以降の論文が加わって、『著作集(第Ⅱ期)』三巻と共著論文集一巻として一挙に刊行され(一九九一年)、全六巻、別巻二巻の大部のものになっている。

このように紹介しても、その濃密な、それでいて細部にいたるまできわめて繊細な議論が横溢した質感は伝わりにくいかもしれない。ためしに『無意識の発見』や『治療文化論』を手に取って、ランダムにそれらの一章を読んでいただきたい。そこに感じ取られる翻訳や著作の密度のものが、尋常ではない規模で、この時期に紡ぎだされていることが実感できるであろう。そしてこれらは、四半世紀を超えた今日でも愛読される、息の長い著作となっている。

＊

こうした一九八〇年代の圧倒的な著書・翻訳書群を背景にして、本書の論文やエッセイがある。ちくま学芸文庫の「中井久夫コレクション」のなかでも、この巻はとりわけヴァリエーションに富んだ多様なものが収録されている。もちろん中井が書いたり訳したりするものに凡庸なものはないから、どの一編から読み始めてもそのディープな世界に誘われ予想もしない刺激を受けることになるだろう。

本書は以下のような四部構成になっている。

統合失調症を中心に、その発病過程、臨界期、回復過程論を含む、精神疾患全体への著者の独自な――その後急速にこの領域の「常識」と化して広く受容されていった――視点が前面に出されている第Ⅰ部。

サリヴァンの統合失調症論をベースに、描画を取り入れた治療論を携えて登場した著者の、統合失調症論、言語論、描画理論の治療的な裾野の広がりが紹介される第Ⅱ部。

看護やケア職を中心とするさらに広い読者を対象として、危機・禁煙・看護・ケア・笑い・災害などを多彩に論じ、震災後の神戸をめぐり磯崎新氏と都市論を談じた対談や、本書のタイトルである「「伝える」ことと「伝わる」こと」を含む第Ⅲ部（本書のタイトルにもなったこのエッセイでは、「作業療法は、多少いやいやながらやる、ということに意味があると筆者は思う」と記され、「あまり面白くないことをやる」能力に、成熟した〔オトナになった〕証拠を見ようとする、味わい深い考察〔一八九頁〕がさしはさまれている）。

そして以上の枠には収まらない、日本語の文章や翻訳、ヴェルヌやユングをめぐる読書経験を綴ったもの（なかでも「私の日本語作法」と「翻訳に日本語らしさを出すには――私見」の二編は、私が何度も立ち還って読んだもので、そのたび新たにヒントを与えられた珠玉のエッセイである）が収められた第Ⅳ部という構成になる。

＊

さて以下では、本書の中でかつて私が最も衝撃を受け、私の「中井体験」の原点ともなった論文をとり上げたい。それは「統合失調症者における「焦慮」と「余裕」」である（原著は一九七六年の『精神神経学雑誌』〔七八巻一号〕に掲載）。七六年といえば、すでに歴史的過去にあたり、この時代を思い起こす人も少なくなりつつある。

当時はいまだ学園闘争の熱気が冷めやらぬころで、精神科領域はその余熱が持続していた。七五年五月の日本精神神経学会総会には、当時の反精神医学の旗手であるクーパーとサズが招聘され「精神分裂《ママ》病とは何か」というテーマのシンポジウムが組まれている（『精神神経学雑誌』七六年七八巻四号参照）。そんな時代であった（なお私事を記して恐縮であるが、私は七七年に医学部を卒業した。それ以前から精神科に進むことを決めており、『分裂《ママ》病の精神病理』（東京大学出版会）時代から中井の著作を愛読し、こうした日本精神神経学会にも参加していたことになる）。

学会では当時、多様な意見が交錯して紛糾し、開催が危ぶまれるようなことまで生じた。こうした文脈の中で、先の「「焦慮」と「余裕」」論文は用意されたのである。結局学会開催が中止されたため、読み上げられることもなく学会誌掲載のみとなる。本書に収録されたこの論文の最後に記された注記（九八頁）——「原論文は熾烈な討論が予想される学会に提出される予定であった（学会自体が流会したけれども）」という短い一文は、中井の論文には珍しい、当時のこうした状況について記した注なのである。

この後本論文は、いくつかの論集に転載されることになった。私は、それらを読むたびに、この論考が、統合失調症者ばかりではなく、その時代の精神科医も対象に含みながら、その焦慮、あせり、切迫緊張感を論じたものではないのか、ととくり返し自問することになった。

本書八二頁のサリヴァンの引用以降の部分は、そうした切迫状態にあって身動きのとれなくなった、時代や学会や臨床家、そして当時の血気に逸った学生であった「私」に対して、「このあせり（切迫焦燥感）は何にむかってのあせりだろう」と、ゆるやかに批判もまじえて問いかけ、いわば荒ぶる魂を鎮める気持ちを込めながら書かれたものに違いない。少なくとも当時の私はそうした文脈をもつものとして読んだのである。それは、（おそらく誤読であるかもしれないが）私の中にずっしりと効いていて、今日まで持続する「中井体験」の原点となっている。

＊

改めてこうした視点から見直すとき、本書に収められているような著作を、医師になって一〇年目までのもっとも臨床的アンテナが鋭敏なときに、文字どおり「同時代的」に読むことができたのは私にとって僥倖と呼べるものの一つであった。

当初はそれらの文献をコピーし、いろいろな色彩の書き込みをしながら二読三読し、「中井論文集」と大書したプラスチックホルダーに宝物のように保存したものだ。こうした傾向は増殖し、中井の書くものなら何でも読みたいという一種フリークの領域にまで達し、神戸大学医学部精神神経科の医局員も忘れているようなさまざまなヴァージョンの中井作「精神保健いろは歌留多」や、神戸で開催された学会時に参加者用に中井が手ずから描いたホスピタリティ溢れる会場周辺の飲食店マップにいたるまで大切に手元に残っている。

逆にこの時期、中井の初期の統合失調症論をくりかえし立ち戻って読まなかったなら、サリヴァンの一連の訳書を、発売日から数日というペースで耽読しなかったら、また、中井の記した臨床上の片言隻句を記憶の底から引き出しながら、「ああこれなんだ」という臨床的内言が生じなかったとしたら、さらに、病棟医に必要なものは農耕モードであるとか、ローカルな治療者であることがベストであると指摘された気にならなかったら、私の臨床経験など、豊かさや面白さのかけらもない、底の浅いものに留まり続けただろう。その事実に改めて思い至ると、正直慄然とするほどである。

かつて若い時期に中井の分担執筆した教科書を使って看護学校で教え、保健所デイケアの通所者の絵画療法のアドヴァイスまで厚かましくしていた私にとって、遥か彼方の存在であった著者が、その後、『無意識の発見』や『治療文化論』、さらには『エランベルジェ著作集』『PTSDの医療人類学』など、しだいに私の棲息する文化精神医学や医療人類学の領域に接近してきたことも幸いであった。

＊

私のイメージの中には、とくに描画と統合失調症論をめぐる七〇年代の一連の議論が形成する「中井連峰」というものがある。本書の中では、先の「「焦慮」と「余裕」」や「統合失調症者の言語と絵画」がその一部をなす。同時代の読者として、シリーズ『分裂《ママ》病の精神病理』に収録された統合失調症をめぐる一連の論文と初めて遭遇した時、それらは眼前に屹立して威容を誇る畏怖する存在、ヒマラヤで言えば八〇〇〇メートル峰のごとくであった。

いずれも凝縮した内容が記され、迷路のように議論が広がり、それぞれ謎めいた用語が溢れだし、加えて複雑な図表が示されている。それらが従来のものとはまったく違う発想から生み出されたものであることは感じられたが、これらを「踏破」するのは到底できないというのが率直な印象だった。それらを読むためには、読者側の臨床経験の時熟を、高度順化のように行きつ戻りつしながら形成することが必要になる。しかしそれらの「登頂」を目指していると、知らず知らずのうちに臨床感覚も鍛えられることになるのがわかる。

初期の論文群は、その行間に漂う緊張感からしてすぐにそれと識別できるが、私にとっては、今もって八〇〇〇メートル級の山々であることにかわりはない（なお、私にとっての最高峰エベレストは、文化精神医学の関心が基点にあるので、依然として『治療文化論』であり続けている）。

そのような中井の発想は、読んですぐまねができるという種類のものではない。今日や明日に応用しようというマニュアル的なこととは無縁なものである。にもかかわらず私たちはそれを読む。しかもそれを愛読するにいたる。これはなぜだろうか。それらは私たちの身体の深い部分にヒットしているのであろう。ゆっくりと、時には何年もかけて効いて、知らず知らずのうちに臨床的視点に影響を与えるのだ。そして著者自身も、そのように迂回路をとりながらやがて「常識」となるような読まれ方を望んでいるのだと思う。

＊

私には、私の中の「中井連峰」の「踏破」を目指した時期がある。しかし現在からふりかえると、阪神・淡路大震災の経験から解離や災害援助へと架橋がなされ、平易な言葉でさまざまな読者に語りかけることで、「中井連峰」の裾野は広がって、さまざまな登攀ルートがあることが見えてくる。

たとえば、『看護のための精神医学』や『こんなとき私はどうしてきたか』（医学書院）からゆるやかに入る方法。さらに最近の『臨床瑣談』正・続（みすず書房）から遡って遥か峰々を眺望する方法。あるいは『精神科治療の覚書』から次第に高度順化し、『統合失調症』1・2（みすず書房）のような七〇年代の「北壁」に挑む方法。あるいは逆に『徴候・記憶・外傷』に代表される、震災以降、二一世紀に入って新たに展開しているさまざまな思索や、解離やPTSD関連の著作から入る方法など、さまざまなルートが開けている。

というより今日では、七〇年代の遥か彼方に聳え立つサミットへの「登頂」や「踏破」というイメージではなく、カイラス山の周囲を何回も巡るようにして「中井体験」を重ねることが大切なのかもしれないと考えるに至っている。

こういう視点から見ると、本書は、こうしたさまざまな体験を可能にし、臨床にとどまらない豊かな発想と霊感を吹き込む、もう一つの新しいルートを刻むものかもしれない。確かに、巨大な山塊を感じながら周囲を逍遥するだけでその全貌が次第に「伝わってくる」、いや十分に「伝わる」一冊なのである。

本書は岩崎学術出版社から刊行された『中井久夫著作集』の第一巻「分裂病」（八四年十月刊）および第二巻「治療」（八五年二月刊）を中心として、新しく編み直したものである。

読む聖書事典　山形孝夫
聖書を知るにはまずこの一冊! 重要な人名、地名、エピソードをとりあげ、キーワードで物語の流れや深層がわかるように解説した、入門書の決定版。

近現代仏教の歴史　吉田久一
幕藩体制下からオウム真理教まで。社会史・政治史を絡めながら思想史的側面を重視し、主要な問題を網羅した画期的な仏教総合史。（末木文美士）

沙門空海　渡辺照宏　宮坂宥勝
日本仏教史・文化史に偉大な足跡を残す巨人・弘法大師空海にまつわる神話・伝説を洗いおとし、真の生涯に迫る空海伝の定本。（竹内信夫）

自己愛人間　小此木啓吾
思い込みや幻想を生きる力とし、自己像に執着しつづける現代人の心のありようを明快に論じた精神分析学者の代表的論考。（柳田邦男）

戦争における「人殺し」の心理学　デーヴ・グロスマン　安原和見訳
本来、人間には、人を殺すことに強烈な抵抗がある。それを兵士として殺戮の場＝戦争に送りだすにはどうするか。元米軍将校による戦慄の研究書。

ひきこもり文化論　斎藤環
「ひきこもり」にはどんな社会文化的背景があるのか。インターネットとの関係など、多角的にその特質を考察した文化論の集大成。（玄田有史）

精神科医がものを書くとき　中井久夫
高名な精神科医であると同時に優れたエッセイストとしても知られる著者が、研究とその周辺について記した一七篇をまとめる。（斎藤環）

世に棲む患者　中井久夫
アルコール依存症、妄想症、境界例など「身近な」病を腑分けし、社会の中の病者と治療者との微妙な関わりを豊かな比喩を交えて描き出す。（岩井圭司）

「つながり」の精神病理　中井久夫
社会変動がもたらす病いと家族の移り変わりを中心に、老人問題を臨床の視点から読み解き、精神科医としての弁明を試みた珠玉の一九篇。（春日武彦）

「思春期を考える」ことについて　中井久夫

表題作の他「教育と精神衛生」などに加えて、豊かな視野と優れた洞察を物語る「サラリーマン労働」や「病跡学と時代精神」などを収める。（滝川一廣）

「伝える」ことと「伝わる」こと　中井久夫

精神が解体の危機に瀕した時、それを食い止めるのが妄想である。解体か、分裂か。その時、精神はよりましな方として分裂を選ぶ。（江口重幸）

私の「本の世界」　中井久夫

精神医学関連書籍の解説、『みすず』等に掲載の年間読書アンケート等とともに、大きな影響を受けたヴァレリーに関する論考を収める。（松田浩則）

モーセと一神教　ジークムント・フロイト　渡辺哲夫訳

ファシズム台頭期、フロイトはユダヤ民族の文化基盤ユダヤ教に対峙する。自身の精神分析理論を揺るがしかねなかった最晩年の挑戦の書物。

悪について　エーリッヒ・フロム　渡会圭子訳

私たちはなぜ生を軽んじ、自由を放棄し、進んで悪に身をゆだねてしまうのか。人間の本性を克明に描き出した不朽の名著、待望の新訳。（出口剛司）

ラカン入門　向井雅明

複雑怪奇きわまりないラカン理論。だが、概念や理論の歴史的変遷を丹念にたどれば、その全貌を明快に理解できる。『ラカン対ラカン』増補改訂版。

引き裂かれた自己　R・D・レイン　天野衛訳

統合失調症とは、苛酷な現実から自己を守ろうとする決死の努力である。患者の世界に寄り添い、反精神医学の旗手となったレインの主著、改訳版。

素読のすすめ　安達忠夫

素読とは、古典を繰り返し音読すること。内容の理解は考えない。言葉の響きやリズムによって感性を耕し、学びの基礎となる行為を平明に解説する。

言葉をおぼえるしくみ　今井むつみ　針生悦子

認知心理学最新の研究を通し、こどもが言葉や概念を覚えていく仕組みを徹底的に解明。さらにその仕組みを応用した外国語学習法を提案する。

ちくま学芸文庫

「伝《つた》える」ことと「伝《つた》わる」こと
中井《なかい》久夫《ひさお》コレクション

二〇一二年二月十日 第一刷発行
二〇二四年七月二十日 第七刷発行

著者 中井久夫（なかい・ひさお）
発行者 増田健史
発行所 株式会社 筑摩書房
東京都台東区蔵前二—五—三 〒一一一—八七五五
電話番号 〇三—五六八七—二六〇一（代表）
装幀者 安野光雅
印刷所 星野精版印刷株式会社
製本所 株式会社積信堂

ISBN978-4-480-09364-6 C0111